医学实验室ISO 15189认可指导丛书

总主编
周庭银 | 王华梁

临床化学检验
标准化操作程序

Guidelines on Standard Operating Procedures
for Clinical Chemistry

主编
范列英 王伟灵 胡 敏 陈发林

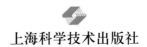

上海科学技术出版社

图书在版编目(CIP)数据

临床化学检验标准化操作程序 / 范列英等主编.—
上海:上海科学技术出版社,2020.1(2022.9重印)
(医学实验室 ISO15189 认可指导丛书 / 周庭银,王
华梁总主编)
ISBN 978 - 7 - 5478 - 4559 - 2

Ⅰ.①临… Ⅱ.①范… Ⅲ.①临床医学—医学检验—
技术操作规程 Ⅳ.①R446.1 - 65

中国版本图书馆 CIP 数据核字(2019)第 180133 号

临床化学检验标准化操作程序
主编 范列英 王伟灵 胡 敏 陈发林

上海世纪出版(集团)有限公司
上海 科 学 技 术 出 版 社 出版、发行
(上海市闵行区号景路 159 弄 A 座 9F - 10F)
邮政编码 201101 www.sstp.cn
上海盛通时代印刷有限公司印刷
开本 787×1092 1/16 印张 26.75
字数 500 千字
2020 年 1 月第 1 版 2022 年 9 月第 3 次印刷
ISBN 978 - 7 - 5478 - 4559 - 2/R · 1906
定价:150.00 元

内容提要

　　"医学实验室 ISO 15189 认可指导丛书"以 CNAS‐CL02：2012《医学实验室质量和能力认可准则》为指导，由全国医学检验各专业领域的专家共同编写，对开展 ISO 15189 医学实验室认可有重要的指导意义和实用价值。

　　本书共分 3 篇 11 章。第一篇为临床化学实验室管理和技术要求，详细介绍了临床化学专业组的人员岗位设置及管理，环境与设施管理，实验室设备、试剂与耗材管理，检验前质量管理，检验质量保证和检验后质量管理，对临床化学检验分析性能评价的方法做了重点阐述。第二篇为临床化学检验标准操作规程，从检验目的、方法、原理、操作和校准、质控，以及检验性能参数、临床应用等方面详细阐述相关操作规程。第三篇为检验科信息系统质量管理，针对信息系统质量管理和安全管理程序，以及相关操作规程和突发事件的应激处理方案做了详细介绍。附录部分不仅收录了临床化学检验常用的记录表格，方便读者直接引用，而且列举了临床化学检验和检验科信息系统常见不符合项案例及整改要点，有利于读者借鉴和参考，指导作用突出。

　　本书内容全面，编排格式规范，言简意赅，实用性强，适用于正在准备或计划准备医学实验室认可单位的管理和技术人员学习和借鉴，也可作为基层医院医学检验常规工作的管理规范和操作手册，还可作为我国医学实验室规范化管理和标准化操作的培训用书。

总主编简介

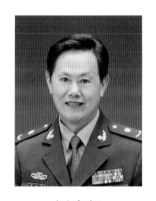

周庭银

海军军医大学附属长征医院实验诊断科主任技师。从事临床微生物检验及科研工作 40 余年,在临床微生物鉴定方面积累了丰富的经验,尤其是对疑难菌、少见菌株鉴定的研究有独到之处。在国内首次发现卫星状链球菌、星座链球菌、霍氏格里蒙菌、拟态弧菌等多株新菌株。近年来,先后帮助国内多家医院鉴定 40 余株疑难菌株。主办国家医学继续教育"疑难菌株分离与鉴定"学习班 22 期(培训 2 800 余人),2013 年发起成立上海疑难菌读片会,并已成功举办 15 期。成功研究并解决了血培养瓶内有细菌生长,但革兰染色看不到菌、转种任何平板无细菌生长这一难题。研制了新型双相显色血培养瓶、多功能体液显色培养瓶、尿培养快速培养基、抗酸杆菌消化液,以及一种既适用于痰细菌培养,又适用于结核分枝杆菌和抗酸杆菌培养的痰标本液化留置容器。

获国家实用新型专利 5 项、发明专利 1 项。主编临床微生物学专著 11 部,其中《临床微生物学诊断与图解》获华东地区科技出版社优秀科技图书一等奖。以第一作者发表论文 40 余篇。

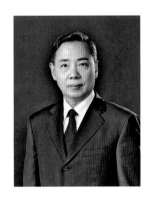

王华梁

医学博士、二级教授、博士生导师，国务院政府特殊津贴专家，上海市临床检验中心主任，《检验医学》杂志主编。

现任全国卫生产业企业管理协会实验医学分会主任委员，中国妇幼保健协会临床诊断与实验医学分会名誉主任委员，中国医师协会检验医师分会分子诊断专家委员会主任委员，中国健康促进基金会质谱精准检验专家委员会主任委员，中国医院协会临床检验管理专业委员会副主任委员，中国遗传学会遗传诊断分会副主任委员，中国医师协会临床精准医疗专业委员会常务委员，国家卫生标准委员会委员，国家卫生健康委临床检验中心专家委员会委员，中华医学会医疗鉴定专家，中国合格评定国家认可委员会 ISO 15189 主任评审员及 17025、17043 评审员等。

先后主持或参与国家"十三五"重大专项、国家自然科学基金、国家博士后基金、上海市重大项目、上海市科学技术委员会产学研重大项目、上海市自然科学基金、上海市卫生健康委员会重点项目等科研项目 20 余项；获上海市科学技术奖一等奖、上海市科技成果奖、军队医疗成果奖多项；先后主编或参编专著 20 余部；在 Science、Clinical Biochemistry、Applied Microbiology and Biotechnology、Clinical Chemistry and Laboratory Medicine、Accreditation and Quality Assurance、《中华医学杂志》等期刊发表论文多篇。

主编简介

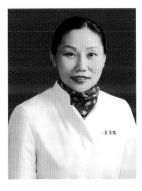

范列英

医学博士，主任医师，教授，博士研究生导师。上海市东方医院（同济大学附属东方医院）检验科主任，同济大学医学院临床三系实验诊断学教研室主任，上海市东方医院检验医学专业住院医师规范化培训和专科医师规范化培训基地负责人。中国合格评定国家认可委员会医学实验室认可评审员，中华医学会检验医学分会委员，中国医师协会检验医师分会委员，中国医院学会临床检验管理专业委员会委员，中国免疫学会临床免疫分会常委，上海市医学会检验医学分会副主任委员，上海市医师协会检验医师分会副会长，上海市临床检验质量控制中心专家委员，《中华检验医学杂志》《国际检验医学杂志》编委，《检验医学》杂志常务编委。

主要从事临床检验和科研工作，主要研究方向为自身免疫性疾病、心血管病实验室诊断和发病机制。荣获上海市优秀学术带头人、上海市"十佳医技工作者"、上海市医树科技创新奖，作为主要完成人获得军队科技进步一、二等奖 3 项和上海市科技进步奖三等奖 1 项。近几年主持国家自然科学基金 4 项、国家科技部重大专项和"973 计划"重大专项子课题 2 项、上海市科委基础研究和生物医药领域创新攻关项目 6 项，在国内外学术期刊发表论文百余篇，其中被 SCI 收录 25 篇，获国家发明专利 4 项。主编、副主编专著 4 部。

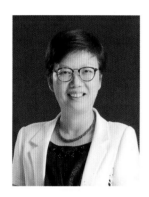

王伟灵

主任技师，硕士研究生导师。中国合格评定国家认可委员会 ISO 15189 主任评审员，上海市政府质量奖评审员，上海市质量宣讲团首批成员，上海市临床检验质量控制中心专家委员会委员，中华中医药学会检验医学分会副主任委员，中国医师协会检验医师分会中医检验专业委员会副主任委员，上海市中西医结合学会检验医学专业委员会副主任委员，上海市中医药学会检验医学分会副主任委员，中华中医药学会免疫学分会常委，全国卫生产业企业管理协会实验医学专业委员会常委，中国医师协会检验医师分会分子诊断专家委员会委员，上海市医学会检验医学专科委员会第九届委员兼生化学组副组长，上海市医师协会检验医师分会委员，《检验医学》《微循环学杂志》编委。

从事检验医学临床、教学和科研工作 34 年，担任检验科主任 26 年，主要研究领域为代谢性疾病实验室诊断及发病机制和医学实验室质量管理。带领上海市中西医结合医院检验科荣获"上海市巾帼文明岗""全国巾帼建功先进集体"。

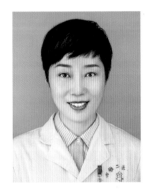

胡　敏

医学博士，主任技师，硕士研究生导师。中南大学湘雅二医院检验科及临床检验诊断学教研室主任。现任中华医学会检验医学分会第十届委员会委员，中国医师协会检验医师分会委员，湖南省医学会检验专业委员会第十届候任主任委员，湖南省医师协会副理事，国家学位专家，湖南省卫生系列高级职称评委库委员，湖南省医院等级评审专家，中国合格评定国家认可委员会技术评审员，《中华检验医学杂志》编委。

主要致力于临床化学检测及质量管理工作；主要科研方向为载脂蛋白 M 与血脂、胆汁酸及炎症指标相关性研究，揭示载脂蛋白 M 在脂肪代谢、胆汁酸代谢及炎症反应中的生理病理机制。已发表相关论文 60 余篇，在 SCI 期刊发表论文 20 余篇；获发明专利 2 项；获中南大学研究生创新课题多项，参与国家自然科学基金 6 项，主持湖南省自然科学基金 3 项；参与多部教材编写工作；任《临床生物化学检验》（人民卫生出版社）副主编。

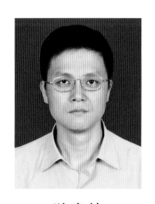

陈发林

主任技师,福建省临床检验中心常务副主任,福建省立医院检验科主任,福建医科大学、福建中医药大学硕士生导师;福建医科大学省立临床医学院实验诊断学教研室主任,福建医科大学医学技术与工程学院临床检验基础教研室主任。长期从事检验医学的临床、科研和教学工作,致力于临床实验室质量管理、实验室生物安全和常见病实验室诊断的研究。

主要学术任职:中国医院协会临床检验管理专业委员会常委,中国医学装备协会检验医学分会常委,中国心胸麻醉学会检验与临床分会常委,福建省医院协会临床检验分会主任委员,福建省医学会检验学分会副主任委员,福建省微生物学会临床微生物学专业委员会副主任委员,中国合格评定国家认可委员会医学实验室主任评审员,全国高等学校医学检验专业教育改革教材编写委员会委员,《国际检验医学杂志》《临床检验杂志》《检验医学》编委。

参编高等教育出版社全国高等学校“十二五”医学规划教材《临床实验室管理学》。

作者名单

主　编

范列英　王伟灵　胡　敏　陈发林

副主编

谢小兵　湖南中医药大学第一附属医院
顾万建　南京中医药大学附属医院
李　锋　宁夏医科大学总医院
袁恩武　郑州大学第三附属医院
刘红春　郑州大学第一附属医院
胡红霞　河南省省立医院

编　委

王晓琴　西安交通大学第一附属医院
贾克刚　天津市泰达国际心血管病医院
孙立山　上海市东方医院
陆　柳　上海市东方医院
蔡永梅　宁夏医科大学总医院
陈金花　福建省临床检验中心
曾艳芬　福建省临床检验中心
赵延荣　上海市中西医结合医院
邢嘉翌　上海市中西医结合医院
王泽友　中南大学湘雅二医院
代延朋　郑州大学第三附属医院

张　宁　西安交通大学第一附属医院
陈　锋　湖南中医药大学第一附属医院
徐　天　南京中医药大学附属医院
余佳杰　上海市皮肤病医院

丛书序言

健康是人类进化的不懈追求,医学的进步是人类文明进步的重要标志,医学实验室的发展是医学进步的重要组成部分。

近年来,随着我国医学实验室信息化、自动化、数字化的飞速发展,医学实验室检验的质量管理水平面临着快速提高的历史机遇。ISO 15189《医学实验室质量和能力认可准则》是指导和引领医学实验室走向规范化的重要指南,已经逐渐在全球范围内广泛应用,对实验室管理、检验医学学科建设和能力提升等发挥了积极的作用。

医学检验是一门综合性的学科,为患者疾病的诊断及后续的治疗提供了精准数据支持,其准确性备受关注。检验数据要精准可靠,报告速度要迅速及时。但是,在临床检验的过程中,检测结果受到诸多环节、多种因素的影响。而医学实验室 ISO 15189 质量管理体系的建立、运行和持续改进,正是不断提高医学检验质量管理水平、保障检验结果准确性的法宝,是提高实验室核心竞争力的重要因素。

"医学实验室 ISO 15189 认可指导丛书"共有 6 个分册,包括《临床微生物检验标准化操作程序》《分子诊断标准化操作程序》《医学实验室质量管理体系》《临床化学检验标准化操作程序》《临床免疫检验标准化操作程序》和《临床血液和体液检验标准化操作程序》。每个分册严格按照 ISO 15189 质量管理体系文件的要求撰写,可以保证实验的精确性、准确性、可溯源性,是从操作层面对 ISO 15189 的一次详细解读,可作为医学实验室建立自身质量管理体系的具体参考,有利于医学实验室的质量管理和技术能力的标准化和规范化建设。

本套丛书邀请了全国一百余名医学检验专家和认可专家参与编写。编写理念新颖,内容实用,符合临床实际,注重整体,重点突出,编排有序,适合于指导建立医学实验室质量管理体系。相信该套丛书的出版,将对我国医学实验室的规范化建设、质量与能力提升、更好地服务患者起到良好的推动作用。

　　我衷心希望本套丛书能为各实验室开展和运行 ISO 15189 认可发挥积极的作用，并得到读者们的喜爱。我也相信，本套丛书在临床使用的过程中，通过实践的检验，能不断得到改进、完善和提升。

国家市场监督管理总局认可与检验检测监督管理司副司长

2019 年 5 月

丛书前言

随着科学的发展和技术的进步,实验医学对临床医学的贡献越来越大,临床医疗决策对实验医学的依赖越来越高。正是由于医学实验室的重要性不断提高,对其质量和能力的要求也越来越高,医学实验室面临的风险也越来越大。如何保证医学实验室的质量和能力也变得比以往任何时候都重要。ISO 15189《医学实验室质量和能力认可准则》是指导和引领医学实验室走向标准化、规范化的重要指南,已经成为全球范围内被广泛认可和采用的重要标准。

目前,中国医学实验室有以下显著特征:质量管理的标准化、规范化,分析技术的自动化、信息化,以及人员分工的专业化、精细化。医学实验室已进入一个崭新的发展阶段。

为此,我们组织国内一百余名医学检验专家根据 CNAS - CL02:2012《医学实验室质量和能力认可准则》编写了"医学实验室 ISO 15189 认可指导丛书",共有 6 个分册,包括《医学实验室质量管理体系》《临床血液和体液检验标准化操作程序》《临床化学检验标准化操作程序》《临床免疫检验标准化操作程序》《临床微生物检验标准化操作程序》和《分子诊断标准化操作程序》。本套丛书充分遵循了准则的原则和要求,更是在实际操作层面给读者以提示和指引,旨在提高医学实验室质量的管理能力、室内质控的精确性、室间质评的准确性、测量结果的溯源性等,为各医学实验室自身质量管理体系的建立提供具体参考,对拟申请 ISO 15189 认可的医学实验室具有一定的指导意义和实用价值,可作为医学实验室规范化管理和标准化操作的实用性工具书和参考书。

本套丛书在编写过程中得到了多方的大力支持和无私帮助,尤其是中国合格评定国家认可委员会领导的关心和支持、各分册主编和编者夜以继日的努力与辛勤奉献,在此谨向各位表示诚挚的谢意!此外,还要感谢郑州安图生物工程股份有限公司和上海标源生物科技有限公司对丛书编写给予的大力支持和帮助!

由于编者水平所限，加之时间仓促，本套丛书一定有欠缺和不足之处，欢迎专家和读者批评指正。

2019 年 6 月

本书前言

2003 年,国际标准化组织(ISO)发布了医学实验室 ISO 15189 标准,2006 年卫生部颁布了《医疗机构临床实验室管理办法》,2008 年国家标准委员会颁布了国家标准《医学实验室质量和能力的专用要求》,对我国医学实验室建设和管理提出了明确标准和要求。从此,我国医学实验室的建设和质量管理进入了标准、规范、快速发展的轨道。经过十几年的发展,目前全国已有 300 多家医学实验室获得中国合格评定国家认可委员会(CNAS)认可,推动了医学实验室的能力建设,提升了临床检验质量,促进了检验人才培养。按照 ISO 15189 国际标准进行建设和管理并通过认可已经成为各级医学实验室建设的共同发展目标。

建立质量管理体系是一个循序渐进的过程,精髓是持续改进,《医学实验室质量和能力的专用要求》则提供了改进的指南。《临床化学检验标准化操作程序》(医学实验室 ISO 15189 认可指导丛书)是按照 ISO 15189 质量管理体系中作业指导书的要求编写而成。编写组成员均为具有丰富临床实验室管理经验的专家、CNAS 主任评审员和资深评审员。本书详细介绍了医学实验室临床化学检验质量管理程序、各类临床化学分析仪器和常规检验项目的标准操作程序及检验科信息系统质量管理、安全管理程序和信息系统突发事件的应激处理方案等内容。为了提升本书的实用性,在附录中增加了典型不符合项案例及整改的内容,列举了 30 余个临床化学检验和检验科信息系统中常见不符合项案例,并进行分析,提出整改方案。希望该书的出版能为正在计划申请实验室认可的医学实验室在建立临床化学检验和信息系统质量管理程序和标准操作规程的过程中提供参考,同时也为已通过认可的实验室持续改进提供借鉴。

由于编者们水平有限,对标准理解深浅不一,同时每个医疗机构实验室的实际情况、需求不同,本书难免存在欠缺和不足之处,恳请专家和广大读者批评指正,并提出宝贵意见。

范列英

2019 年 6 月

目 录

第二篇
临床化学检验标准操作规程 / 097

第三篇
检验科信息系统质量管理 / 357

第一篇

临床化学实验室管理与技术要求

第一章
人员岗位设置及管理

组织与管理程序

××医院检验科临床化学组作业指导书	文件编号：××-JYK-HX-××××
版本：	生效日期：	共 页 第 页

1. 目的

健全临床化学组（以下简称化学组）组织机构,合理配置资源,完善与化学组相关的质量管理体系。

2. 适用范围

适用于化学专业组。

3. 职责

3.1·由实验室负责人任命化学组组长和质量监督员。

3.2·组长对化学组质量管理体系的正常运行做出承诺,并持续改进其有效性。

3.3·组长负责编制化学组组织结构图。

3.4·组长制定化学组质量目标并负责实施。

4. 程序

4.1·组织结构图：见图1-1。

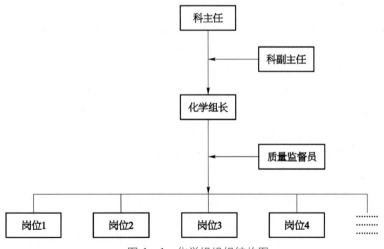

图1-1 化学组组织结构图

4.2·人员配置

4.2.1 化学组人员配置一般分为三个管理层次：化学组组长、质量监督员、各岗位工作人员。专业组组长根据工作需要,授权不同岗位工作人员组成,完成科室质量管理体系运行中化学组的各项任务。实验室负责人应指定一名质量监督员,负责监督化学组质量体系的有效运行,并就质量管理体系运行情况和改进需求向管理层和化学组组长报告。

4.2.2　化学组组长在实验室负责人领导下制定出各岗位职责、权限及相互关系，并明确其任职资格等。负责定期考核不同岗位人员的履职情况，年终进行考评。

4.3·管理承诺：化学组依据《医学实验室质量和能力认可准则》（CNAS‑CL02：2012）要求，通过以下活动，就建立和实施化学组的质量管理体系作出承诺，并持续改进其有效性。

4.3.1　告知化学组各岗位工作人员满足用户要求和需求，以及满足法规和认可要求的重要性。

4.3.2　确保制定化学组质量目标和策划。

4.3.3　明确所有人员的职责、权限和相互关系。

4.3.4　建立沟通过程。

4.3.5　支持并配合质量监督员工作。

4.3.6　配合质量负责人完成内审。

4.3.7　确保所有人员有能力承担指定工作。

4.3.8　确保有充分资源以正确开展检验前、检验和检验后的工作。

4.4·用户需求：实验室的服务用户包括临床医师、卫生保健机构、第三方付费组织或机构（如保险公司、体检中心等）和患者等，化学组组长应与科室负责人沟通、协调，提供与服务相适应的能力、资源，确保化学组服务到位、检测报告及时、结果准确，同时要为用户提供适当的解释和咨询服务，以满足用户的需求。

4.5·质量目标和策划：质量目标是指组织在质量方面所追求的目的。质量目标一般依据组织的质量方针制定，通常是对组织的相关职能和层次分别规定质量目标。质量方针是组织建立质量目标的框架和基础，质量目标是质量方针的展开与落实。因此，要求化学组组长在组织的相关职能和各层次上建立质量目标，并确保以下几点。

4.5.1　质量目标是可以测量的：质量目标是质量方针的展开和落实，尤其在定量项目上质量目标必须是定量的。不然，目标的实施就不能检查、不能评价，实施就容易流于形式。

4.5.2　质量目标在相关的职能和各层次上必须展开：展开可按"目标管理"方案，由上而下地逐级展开，以达到由下而上的逐级保证。

4.5.3　质量目标的内容，应与质量方针提供的框架相一致，且包括持续改进的承诺和满足要求的所有内容。

4.6·沟通：沟通是人们分享信息、思想和情感的任何过程。医学实验室是以提供相关信息为目的，化学组应在科室质量管理体系的基础上建立切实可行的沟通 SOP、有效的沟通方法、通畅的沟通渠道，确保在不同专业组之间、与服务用户之间能进行有效沟通，保障临床工作中发生的问题可以得到及时有效的解决，并持续改进质量体系。

5. 相关文件和记录

5.1·××‑JYK‑GM《××医院检验科质量手册》。

5.2·××‑JYK‑HX‑××××‑TAB01《化学组工作人员一览表》。

（陈发林）

临床化学组岗位设置与职责管理程序

××医院检验科临床化学组作业指导书	文件编号：××-JYK-HX-××××
版本： 生效日期：	共 页 第 页

1. 目的

明确临床化学组（以下简称化学组）岗位职责，增强岗位责任心，提高工作效率，保证化学专业组的各项工作按照既定的质量管理体系正常运转，及时、准确地为客户报告检验结果。

2. 适用范围

适用于化学专业组。

3. 职责

3.1 · 化学组组长

3.1.1 规划及落实化学专业组的发展计划，组织编写各检验项目的作业指导书及仪器的作业指导书（即标准操作规程，SOP），并经常检查执行情况。

3.1.2 负责制定化学专业组的室内质量控制方案，检查化学检验项目的室内质控情况，分析质控数据，提出失控报告的编写方法，督促化学组全员参与失控报告编写，编写化学组月份、季度、年度质控分析报告。

3.1.3 积极参加省临床检验中心、国家卫生健康委临检中心组织的室间质量评价活动，审查、签发室间质评上报表；分析质评成绩，提出改进措施，编写年度室间质评总结报告。

3.1.4 监督化学组人员规范运行科室的质量管理体系，定期对化学组质量管理体系运行情况进行检查和总结，带领化学组人员实现科室制定的质量目标。

3.1.5 向临床科室介绍新的检验项目及其临床意义，有条件时参加临床疑难病例讨论，主动配合临床医疗工作。

3.1.6 规划、安排化学专业组范围内进修、实习人员的流程，切实做好带教工作。

3.1.7 结合临床医疗，制定化学专业的科研计划，不断引进国内外的新成果、新技术、新方法，开展新项目，提高化学专业的技术能力。

3.1.8 制定化学专业组工作计划，按期总结；检查督促化学组人员贯彻执行各项规章制度的情况。

3.1.9 负责化学专业组设施、设备、防护用品的管理。

3.1.10 负责化学专业组日常工作的正常运行，定期检查各种仪器和试剂，定期校准设备，定期进行性能验证，按规范对试剂耗材进行质检，保证检验结果的准确性。

3.1.11 加强与临床科室的沟通，对于日常工作中出现的问题，应主动与临床联系，及时处理，做好记录并定期分析总结。

3.1.12 完成医院领导和科主任下达的各项指令性任务。

3.2 · 质量监督员

3.2.1 监督化学组人员是否按科室质量手册、相关的程序性文件及作业指导书开展日常工作。

3.2.2 监督是否按室内质量控制方案开展室内质控工作,失控分析、失控处理、失控报告是否适宜,是否定期编写室内质控总结报告。

3.2.3 监督是否按要求开展室间质评工作,定期编写年度总结报告。

3.2.4 监督化学组质量目标完成情况。

3.2.5 监督化学组是否对新员工、实习生、进修生按计划进行培训和管理。

3.2.6 监督工作人员是否按计划对化学分析仪进行仪器保养、校准,其相关记录是否完整。

3.2.7 监督环境温度、湿度,冰箱温度,水质监测等记录是否规范。

3.2.8 监督是否有试剂的申购和验收记录。

3.2.9 监督化学组是否按规定开展与临床沟通、投诉处理,其相关记录是否完整。

4. 岗位设置

4.1· 不同医疗机构的医学实验室,根据其实验室的规模、特点,管理人员的管理风格等,其实验室内部的岗位设置也不相同,一般分为技术岗位、管理岗位、支持服务岗位。管理岗位、支持服务岗位的设置和职责由科室管理层负责,化学组仅对技术岗位和具体工作岗位进行设置并赋予职责。

4.2· 主任技师、副主任技师

4.2.1 具备本单位规定的学历和任职年限。

4.2.2 为化学专业的学术带头人,能指导和组织化学专业的全面业务技术工作。

4.2.3 能解决化学专业复杂疑难的重大技术问题。

4.2.4 根据医院、科室工作安排,组织业务学习,技术培训,以提高化学组工作人员的业务水平。

4.2.5 完成进修生、实习生的临床实习、带教任务,完成相应的教学授课任务。

4.2.6 精通化学专业基础理论和专业知识,掌握化学专业国内外发展趋势,根据国家需要和专业发展确定科学研究方向,撰写和指导下级人员撰写专业学术论文。

4.3· 主管技师

4.3.1 具备本单位规定的学历和任职年限。

4.3.2 能解决化学专业一定程度的复杂疑难问题。

4.3.3 具有较丰富的临床化学工作经验,较熟练地掌握化学专业技术操作,处理较复杂的化学专业技术问题,能对下级卫生技术人员进行业务指导。

4.3.4 负责本专业的质量保证工作,能分析、解决化学专业室间质量评价、室内质量控制出现的问题。

4.3.5 参与进修生、实习生的临床实习、带教任务;根据需要,负责相应的教学授课任务。

4.3.6 熟悉化学专业基础理论和专业知识,了解化学专业国内外发展趋势,撰写专业学术论文。

4.4·技师

4.4.1 具备本单位规定的学历和任职年限。

4.4.2 熟悉化学专业基础理论和专业知识,具有一定的基本技能。

4.4.3 能独立处理化学专业常见的技术问题。

4.4.4 参与化学专业的日常质量保证工作,有一定的分析、解决室间质量评价、室内质量控制出现问题的能力。

4.4.5 参与进修生、实习生的临床实习、带教任务。

4.4.6 了解化学专业基础理论和专业知识,具有一定的撰写专业学术论文的能力。

4.5·检验专科医师

4.5.1 具备本单位规定的资格证书。

4.5.2 能熟练掌握临床化学的基础理论及专业技术知识。

4.5.3 能熟练掌握临床化学的程序性文件及作业指导书。

4.5.4 了解化学专业国内外现状和新理论、新技术的发展趋势。

4.5.5 在实验项目的选择、样品要求及实验报告的解读上提出指导性意见,合理选择组合实验并对检验结果作出正确解释与分析评价。

4.5.6 参与临床会诊、病例分析;参与有关疾病的诊断、治疗和预防工作。

4.5.7 参与控制检验质量,保证检验结果的准确,评价检验方法,评估检验能力。

4.5.8 参与解决临床化学的疑难问题,参与室间质量评价、室内质量控制的分析总结并最终运用于临床实践。

4.5.9 负责检验与临床的沟通,为临床提供服务和咨询。

4.5.10 收集临床医护人员对检验工作中技术、质量、服务问题等的需求及反馈,组织持续改进。

4.5.11 参与医学检验规培基地建设及基地学员、临床医护人员、实验室技术人员、实习生、进修生的教学培训。

4.5.12 承担实验诊断相关的科学与技术研究任务,新技术的推广与应用,发现问题并解决问题。

4.6·授权签字人

4.6.1 至少具有中级技术职称,从事临床化学检验领域工作至少 2 年。

4.6.2 熟悉国家认可委员会相关的文件:认可规则、认可准则及其应用说明、认可专门要求等。

4.6.3 熟悉科室质量管理体系,包含质量手册、程序文件、作业指导书、各种记录表格及技术标准。

4.6.4 精通临床化学专业基础理论和专业知识,具有较丰富的临床和技术工作经验,熟练地掌握化学专业技术操作,能解决复杂疑难的技术问题。

4.6.5 精通化学专业的质量保证工作,能分析、处理室间质量评价、室内质量控制出现的问题。

4.7·化学组各具体工作岗位的设置和职责由组长根据本专业组的实际情况制定。

5. 相关文件和记录

5.1·××-JYK-GM《××医院检验科质量手册》。

5.2·××-JYK-HX-××××-TAB01《化学室岗位安排表》。

参考文献

[1] 中国合格评定国家认可委员会.CNAS-CL02：医学实验室质量和能力认可准则(ISO15189：2012,IDT)[S].2015.

[2] 中国合格评定国家认可委员会.CNAS-CL02-A003：医学实验室质量和能力认可准则在临床化学检验领域的应用说明[S].2018.

[3] 王惠民,王清涛.临床实验室管理学[M].北京：高等教育出版社,2012.

[4] 许斌.医院检验科建设管理规范[M].南京：东南大学出版社,2013.

（陈发林）

临床化学组工作制度

××医院检验科临床化学组作业指导书		文件编号：××-JYK-HX-××××	
版本：	生效日期：	共　页　第　页	

1. 目的

规范临床化学组（以下简称化学组）员工的工作规程和行为准则，使质量管理体系能正常运转。

2. 适用范围

适用于化学专业组。

3. 职责

3.1 · 组长制定化学组工作制度。

3.2 · 组长督促化学组工作制度的实施。

3.3 · 化学组所有员工遵守化学组工作制度。

4. 程序

4.1 · 在科主任领导下，由化学组组长依据医院、科室安排的医疗、教学、科研等各项任务，以质量方针为宗旨，统筹安排化学组工作。

4.2 · 遵守《医疗机构临床实验室管理办法》《病原微生物实验室生物安全管理条例》《医疗机构临床基因扩增管理办法》等有关规定，确保化学组工作安全有序进行。

4.3 · 遵守医院、科室相关规定，依据科室质量管理体系，规范开展检验工作。

4.4 · 按科室培训计划，开展化学组员工继续教育、新员工培训工作。

4.5 · 按医院、科室安排，完成化学组进修生、实习生带教任务。

4.6 · 保持化学组设施功能正常、状态可靠，工作区整洁。

4.7 · 按规定对化学组的工作环境进行监测，并保存记录。

4.8 · 使用的化学组仪器、试剂和耗材符合国家规定，定期对检测系统进行校准、性能验证，对检验方法学进行评价，对试剂、耗材进行质检。

4.9 · 按仪器说明书要求使用化学组设备，做好设备维护、保养。

4.10 · 与临床科室保持良好的沟通和联系，向临床科室介绍化学样本规范化的采集、保存、运送及其质量控制；听取临床科室的意见和建议，改进服务质量。

4.11 · 遵守化学样本的接收标准、拒收标准，加强检验前质量控制，并做好相关记录。

4.12 · 严格执行科室、化学组的室内质量控制程序和室间质量评价程序，加强化学组质量控制。

4.13 · 严格化学组检验报告的授权制度和审签、发放制度，遵守检验报告的分级管理制度。

4.14 · 设定化学专业危急值项目，建立报告制度，并严格执行。

4.15·加强安全管理和防护,包括生物安全、化学危险品、防火防水、用电等安全防护工作,完善安全管理制度并组织落实。

4.16·加强信息安全管理,严格分级管理制度,确保检验数据的安全和准确。

4.17·加强化学组各种记录管理,定期分析数据,不断完善检验质量。

5. 相关文件和记录

××-JYK-GM《××医院检验科质量手册》。

参考文献

[1] 中国合格评定国家认可委员会.CNAS-CL02:医学实验室质量和能力认可准则(ISO15189:2012,IDT)[S].2015.

[2] 中国合格评定国家认可委员会.CNAS-CL02-A003:医学实验室质量和能力认可准则在临床化学检验领域的应用说明[S].2018.

[3] 王惠民,王清涛.临床实验室管理学[M].北京:高等教育出版社,2012.

[4] 许斌.医院检验科建设管理规范[M].南京:东南大学出版社,2013.

(陈发林)

临床化学组人力资源管理程序

××医院检验科临床化学组作业指导书	文件编号：××-JYK-HX-××××
版本： 生效日期：	共 页 第 页

1. 目的

科学地对人力资源合理配置、开发和管理,有计划地对临床化学组(以下简称化学组)工作人员进行培训和考核,提高员工的质量意识、技术水平和业务能力,使化学组工作人员的能力能满足为实验室的服务对象提供高效优质服务的要求。

2. 适用范围

适用于化学组。

3. 职责

3.1·由科主任任命化学组组长。

3.2·由化学组组长负责化学组人员管理。

4. 程序

4.1·人员培训

4.1.1 新员工岗前培训：为加强新入职员工的管理,使其尽快了解、熟悉医学实验室,成为实验室的一员,进入工作状态,化学组应对新员工进行岗前培训。

4.1.2 质量管理体系培训：质量管理体系是在质量方面指挥和控制组织的管理体系,是医学实验室建立质量方针和质量目标并实现质量目标的相互关联或相互作用的一组要素,其包含组织结构、程序、过程和资源等。医学实验室应该按照质量目标的要求,建立并文件化质量管理体系,在日常工作中实施、维持质量管理体系,并持续改进其有效性。医学实验室的质量管理体系文件主要包括质量手册、程序性文件、作业指导书和各种记录等4个层次。化学组应定期组织化学组员工,对质量管理体系进行培训,使之被理解、贯彻执行和有效控制。

4.1.3 其他内容的培训：① 法律、法规、规章及相关制度的培训。② 职业道德和医学伦理的培训。③ 业务能力的培训。④ 实验室信息系统的培训。⑤ 实验室安全的培训。⑥ 心理素质的培训。

4.2·能力评估

4.2.1 化学组制定员工能力评估的内容、方法、频次和评估标准,并定期进行评估。能力评估间隔以不超过1年为宜；新进员工在最初6个月内应至少接受2次能力评估,并记录。当职责变更时,或离岗6个月以上再上岗时,或政策、程序、技术有变更时,员工应接受再培训和再评估,合格后方可继续上岗,并记录。

4.2.2 化学组可采用以下全部或任意方法组合,在与日常工作环境相同的条件下,对实验室员工的能力进行评估。

4.2.2.1 直接观察化学组常规工作过程和程序,包括所有适用的安全操作。

4.2.2.2 直接观察对化学组设备维护、保养和调试的能力。

4.2.2.3 检查化学检验结果的记录和报告过程。

4.2.2.4 核查化学组工作记录。

4.2.2.5 评估化学检验过程中解决问题的技能。

4.2.2.6 检测临床化学特定样品的能力,如先前已检测的样品、实验室间比对的物质或分割样品。

4.3·表现评估

4.3.1 工作责任心与积极主动性:能够积极主动地承担工作任务,全力以赴完成任务,并确保成果;能够提出有创新的工作方法,勇于从正面角度反映不同意见。

4.3.2 沟通能力:能及时、坦诚、主动地与同事分享专业信息、学科进展;能主动反馈、汇报工作存在的问题,提出解决的思路并取得良好的成效;具备良好的口头及书面表达能力,善于倾听同事、临床医师、患者的意见。

4.3.3 团队精神:能与同事和睦相处、友好合作,能积极参与化学组的工作讨论,为化学专业的发展献计献策;在出现矛盾或利益冲突时有大局观念,服从科室、专业组的工作安排,并得到同事的好评。

4.3.4 组织能力:具有管理意识,有统筹兼顾能力,能有效协调、组织同事共同完成具体工作任务。工作效果显著,具有很好的协调处理人际关系的能力,受到同事敬佩。

4.3.5 自我管理能力:善于自我管理,能遵守医院、科室的规章制度和化学组的工作程序,积极向上,勇于接受有挑战性的工作,追求自我发展。

4.4·岗位授权

4.4.1 员工经过培训实施、培训考核后就能获得考核结果,考核结果与所制定的合格标准相比较,即可得出培训结论;培训结论是进行能力评估的依据,化学组组长根据能力评估结果对员工能否胜任某一岗位进行评估,决定是否给予岗位授权。

4.4.2 岗位授权可以是针对某一台设备操作岗位,某一个特定工种岗位,也可以对某一区域的综合岗位进行授权。

4.5·人员技术档案

4.5.1 建立技术档案的必要性:人员技术档案不同于人事档案,主要反映员工的专业技术能力。通过人员技术档案,可以了解工作人员的工作履历、教育背景、继续教育、专业培训、技术资格、聘用及专业成就等各种情况,是绩效考核、岗位安排、技术资格晋升的重要依据。

4.5.2 技术档案主要内容:① 工作履历:记录内容不仅反映技术人员在本实验室从事的工作,还应该包括自参加工作以来的所有工作经历。② 学历和学业证书:如毕业证书、学位证书、结业证书、培训证明等。③ 资格证书:如各种上岗证、内审员证、评审员证、技术职称资格证书等。④ 各类聘书和授权文件。⑤ 继续教育和成果记录材料。⑥ 所从事工作的岗位描述。⑦ 新员工入岗前介绍。⑧ 当前岗位的培训。⑨ 能力评估。⑩ 员工表现评估。

4.5.3 技术档案管理

4.5.3.1 实施"一人一档":即对每位员工分别建立档案。为便于档案管理,了解实验室员工的专业背景及岗位变动情况,需要建立包括专业技术人员和管理人员在内的每人一套的技术档案。

4.5.3.2 收集材料方法:将文件的收集贯穿于日常工作中,例如可以规定外出人员学习结束后向相关职能负责人上交一份培训证明;收集日常工作岗位的轮转情况、日常工作能力的评价等。可在技术职称评定和技术职务聘任时同步收集材料。

4.5.3.3 材料形式:技术档案中的文件材料可以是原件,也可以是复印件,一些重要的证书一般以复印件为主,原件由员工自行保管。

4.6·人员健康档案

4.6.1 建立健康档案的必要性:医学实验室技术人员的工作场所是具有生物危害的实验室,面临着较大的生物安全风险,其健康档案具有特殊性。医学实验室技术人员的健康档案不仅记录着技术人员常规的健康信息,还记录着工作过程中与生物安全有关的健康信息,如个人的感染性疾病指标、职业危害暴露、免疫接种、个人本底血清保留等。通过比较一段时间的资料和数据,可以发现工作人员健康状况的变化,采取切实可行的生物安全防护措施,指导工作人员更好地防范生物安全风险。

4.6.2 健康档案主要内容,至少应包括但不仅限于以下内容。① 个人基本信息表。② 健康体检表。③ 感染性疾病指标。④ 诊病记录。⑤ 事故报告和职业危险暴露记录。⑥ 免疫接种记录。⑦ 本底血清保留记录。

4.6.3 健康档案应从以下几方面进行健康档案的管理。① 实施"一人一档",即对每位员工分别建立档案。② 每年至少一次健康体检,保存其完整记录;如体检表、检验单、影像检查记录等。③ 每年至少检测一次感染性疾病指标,若适用,更换岗位时追加检测一次。④ 每年保留一次本底血清,以便疾病的追踪。⑤ 适时记录与健康有关的事项,如诊病情况、职业危害暴露情况、免疫接种情况等。

5. 相关文件和记录

5.1·××-JYK-GM《××医院检验科质量手册》。

5.2·××-JYK-HX-××××-TAB01《人员培训记录》。

5.3·××-JYK-HX-××××-TAB02《人员能力评估表》。

5.4·××-JYK-HX-××××-TAB03《人员培训计划表》。

5.5·××-JYK-PF-××-TAB-××《工作人员外出培训记录表》。

参考文献

[1] 中国合格评定国家认可委员会.CNAS-CL02:医学实验室质量和能力认可准则(ISO15189:2012,IDT)[S].2015.
[2] 中国合格评定国家认可委员会.CNAS-CL02-A003:医学实验质量和能力认可准则在临床化学检验领域的应用说明[S].2018.
[3] 王惠民,王清涛.临床实验室管理学[M].北京:高等教育出版社,2012.
[4] 许斌.医院检验科建设管理规范[M].南京:东南大学出版社,2013.

(陈发林)

第二章
环境与设施管理

实验室环境监控程序

××医院检验科临床化学组作业指导书	文件编号：××-JYK-HX-××××
版本： 生效日期：	共 页 第 页

1. 目的

良好的设施和环境条件对于保证医学检验和服务质量起重要作用。有效监控临床化学组（以下简称化学组）环境条件，确保检验设备正常运行，确保工作正常顺利开展，确保检测结果准确可靠。

2. 适用范围

适用于化学实验室环境管理的所有活动。

3. 职责

3.1·组长根据检验科《设备与环境管理程序》，结合化学组环境监控相关要求和参数，制定相关程序文件。

3.2·组长负责组织对组内所有工作人员进行相关培训和考核。

3.3·化学组工作人员执行本程序，并做好相应记录和监控。当出现失控时采取必要的应急措施和纠正措施，消除影响，并向组长汇报。

3.4·接受质量监督员的定期监督（设施和环境维护控制情况）。

4. 程序

4.1·化学组空间、布局和环境资源

4.1.1 根据化学组的现有仪器设备和发展需求，兼顾优化化学组检测流程的理念，对实验室内进行整体设计和布局。

4.1.2 根据化学组对实验用纯净水的要求，兼顾实验室废水管理要求，对实验室用水和排水管道进行整体安装。

4.1.3 配置足够功率的 UPS 电源，保证实验室仪器设备正常运转。

4.1.4 仪器设备安装处，安装足够的电源插座及网络线。室内安装通信电话。

4.1.5 配置足够的灯源，保持充足的照明。

4.1.6 配置中央空调，保持适宜的温度和湿度。

4.1.7 配置足够的储物空间和冷藏设备。

4.1.8 根据生物安全的要求，配置洗手池、洗眼装备和淋浴器。

4.1.9 配置消毒用品和清洁工具及废弃物处置设施。

4.1.10 室内根据生物安全防护要求，进行分区和标识。工作区相关位置有明显的"生物危害"标志。

4.2·化学组监控和管理

4.2.1 基本设施环境控制管理：室内所有基本设施，如电源、采光、通风、供水、洗涤器、工作台、储物柜、消毒装置、废弃物处置装置等,出现任何问题,立即处理或联系相关负责人员处理,没有当即处理好时,随时追踪,保障检验工作的顺利进行。

4.2.2　实验环境条件的控制:根据本室检验项目/参数或仪器设备的要求,室内保持一定的温度和湿度,派人负责每天查看和记录温度或湿度,填写《室内温度、湿度记录表》。也可以采用温湿度电子探头实时检测室内温湿度,相关数据自动录入计算机,生成《室内温度、湿度(监控)记录表》,可以设置报警功能,实时提示。如记录时发现超范围或有报警,工作人员应及时进行调整处理。经调整无法达到规定要求时,须通知医院设备维护人员维修,并填写《设施及环境失控及处理记录》。维修期间若对检验工作造成影响,需对已检样本进行验证。

4.2.3　保存试剂或样品的冷冻或冷藏设施的控制:化学组内规定有岗位负责定期对这些设备进行消毒清洁和内部试剂清理,按要求查看并记录温度,填写《冰箱温度及保养消毒记录表》。也可以采用电子温控系统进行监控。发现温度不正常时,及时将所储存物品转移到其他正常的冷藏设备中,检查原因并进行调整。经调整无法达到规定要求时,通知医院设备维护人员维修,并填写《冰箱温度失控及处理记录》。

4.2.4　实验用水的监控管理:化学组内设置人员负责实验用水水质的监测和纯水机的维护,定期检测水质的电导率和水质微生物,并填写《实验室用水检验记录表》。当水质不符合要求时,立即停止使用不合格水,查明原因,并采取相应措施,保证实验用水的质量。参照《实验室纯水机水质监控程序》执行。

4.3·内务及安全管理

4.3.1　工作区域需保持清洁、整齐、有序。实验区内不得存放与检验无关的物品,通道处不得堆放任何杂物,实验区内不得进行与检验无关的活动。

4.3.2　工作人员须养成良好的习惯,物品用后放在指定的位置,文件资料摆放整齐。

4.3.3　工作时穿上工作服,戴上一次性手套,注意生物安全防护。工作台和地面每天用消毒剂清洁,填写《实验室清洁消毒登记表》。一旦发生污染物泄漏或发生职业暴露,应对所有受到污染的部位(工作服、桌面、地面、墙壁等)或空气都须按程序消毒,填写《职业暴露登记表》,按生物安全相关程序处理。

4.3.4　严格执行医疗垃圾分类制度,生活垃圾与医疗垃圾分开存放,医疗垃圾用黄色塑料袋装,统一处理。

4.3.5　定期对喷淋洗眼器进行放水防锈,并填写放水记录,见《喷淋洗眼器定期放水记录表》。

4.4·通信系统

保持化学组的通信系统如局域网络、电话畅通,与临床和患者进行无纸化沟通。改进 LIS 程序,使信息系统功能不断升级,满足临床需求和室内各种统计需求。

5. 相关文件和记录

5.1·××-JYK-PF-××-TAB-××《室内温度、湿度记录表》。

5.2·××-JYK-PF-××-TAB-××《设施及环境失控及处理记录》。

5.3·××-JYK-PF-××-TAB-××《冰箱温度及保养消毒记录表》。

5.4·××-JYK-PF-××-TAB-××《冰箱温度失控及处理记录》。

5.5·××-JYK-PF-××-TAB-××《实验室用水检验记录表》。

5.6·××-JYK-PF-××-TAB-××《实验室清洁登记表》。

5.7·××-JYK-PF-××-TAB-××《喷淋洗眼器定期放水记录表》。

5.8·××-JYK-PF-××-TAB-××《职业暴露登记表》。

5.9·××-JYK-PF-××-TAB-××《消防安全检查记录》。

5.10·××-JYK-QM《质量手册》。

5.11·××-JYK-PF《程序文件》。

5.12·《实验室生物安全手册》。

(谢小兵)

实验室纯水机水质监控管理程序

××医院检验科临床化学组作业指导书	文件编号：××-JYK-HX-××××
版本： 生效日期：	共　页　第　页

1. 目的

建立标准规范的纯水机水质监测和控制程序。为全自动生化分析仪、全自动化学发光分析仪等设备及配制其他试剂提供符合要求的去离子水，以防止不符合要求的水质影响检验结果。

2. 适用范围

适用于化学组经授权的检验专业技术人员。仪器清洗反应杯、样品和试剂的稀释用水，以及实验室配制其他试剂用水。

3. 职责

专业检验技术人员操作，由化学组组长负责技术指导、质量监督。

4. 监测与保养程序

4.1·化学组仪器用水为二级水，按照中国国家实验室用水规格 GB6682-2008 的要求，电导率(25℃)≤0.10 mS/m。按照美国试药级用水标准要求，微生物微少。每月用水质电导率检测仪测定电导率，每季度一次送微生物室进行细菌菌落数检测，要求细菌<10 CFU/ml，并在《化学组纯水机水质监测及维护记录表》上登记。

4.2·开机前观察水压，如发现自来水停水或水压不足(未开机时原水压力在 0.05 MPa 以下)时，不得开机。

4.3·水位调节阀装在纯水机内部，一般情况下不要调节该阀，必要时由专业维修人员调节。

4.4·因高压泵前装有低压保护，当高压泵进口压力<0.05 MPa 时，高压泵不能正常工作，此时应检查水机进水是否正常、原水泵是否正常工作、预处理部分是否堵塞。

4.5·纯水机预处理部分采用过滤芯过滤水中杂质，运行一段时间后，滤芯会堵塞或失效，需及时更换。离子交换部分由多个树脂柱组成，当出水水质不能达到要求(如电导率>0.10 mS/m)时需及时更换。

4.6·纯水机的出水阀不用时应关闭。

4.7·水质失控时的处理

4.7.1　更换水质处理前滤芯。

4.7.2　经上述处理水质仍处于失控时，通知工程师更换反渗透膜或树脂等。

4.8·注意事项

4.8.1　关机后或下班前应关闭进水阀门。

4.8.2　做好日常维护工作，及时更换耗材，确保水机长期稳定工作。保持水机内部清洁，并防止水淋。

4.8.3　发现水机异常,及时关掉电源,停机检查,待故障排除,再行开机。

4.8.4　如发现自来水压力不足,不得开机。水机报警"水压低"时,应关闭电源开关,待原水压力正常后再重新开机。

4.8.5　浓水调节阀装在水机内部,一般不需要调节。

5. 相关文件和记录

5.1·××-JYK-PF-××-TAB-××《纯水机使用记录》。

5.2·××-JYK-PF-××-TAB-××《纯水机维修、维护与保养记录》。

5.3·《纯水机安装操作说明书》。

参考文献

中国合格评定国家认可委员会.CNAS-CL02:医学实验室—质量和能力的特殊要求(ISO15189:2012,IDT)[S].2012.

(谢小兵)

实验室安全风险评估程序

××医院检验科临床化学组作业指导书	文件编号：××-JYK-HX-××××
版本： 生效日期：	共 页 第 页

1. 目的

在建设实验室或开展实验活动之前，应参照《人间传染的病原微生物名录》组织各相关方面的专家对拟操作的生物因子的危害程度、实验活动的危险性、气溶胶传播的可能性、预防治疗的获得性、防护屏障的安全性、应急预案的有效性等因素进行评估，确定相应的生物安全防护等级水平。

2. 适用范围

当实验室活动涉及致病性生物因子时，实验室应进行生物风险评估。风险评估应考虑下列内容。

2.1·生物因子已知或未知的特性，如生物因子的种类、来源、传染性、传播途径、易感性、致病性（包括急性与远期效应）、流行病学资料、预防和治疗方案等。

2.2·实验室本身或相关实验室已发生的事故分析。

2.3·实验室常规活动和非常规活动过程中的风险（不限于生物因素），包括所有进入工作场所的人员和可能涉及的人员（如：合同方人员）的活动。

2.4·设施、设备等相关的风险。

2.5·人员相关的风险，如身体状况、能力、可能影响工作的压力等。

2.6·意外事件、事故带来的风险。

2.7·被误用和恶意使用的风险。

2.8·应急措施及预期效果评估。

3. 职责

3.1·实验室生物危害评估结果应由医院的法定代表人签字认可，并归档保存。

3.2·实验室负责人最终对实验室内的安全负责。

3.2.1 实验室负责人指导现行工作以判断潜在的危害（生物安全评估）。

3.2.2 确定实验开始前采用合适的安全程序（风险管理）。特定的实验开始前需要预先进行登记和通过实验室负责人的批准。

4. 程序

4.1·应事先对所有拟从事活动的风险进行评估，包括对化学、物理、辐射、电气、水灾、火灾、自然灾害等的风险进行评估。

4.2·风险评估应由具有经验的专业人员（内部或外部人员）进行。

4.3·应记录风险评估过程，风险评估报告应注明评估时间、编审人员和所依据的法规、标准、研究报告、权威资料、数据等。

4.4·应定期进行风险评估或对风险评估报告复审,评估的周期应根据实验室活动和风险特征而确定。

4.5·开展新的实验室活动或欲改变经评估过的实验室活动(包括相关的设施、设备、人员、活动范围、管理等),应事先或重新进行风险评估。

4.6·当发生事件、事故等时应重新进行风险评估。

4.7·当相关政策、法规、标准等发生改变时应重新进行风险评估。

4.8·除考虑实验室自身活动的风险外,还应考虑外部人员活动、使用外部提供的物品或服务所带来的风险。

4.9·风险评估报告应得到实验室所在机构生物安全主管部门的批准;对未列入国家相关主管部门发布的病原微生物名录的生物因子的风险评估报告,应得到相关主管部门的批准。

5. 相关文件和记录

5.1·××-JYK-PF-××-TAB-××《职业暴露情况登记表》。

5.2·××-JYK-PF-××-TAB-××《安全卫生检查表》。

5.3·××-JYK-PF-××-TAB-××《废弃标本消毒记录表》。

5.4·××-JYK-PF-××-TAB-××《实验室清洁登记表》。

5.5·《实验室风险评估报告》。

参考文献

[1] 国家认证认可监督管理委员会.《实验室生物安全通用要求》(GB19489-2004)[S].2004.
[2] 中国实验室国家认可委员会.医学实验室-安全要求(ISO15190:2003,IDT)[S].2003.

(谢小兵)

第三章
实验室设备、试剂与耗材管理

仪器设备管理程序

××医院检验科临床化学组作业指导书	文件编号：××-JYK-HX-××××
版本： 生效日期：	共 页 第 页

1. 目的

为正确配备和规范使用检验和服务所需的仪器设备,保证其功能和性能正常,满足临床化学组检验工作的要求制定本程序。

2. 适用范围

适用于检验科临床化学组对检验和服务用的仪器、器具、器材、装置的管理。范围包括作业指导书编写和发放,仪器设备申购、验收、标识、流转、使用、维护、验证、存放、停用、报废等。

3. 职责

3.1·检验科主任负责仪器设备资源的选择、购买和调配。

3.2·专业组组长负责确认仪器设备的功能和性能。

3.3·专业组组长负责落实组内仪器设备的授权使用,并负责编制作业指导书,正确使用、验收、维护、验证、核查和保管本组所配置的仪器设备、试剂、消耗品等,并负责仪器设备安全。

3.4·仪器设备管理员负责仪器设备的标识,并负责建立和保管仪器设备档案。

3.5·安全管理员负责监督仪器设备的运行环境,确保仪器设备的安全使用、正确操作。

4. 程序、内容和要求

4.1·仪器设备申购

4.1.1 专业组组长根据工作的需要,负责对仪器设备供应商进行调查、评价并推荐合适的供应商名录,调查评估内容主要包括以下几点。

4.1.1.1 仪器设备供应商应是合法成立或注册的实体,有齐全的证件或注册资料。

4.1.1.2 首次提供的仪器设备应有可靠的质量保证证据,否则需有用户调查记录。

4.1.1.3 已提供的仪器设备,历史资料证明质量稳定可靠,满足本检验科要求。

4.1.1.4 价格合理,有良好信誉和售后服务。

4.1.2 专业组组长负责仪器设备采购文件技术内容的审核。

4.1.3 检验科主任审核批准采购文件。

4.1.4 仪器设备采购文件上报院务会讨论,院长批准签字后由设备科统一招标。

4.2·仪器设备验收

4.2.1 仪器设备到货之前,由检验科主任与专业组组长共同对设备安装地点和环境(水、电、气等)进行检查,保证安装条件达到要求。

4.2.2 仪器设备到达后的开箱验收:由专业组组长、设备科项目负责人和仪器设备管理员共同执行,验收内容包括按合同清单核对实物数量、型号、检查实物外形等。同时收集其合格证、操作手册或说明书、软件资料、认证资料等，以便建立档案；若发现仪器外形有破损或数量与合同不一致，及时向科主任和设备科报告，并与仪器设备供应商交涉，协商处理，做好相应记录。

4.2.3　仪器设备的安装：对检测结果有重要影响的复杂仪器（如全自动生化分析仪、质谱仪等）应由供应商授权的有资质的工程师进行安装、调试和校准，安装、调试、验收合格后，由供货方工程师填写仪器设备安装、调试报告。

4.2.4　设备投入使用前，应由专业组组长和授权操作人员对其检测项目性能进行验证，至少包括正确度、精密度和可报告范围，确保其能达到规定的性能，并符合相关检验的要求；投入使用之后的校准周期应按法规或制造商建议进行。

4.2.5　设备投入使用后，对比较复杂或重要或关键的仪器设备需编制仪器设备操作程序，内容包括操作规程、维护、验证/核查方法、安全注意事项等，确保仪器的正确使用及维护。

4.2.5.1　专业组负责编制本组所用仪器设备的操作、维护保养和校准程序，由各专业组组长审核。一般须参照仪器设备制造商的建议制定，如果制造商提供的操作手册或说明书通俗易懂，则也可直接采用这些资料。

4.2.5.2　工作人员能方便地得到相应仪器设备的操作程序。

4.3·仪器设备的标识

4.3.1　仪器设备的唯一性标识：仪器设备管理员负责仪器设备唯一性标识的制作与标识。设备的唯一性标识一般固定在机身上，包括设备名称、编号、型号、序列号、购置日期、工程师联系电话、校准日期、校准周期等信息，以区别不同的设备。设备编号按照医院的统一规定执行。

4.3.2　仪器设备的状态标识：检验科用三种颜色的标签标明仪器设备的校准状态。

4.3.2.1　合格标志（绿色）：经计量检定或校准、验证合格，确认其符合检验标准要求的仪器设备。

4.3.2.2　准用标志（黄色）

4.3.2.2.1　该设备存在某种缺陷，但在限定范围内可以使用。

4.3.2.2.2　多功能或多参数检验设备，某些功能或丧失或某些参数失效，但所需要的功能或参数还可以使用。

4.3.2.2.3　仪器的某一量程段失准，但检验所需的量程段是合格的。

4.3.2.2.4　降级使用的仪器设备。

4.3.2.3　停用标志（红色）

4.3.2.3.1　仪器设备损坏者。

4.3.2.3.2　检定/校准不合格者。

4.3.2.3.3　超过检定/校准周期者。

4.3.2.3.4　有故障尚未修复者。

4.3.2.3.5　因工作任务不足暂时不使用者。

4.4·仪器设备的使用及维护

4.4.1 所有仪器设备应配备相应的设施与环境,保证仪器设备的安全处置、使用和维护,确保仪器设备正常运转,避免仪器设备损坏或污染。

4.4.2 对于仪器设备的操作及使用需经过培训考核,考核合格后方可授权使用,专业组组长负责落实组内仪器设备的授权使用。

4.4.3 使用仪器设备的人员必须按各专业组仪器设备操作程序的规定正确操作仪器设备,不得擅自改变、简化操作程序或随意调整仪器的校准状态。

4.4.4 仪器设备使用人员在使用仪器前后均需检查和记录仪器设备的状态和环境条件,确保仪器设备处于正常状态并在规定条件下工作;大型分析仪或带有试剂冷藏功能的仪器,应保持待机状态,必须关机时应由专业组组长或主任批准。

4.4.5 对关键仪器设备,专业组指定专人维护,或请供应商派人维护,维护计划可依据制造商的建议结合实际使用情况制定。维护记录至少包括:维护人、维护日期、维护项目、维护情况等。

4.4.6 仪器设备使用人员和维护人员须保持仪器设备处于安全状态。安全员每月对仪器设备进行安全检查,包括电器安全、化学安全、生物安全、紧急停止装置是否有效及突然断电后不间断电源(UPS)是否有效,是否由授权的人员操作仪器等,做好安全检查记录。

4.4.7 所有仪器设备都须妥善保管和存放,未经允许不得搬移原地或拆卸。如需搬运到其他地点则必须采取措施确保安全、防止污染环境或损坏设备。当校准给出一组修正因子(包括标准曲线)时,对以前的修正因子和所有备份及时正确更新。检测系统的校准状态有防护措施(从硬件和软件角度)防止非授权更改。

4.5 · 仪器设备的检定/校准

4.5.1 所有计量仪器必须按国家技术监督局有关规定,定期由当地法定计量检定部门进行检定(如当地计量部门不能检定,则由上级计量检定部门进行检定),或由计量授权部门或授权单位负责检定。

4.5.2 仪器设备管理员于每年年初编制当年计量仪器年度检定计划,交质量负责人审核。

4.5.3 仪器设备管理员每月负责按检定计划联系安排检定工作,及时跟进完成情况。检定证书取回后应对证书内容进行核查和登记。

4.5.4 计量仪器设备影响检测结果的关键部件,如加样系统、温控系统、检测系统等因故障维修后应重新检定或校准。

4.6 · 仪器设备的维修及维修后处理

4.6.1 仪器设备发生故障后,须停止使用,在机器上醒目的位置设置停用标识;仪器设备修复之前要清除污染;设备故障修复后,应首先分析故障原因;如果设备故障影响了其分析性能(影响检测结果的关键部位如加样系统、温控系统、检测系统等故障),应通过以下合适的方式进行相关的检测、验证。

4.6.1.1 可校准的项目实施校准或校准验证。

4.6.1.2 质控物检测结果在允许范围内。

4.6.1.3　与其他仪器的检测结果比较,偏差符合规定的要求。

4.6.1.4　使用留样再测结果进行判断,偏差符合规定的要求。

4.6.2　维修后及时完成故障和维修记录。必要时,要检查故障前是否使用过该设备,是否已出具过检验报告,如果有,则要设法消除影响(如更改或收回已发出的报告、通知有关方面等)。

4.7·仪器设备的报废

4.7.1　仪器设备需要报废时须办理报废手续,由专业组提出申请,经仪器设备管理员核实情况后报质量负责人审核,检验科主任批准。

4.7.2　仪器设备在报废后要进行消毒处理,消毒处理过程中要注意消除或减少对环境的污染以及个人防护,必要时使用防护用品。

5. 相关文件和记录

5.1·××-JYK-PF-××-TAB-××《仪器设备一览表》。

5.2·××-JYK-PF-××-TAB-××《仪器设备档案》。

5.3·××-JYK-PF-××-TAB-××《仪器设备故障维修记录》。

5.4·××-JYK-PF-××-TAB-××《设备不良事件报告》。

5.5·××-JYK-PF-××-TAB-××《不定期比对报告》。

5.6·《设备管理卡》。

5.7·《设备状态卡》。

参考文献

[1] 尚红,王毓三,申子瑜.全国临床检验操作规程[M].4版.北京:人民卫生出版社,2015.
[2] 丛玉隆,黄柏兴,霍子凌.临床检验装备大全[M].北京:科学出版社,2015.
[3] 樊绮诗,钱士匀.临床检验仪器与技术[M].北京:人民卫生出版社,2015.
[4] 中国合格评定国家认可委员会.CNAS-CL02:医学实验室质量和能力认可准则(ISO15189:2012,IDT)[S].2015.
[5] 中国合格评定国家认可委员会.CNAS-CL02-A003:医学实验室质量和能力认可准则在临床化学检验领域的应用说明[S].2018.

(胡　敏)

仪器设备检定/校准程序

××医院检验科临床化学组作业指导书	文件编号:××-JYK-HX-××××
版本:	生效日期:	共 页 第 页

1. 目的

本程序规定对仪器设备进行检定或校准,保证测量结果的可溯源性参考值,为临床诊断治疗提供准确、一致、可信的数据和结果。

2. 适用范围

适用于检验科临床化学组仪器设备的检定、校准和验证及其结果确认等活动。

3. 职责

3.1·专业组组长负责量值溯源方案的制定及检定、校准和验证,以及结果的确认。

3.2·仪器设备管理员负责制定检验科仪器设备周期检定、校准计划,并监督各专业组按计划实施检定、校准和验证,以及结果的确认。

3.3·专业组组长组织本专业组仪器设备检定、校准和验证,以及结果的确认活动。

4. 程序、内容和要求

4.1·计量器具的检定:计量器具是指列入《中华人民共和国依法管理计量器具目录》的仪器或量具。按照我国计量法的规定,计量器具应该按规定频率检定。例如温度计、湿度计、容量瓶、移液管(器)、加样器等量具以及天平、分光光度计、酶标仪、色谱仪等通用仪器应送法定计量检定机构或其授权的机构检定。但目前国家技术监督部门关于计量器具管理的政策有所改变,允许企事业单位对一些非强制检定的计量器具实施校准(包括外部校准和自校准)。

4.2·检测系统的校准:由于医学检验量值溯源的特殊性,我国计量检定机构还没有建立起完善的医学量值溯源系统,特别是大型、自动分析系统,例如全自动生化分析仪、五分类血细胞分析仪等,涉及所用试剂、校准品、质控品、仪器设备、方法等,还没有相应的国家计量检定规程。因此,目前可按制造商校准程序进行;应至少对分析设备的加样系统、检测系统和温控系统进行校准。分析设备和辅助设备的内部校准应符合 CNAS-CL31《内部校准要求》。完整的检测系统校准涉及三项工作:检测仪器校准、检测系统标定及校准验证。

4.2.1 检测仪器的校准:医学检测所用仪器的基本量是化学量、光学量、电学量、频谱等,在这些量之间存在着某种转换关系(例如朗伯比尔定律),仪器正是通过这些转换关系最终获得被检验的样品的值。而要保证这些值的真实性、准确性、精密性,前提条件是仪器基本量是准确的、稳定的,转换关系是处于线性范围的,仪器本身的精密度是足够的,等等,所以在校准之前首先要对仪器的机-光-电系统进行校准。校正所用的参考标准有标准光源、标准波长滤光片(或光栅)、标准吸光度滤光片、标准溶液(例如氧化钠水溶液、硫酸铜水溶液)等,给检测系统提供了一个准确可靠的物质基础。检测系统的校准通常由外部校准机构(当地计量检定所或仪器设备制造商)实施。

4.2.2 检测系统的标定(也称定标):检测仪器的校准虽然是必要的,但并不能完全解决医学检验量值溯源的问题,因为上述校准工作所用的参考标准与医学检验的对象有本质的区别。其关键是基体不同:前者是纯物理或纯化学的物质,而后者是采自于人体的样品,是患者的新鲜血液或体液。所以还要用定值的人体样品(或生物源样品)对检测系统进行标定,即制作标准曲线。依据患者样品作出的标准曲线计算的检测数据,才能保证临床患者样本检验结果的真实性,真正实现医学检验的量值溯源。标定工作可以由仪器制造厂商进行,也可由检验科自己完成(此时也称自校准)。

4.2.3 校准验证

4.2.3.1 校准验证又称核查或期间核查,是在两次校准之间对仪器设备稳定性的一种检查。验证的对象是正确度,即判断仪器是否仍处于良好的校准状态。在有以下情况时检验科需对仪器设备进行验证。

4.2.3.1.1 质量控制结果表明测量过程失控。

4.2.3.1.2 仪器设备经过修理或大的维护。

4.2.3.1.3 试剂质量波动。

4.2.3.1.4 检测仪器使用一定的时间或进行一定数量的检验后(按仪器说明书要求)。

4.2.3.2 在确认仪器设备稳定性较好,且重做标准曲线(自校准)的时间间隔较短时(例如少于半年),可以不进行验证。有条件时,用缩短自校准周期的方法可以代替验证。验证的方法类似于检验程序的正确度验证,但校准验证比检验程序验证简单一些。

4.2.3.2.1 校准验证只需2个值(高水平和低水平),而检验程序性能验证至少3个水平。

4.2.3.2.2 在一个检测系统上有多个检验项目的情况下,对相同的方法校准验证只需验证一个项目即可。例如速率法验证一个项目,终点法验证一个项目等。而检验程序性能验证必须所有的项目都验证。

4.2.3.2.3 校准验证只针对测量仪器的正确性,而检验程序的性能验证范围包括精密度、正确度、可报告范围、检出限等。

4.2.3.3 如果检验科有多台/套检测系统,则每台/套都要校准,且都要校准验证。校准验证是周期性的,检验程序性能验证可以是一次性的。

4.3·检定/校准方案和计划及其实施

4.3.1 由专业组组长制定量值溯源方案,如果使用配套分析系统时,就用制造商的溯源性文件,并制定适宜的正确度验证计划;如果使用非配套分析系统时,实验室应采用有证参考物质、正确度控制品等进行正确度验证或与经确认的参考方法(参考实验室)进行结果比对,以证明实验室检验结果的正确度。

4.3.2 由仪器设备管理员和专业组负责人根据仪器校准计划实施检定/校准活动,由科主任批准。专业组组长具体落实计划在本组的实施,监督员负责监督实施情况。仪器设备管理员负责汇集检定/校准结果。

4.3.3 如以上方式无法实现,可通过以下方式提供实验室检测结果可信度的证明:使用有证标准物质;参加适宜的能力验证/室间质评,且在最近一个完整的周期内成绩合格;与使用相同检测方法的已获认可的实验室、或与使用配套分析系统的实验室进行比对,结果令人满意。

4.4·当校准给出一组修正因子时,应确保之前的校准因子得到正确更新。

4.5·检验科应采取安全防护设施以防止因调整和篡改而使检验结果失效。

5. 相关文件和记录

5.1·××-JYK-HX-××××《仪器设备管理程序》。

5.2·××-JYK-PF-××-TAB-××《仪器校准验证计划及实施表》。

参考文献

[1] 尚红,王毓三,申子瑜.全国临床检验操作规程[M].4版.北京:人民卫生出版社,2015.

[2] 丛玉隆,黄柏兴,霍子凌.临床检验装备大全[M].北京:科学出版社,2015.

[3] 樊绮诗,钱士匀.临床检验仪器与技术[M].北京:人民卫生出版社,2015.

[4] 中国合格评定国家认可委员会.CNAS-CL02:医学实验室质量和能力认可准则(ISO15189:2012,IDT)[S].2015.

[5] 中国合格评定国家认可委员会.CNAS-CL02-A003:医学实验室质量和能力认可准则在临床化学检验领域的应用说明[S].2018.

(胡　敏)

试剂和耗材管理程序

××医院检验科临床化学组作业指导书	文件编号：××-JYK-HX-××××
版本：	生效日期：	共　页　第　页

1. 目的

试剂和消耗材料（简称耗材）是检验系统的重要组成部分，是影响医学检验质量的关键因素之一。本程序旨在规范对试剂和耗材的管理。

2. 适用范围

检验科临床化学组所购买的临床诊断试剂和耗材。

3. 职责

3.1·专业组组长负责本专业试剂的申购及供应商的评价。

3.2·专业组各岗位工作人员负责试剂的领用和质检。

4. 程序、内容和要求

4.1·试剂和耗材申购

4.1.1　常规试剂由专业组组长根据实验室检验项目所用的试剂消耗情况定期提出试剂购买申请，并注明试剂名称、规格、数量、品牌、供应商、申购日期和最迟到货日期，按照科室试剂申购流程进行；试剂耗材管理员根据库存数量与专业组组长提出的申购计划，上报至设备科进行试剂的订购；取得试剂申领单号后，再通知试剂供应商配送申购试剂至医院设备科，医院仓库管理员签收，最终送至检验科由试剂耗材管理员签收入库，并打印采购订单存档。

4.1.2　新项目使用试剂由科室确定使用厂商、供货商及与设备科进行相关衔接工作，其余流程同常规使用试剂流程。

4.1.3　特殊试剂由专业组组长根据需要提出试剂、耗材使用申请，报科主任批准后由医院相关部门统一采购。特殊试剂的领取、保管、发放程序同其他试剂。特殊试剂属于危险化学品类，则按科室《危险化学品安全管理制度》规定进行领取、保管及发放。

4.2·试剂和耗材的验收

4.2.1　试剂和耗材送到检验科后由试剂耗材管理员签收、验收与入库，并做好记录。记录应包括试剂、耗材的名称、生产厂家、供应商、品牌、品种与规格、批号、数量、包装、外观、标识、合格标签、接收日期、有效期、验收情况、贮存条件、贮存位置、等级（必要时）等。当试剂更换批号时，试剂耗材管理员应及时通知相关专业组。

4.2.2　拒绝接收超过有效期的试剂及不合格试剂，如试剂包装破损、配送过程无冷链监控等。科室有要求同批号试剂供货周期的必须达到规定要求，否则应拒绝接收，并报相关责任人进行处理。

4.3·试剂和耗材的贮存：专业组仅负责保存适量近期内使用的试剂和耗材。

4.3.1　固体和液体、氧化剂和还原剂、酸和碱分开放置，易燃易爆品要远离电源、火源。

4.3.2　剧毒、易燃、易爆等试剂(包括有可燃性或强腐蚀性的气体、液体)的存放和保管须遵守医院的有关规定和要求。要有警示标识,并单独存放。

4.3.3　挥发性试剂或药品须置于阴凉避光处,禁止在日光下直接照射。

4.3.4　性质不明的试剂或药品要由试剂耗材管理员统一作为危险品处置。

4.3.5　易爆药品须放置在有缓冲液的容器内,以防止因撞击或剧烈震动引起爆炸。

4.3.6　使用消耗材料中的利器须存放在专用的储物柜中,用毕消毒后立即放回原处或者作为损伤性医疗废弃物处理,不得随意放置或丢弃。

4.3.7　专业组存放试剂耗材时,要将未经检查或不合格的试剂和耗材与合格的分开放置。

4.4·试剂和耗材的使用

4.4.1　试剂耗材管理员负责试剂、耗材的发放与库存监控。试剂耗材管理员出库时应按"先进先出"的原则进行试剂与耗材的出库,确保前一批次货物全部出库后再发放新一批号的货物。每月底进行一次库存清理,将当月的采购订单、入库验收登记表、出库单整理归档,并进行实物核实。

4.4.2　一次领取的试剂数量不可过多,已出库但用不完的试剂需放在专业组的储物柜(有相应的冷藏、冷冻、避光等条件)中临时储存待用。

4.4.3　试剂和耗材需加以妥善保管,避免污染或损坏。

4.4.4　专业组在一批试剂或耗材用完后,下次领取时将上一批试剂或耗材的质量情况反馈给检验科试剂耗材管理员。检验科试剂耗材管理员定期将试剂和耗材的质量情况报告给科主任。

4.4.5　保证试剂供应的前提下,适量采购,防止试剂过期。由于试剂超过有效期或其他客观原因导致试剂报废时,经检验科主任批准后方可报废。凡经批准报废的试剂必须做好销毁工作,不得流失和随意丢弃。对易燃易爆的废危险品、废试剂,必须进行无害化处理,并派人员监督销毁。

4.4.6　检验人员在使用试剂时要注意保护试剂盒(瓶)上的标识。专业组自配试剂也需加以标识,内容包括名称、浓度、配制日期、配制人、数量、有效期等(与实际标签相符)。新配制的试剂不能与旧试剂混用。

4.4.7　当试剂更换批号时,新旧批号试剂需做平行实验,确保试剂质量,具体做法应按照专业领域应用说明的要求。

4.4.8　试剂和耗材的使用说明,包括制造商提供的说明书,专业组负责收集并保管,以方便使用。

4.4.8.1　使用有挥发性的强酸、强碱或有毒气体时,须在通风橱内打开容器口,操作人员尽量远离容器,眼睛侧视,操作完毕立即封闭容器。

4.4.8.2　使用液体试剂时,将需使用试剂取出置于另一容器中,未使用完的剩余试剂不能再倒回原试剂瓶内。此条规定也适合于一般试剂。

4.4.8.3　倾倒试剂时,要从瓶签的对侧倒出溶液,避免溶液污染标签。放置瓶塞时,以底部接触桌面,塞心部不允许接触任何物体。

4.4.8.4　影响检验质量的耗材(如培养基、移液器吸头、载玻片)应在使用前进行性能验证（如有无干扰物、抑制物、污染物或核酸酶、耗材清洁度及密闭性等）。

4.4.8.5　试剂等级标识

4.4.8.5.1　一级品（优级纯）GR 绿色标记。

4.4.8.5.2　二级品（分析纯）AR 红色标记。

4.4.8.5.3　三级品（化学纯）CR 蓝色标记。

4.5·试剂和耗材的记录：应保存影响检验性能的每一试剂和耗材的记录，包括但不限于以下内容。

4.5.1　试剂或耗材的标识。

4.5.2　制造商名称、批号或货号。制造商说明书。

4.5.3　供应商或制造商的联系方式。

4.5.4　接收日期、失效期、使用日期、停用日期（适用时）。

4.5.5　接收时的状态（例如：合格或损坏）。

4.5.6　试剂或耗材初始准用记录。

4.5.7　证实试剂或耗材持续可使用的性能记录。

4.5.8　当检验科使用配制试剂或自制试剂时，记录除上述内容外，还应包括制备人和制备日期。

4.6·试剂和耗材的不良事件报告：由试剂或耗材直接引起的不良事件和事故，应按要求进行调查并向制造商和相应的监管部门报告。

5. 相关文件和记录

5.1·××-JYK-PF-××-TAB-××《消耗品验收记录表》。

5.2·××-JYK-PF-××-TAB-××《消耗品入库记录表》。

5.3·××-JYK-PF-××-TAB-××《消耗品拒收记录表》。

5.4·××-JYK-PF-××-TAB-××《消耗品出库使用记录表》。

5.5·××-JYK-PF-××-TAB-××《消耗品报废申请表》。

5.6·××-JYK-PF-××-TAB-××《危险化学品登记表》。

5.7·××-JYK-PF-××-TAB-××《试剂耗材不良事件报告表》。

5.8·××-JYK-HX-××××-TAB-××《临床化学组试剂使用记录表》。

参考文献

[1] 尚红,王毓三,申子瑜.全国临床检验操作规程[M].4 版.北京：人民卫生出版社,2015.

[2] 丛玉隆,黄柏兴,霍子凌.临床检验装备大全[M].北京：科学出版社,2015.

[3] 樊绮诗,钱士匀.临床检验仪器与技术[M].北京：人民卫生出版社,2015.

[4] 中国合格评定国家认可委员会.CNAS-CL02：医学实验室质量和能力认可准则(ISO15189：2012,IDT)[S].2015.

[5] 中国合格评定国家认可委员会.CNAS-CL02-A003：医学实验室质量和能力认可准则在临床化学检验领域的应用说明[S].2018.

（胡　敏）

校准品、质控品管理程序

××医院检验科临床化学组作业指导书	文件编号：××-JYK-HX-××××
版本： 生效日期：	共 页 第 页

1. 目的

规范检验科临床化学组质控品和校准品的采购、运输、验收、保管和使用程序，以保证其量值准确和可溯源性，从而保证检验结果准确可靠。

2. 适用范围

适用于检验科临床化学组各系列检测仪器所用的质控品和校准品。

3. 职责

3.1 · 各专业组组长负责本组质控品和校准品的申购，科主任负责申购单的审批，设备科统一采购。

3.2 · 试剂管理员负责质控品、校准品的验收及保存。

4. 程序、内容和要求

4.1 · 校准品、质控品的申购

4.1.1 专业组组长根据专业组需要，负责质控品和校准品的申购。

4.1.2 校准品必须使用仪器设备配套仪器生产商指定的产品，并能溯源到国家或国际标准；若无与仪器配套的校准品，则可应用试剂盒配套的校准品（或标准品），且应有 FDA 或 CFDA 批准文号。

4.1.3 质控品最好使用仪器配套或仪器生产商制定的产品，并能溯源到国家或国际标准，仪器若无配套的质控品，则可采用国际或国内公认的质控品，但必须有 FDA 或 CFDA 批准文号。

4.1.4 由卫健委临床检验中心或其他单位组织发放的室间质评样品，由专业组组长负责按照要求妥善保管，并按规定日期检测、填写报表。

4.2 · 校准品、质控品的验收：对采购来的质控品、校准品或室间质评样品等在进行验收时，应注意其运送过程是否符合要求、外包装是否完好、物品是否损坏、使用说明书、保存条件及其有效期是否满足相关要求。若存在疑问，需要及时处理，并做好相关记录；在接收室间质评质控样品时，还应注意其建议的测定日期。

4.3 · 校准品、质控品的使用和保存

4.3.1 严格按照校准品/质控品说明书规定的步骤进行解冻和复溶。

4.3.2 冻干校准品/质控品的复溶要确保使用正确的溶剂。

4.3.3 冻干校准品/质控品复溶所加溶剂的量一定要准确，并注意保持加入各瓶溶剂量的一致性。

4.3.4 冻干校准品/质控品复溶时轻轻摇匀，溶解时间要足够，确保内容物完全溶解，切忌剧烈振摇。

4.3.5　校准品/质控品检验时与患者样品保持同样条件。

4.3.6　校准品/质控品应严格按照说明书规定的方法保存,不得使用过期的校准品/质控品。

5. 相关文件和记录

5.1·××-JYK-HX-××××《室内质量控制程序》。

5.2·××-JYK-PF-××-TAB-××《质控品、校准品申购单》。

5.3·××-JYK-PF-××-TAB-××《质控品、校准品入库记录表》。

5.4·××-JYK-HX-××××-TAB-××《临床化学组质控品、校准品使用记录表》。

参考文献

[1] 尚红,王毓三,申子瑜.全国临床检验操作规程[M].4 版.北京:人民卫生出版社,2015.

[2] 丛玉隆,黄柏兴,霍子凌.临床检验装备大全[M].北京:科学出版社,2015.

[3] 樊绮诗,钱士匀.临床检验仪器与技术[M].北京:人民卫生出版社,2015.

[4] 中国合格评定国家认可委员会.CNAS-CL02:医学实验室质量和能力认可准则(ISO15189:2012,IDT)[S].2015.

[5] 中国合格评定国家认可委员会.CNAS-CL02-A003:医学实验室质量和能力认可准则在临床化学检验领域的应用说明[S].2018.

（胡　敏）

第四章
检验前质量管理

标本采集、运送管理程序

××医院检验科临床化学组作业指导书	文件编号：××-JYK-HX-××××
版本： 生效日期：	共 页 第 页

1. 目的

为了标准化临床化学标本的采集、运送，排除分析前影响因素，保证临床检验质量。

2. 适用范围

适用于临床化学组所用的各种标本的采集、运输和处理。

3. 职责

3.1·临床医师、护士及检验人员全面系统地掌握标本采集前影响检测结果的各种患者因素，并告知患者需要注意和准备的内容，保证采集标本尽可能少地受到各种影响因素的干扰，符合患者病情的实际情况。

3.2·化学组组长负责编写临床化学检验项目的标本采集手册和采集程序，并由科室统一对医护人员进行培训。

3.3·抽血中心和各病区护士负责按照要求采集标本，贴上唯一性标识，并记录采集时间等必要信息。

3.4·化学组检测人员负责标本采集的必要支持和咨询服务。

4. 程序

4.1·基础设施、环境条件和一般准则

4.1.1 总流程：发出检验申请→请求样本→患者准备→患者身份识别→准备样本采集→样本采集并贴标签→样本储存和运输→样本接收→样本处理。

4.1.2 为了保证分析前工作质量，必须有足够的空间、安全性和相应的人员配备。相关仪器设备必须定期维护保证正常工作。

4.1.3 患者隐私保护：① 保护患者个人隐私，如样本采集过程中隐私部位的暴露；② 应在安全的场地采集标本以保护患者个人隐私；③ 患者个人信息保密，包括文档和电子记录。

4.1.4 安全以及设施：① 穿刺针等设备的合理存放；② 手消毒设备；③ 儿童在采血室的安全；④ 用于采集标本的家具，如椅子、床等；⑤ 必要时的急救设备；⑥ 生物安全垃圾箱等；⑦ 采样室所有设备要保证清洁，以避免感染。

4.1.5 样本储存和运输设施：应该有足够的样本储存空间、保证样本储存和运输稳定性需要的设备和耗材，如带盖样本运输盒等。

4.1.6 样本采集用的耗材必须保证足够的预备量。耗材应该有规范的管理制度，并保证生物安全。

4.1.7 库存管理：试剂耗材的入库出库记录应该储存一段时间，并与使用情况相符。不能使用过期的试剂耗材。

4.1.8 仪器设备

4.1.8.1 仪器设备操作、维护和维修：仪器设备要按厂家的说明定期维护，要定期清洁消毒，出现故障时要停用，直到修好。

4.1.8.2 仪器设备必须由经过专业训练的人员进行操作。冰箱必须监测温度。离心机要定期检查离心时间、转速。冷冻离心机要定期检查内部温度。

4.1.8.3 如果在分析前的标本采集、运输、处理和记录中使用计算机或自动化设备，如物流输送系统、前处理系统等，应该保证：① 计算机和自动化设备要定期维护，并且保证数据的完整性；② 计算机软件要阻止非授权人员的访问和修改数据；③ 计算机软件要及时更新，要有对应的使用说明文档。

4.1.8.4 设备记录：必须保留设备的相关记录，包括：① 设备的厂家、型号、序列号等标识信息；② 厂家的联系方式；③ 设备收到和开始使用的日期，存放地点，是否全新；④ 厂家说明书；⑤ 设备的维护保养记录和计划文档；⑥ 设备的故障和维修记录。以上记录在设备使用期间要一直保存。

4.1.9 生物安全

4.1.9.1 个人防护：必须提供相关设施，如白大衣、隔离衣、帽子、手套等。防护衣物要保证清洁，定期更换，被污染后及时更换。

4.1.9.2 手消毒：在接触患者前后、接触不同患者之间、穿脱手套前后必须进行手消毒。当存在肉眼可见污渍时应用肥皂和水洗手，其他情况一般可以采用手消毒器。

4.1.9.3 相关人员不能戴戒指、指甲不能太长以免刺破手套。手套、帽子、口罩等尺寸要合适。

4.1.9.4 一次性耗材在每次使用后要丢弃。穿刺针、注射器等使用完毕后要立即丢弃，放入锐器盒中。医疗废弃物至少要分成3类：感染性废弃物、锐器和普通废弃物，每一类使用单独的容器。

4.1.9.5 患者保护：① 样本采集要使用一次性无菌耗材；② 止血带要使用非乳胶止血带，或者扎在衣服外面。如果使用非一次性止血带，要保证清洁；③ 适当时可以给患者提供一次性口罩，尤其是在流感等呼吸道疾病暴发的时候。

4.1.9.6 清洁和消毒：① 放耗材的托盘需要清洁消毒；② 采集标本场地的桌子、床、地板等至少要每天清洁一次；③ 患者等待区域至少每天要清洁一次；④ 卫生间和门把手需要每天清洁；⑤ 通常用的消毒液为乙醇或异丙醇（70%～85%）、氯化物（0.01%～5%）或季铵盐类（0.1%～2%）。

4.1.9.7 标本采集、运输等操作要遵守相关生物安全的法律法规。

4.2·检验申请单的填写：临床医师在门诊或住院医师工作站开出检验申请单。申请单填写内容包括患者姓名、性别、年龄、科别、病案号、标本种类、临床诊断、申请检验项目、申请医师、申请时间等。如果有使用对检验结果有影响的药物或者其他影响因素应该在申请单中备注。申请单应该填写完整，条形码打印清晰。

4.3·患者准备：不同检测项目对采集前患者的状态有不同的要求，患者应做好准备。一般要求患者处于安静状态,晨起时的精神、体力、情绪等因素的影响较小,是大部分标本类型采集的最佳时间。患者最好停服感染检测的药物。根据项目和标本类别选中对应的容器。通常静脉采血前至少要空腹8 h,其原因一方面是因为食物对一些检查指标有直接影响;一方面是因为大多数临床化学检验项目采用免疫比浊法检测,容易受样本中微粒的干扰。尿液按不同检测项目分部留取晨尿、随机尿、计时尿,患者应正常饮水。

4.4·标本采集

4.4.1 采集前要先核对检验申请单和条形码信息是否一致,准备对应容器贴好条形码,核对患者身份,记录采样时间。

4.4.2 血液标本采集

4.4.2.1 采集部位:体表浅静脉均可。常用肘窝静脉、肘正中静脉、前臂内侧静脉,也可采用手背部、手腕部和外踝部静脉。婴幼儿可采用颈外静脉、大隐静脉,必要时可从股静脉和锁骨下静脉等部位采集。

4.4.2.2 静脉血采集方法:将肘部静脉上端压紧,选好穿刺点,用安尔碘从点向外划圈消毒,至消毒区域直径达5 cm,待干后按注射器采血法或者真空采血法采集血液。

4.4.2.2.1 注射器采血法:用一次性无菌注射器刺入静脉腔,解除止血带,抽出血液,然后用消毒干棉球压住穿刺孔,将血液注入采血管中。

4.4.2.2.2 真空采血法:摘掉静脉穿刺针上的保护套,将穿刺针刺入静脉腔,穿刺成功后,将血液注入负压采血管中,解除止血带,然后用消毒干棉球压住穿刺孔。

4.4.2.3 选择检测项目对应的规格和颜色的采血管。

4.4.2.4 采血后应立即颠倒混匀5～6次,采血的量为2～4 ml。

4.4.2.5 尽可能避免在输液的同时采血,以免造成干扰。

4.4.2.6 禁止从中心静脉插管等保留的治疗通道中采集血液标本。

4.4.2.7 止血带使用时间应小于1 min,以免引起血液淤滞,局部组织缺氧。

4.4.2.8 当取血不顺利时,切忌在同一部位反复穿刺,以免造成溶血或小凝块。

4.4.2.9 患者在采血过程中出现不良反应时应有对应的处理程序。

4.4.2.10 标本采集后应及时送检。

4.4.3 尿液标本采集

4.4.3.1 晨尿:安静状态下留取清晨第一次尿,适合做各种有形成分的检查和尿蛋白、尿糖等项目的测定,在1 h内送检。

4.4.3.2 24 h尿:收集连续24 h内尿液,记录尿量并混匀后取8～10 ml用于尿液成分定量检查分析。

4.4.3.3 容器要求:清洁、干燥、有盖、便于标记和转送,一次性使用,标识清晰。

4.4.4 脑脊液标本采集

4.4.4.1 脑脊液标本由临床医护人员采集,检验人员向临床提供脑脊液标本量、保存条件、注意事项、生物参考范围和临床意义等。

4.4.4.2 将脑脊液分别收集于3个无菌密封试管中,每管1～2 ml,第一管做生化和免疫检查;第二管做细菌培养;第三管做理学和细胞学检查。由于穿刺伤,第一管可能含有组织液、血液和皮肤的微生物,因此第一管不适合做细菌培养。

4.4.4.3　采集过程中患者出现呼吸、脉搏、面色异常时应立即停止操作并作出处理。

4.4.4.4　采集后立即送检,一般 30 min 内,并在 1 h 内检验完毕。不能立即送检的标本应该在 2~8℃保存,一般不超过 4 h。

4.4.5　浆膜腔积液标本采集

4.4.5.1　浆膜腔积液(胸水、腹水)标本由临床医师无菌穿刺采集。

4.4.5.2　必须保证一人一针,严格无菌操作,杜绝交叉感染。

4.4.5.3　采集过程中患者出现呼吸、脉搏、面色异常时应立即停止操作并作出处理。

4.4.5.4　胸腹水生化标本需要 4 ml,最好留取中段液体于消毒容器内。

4.4.5.5　采集后要及时送检,一般 30 min 内。

4.5·标本分析前储存和运输:样本在分析前的储存、运输和预处理中可能发生损坏或变质。实验室应该有相应的预防程序和设施。实验室应该有文件指明各种项目标本的储存条件和时间。

4.5.1　标本的储存和运输应符合生物安全要求。血液标本的运送必须保证运送过程中的安全,防止溢出,溢出后应立即对环境进行消毒处理。对有传染性疾病的血液标本应遵守国家相关规定进行运送。

4.5.2　住院患者尿液标本应由专人运送;门诊患者可由患者或家属运送。不能立即送检的标本应放 2~8℃冰箱中保存,不超过 6 h。

5. 相关文件和记录

5.1·《标本采集手册》。

5.2·《生物安全手册》。

5.3·《临床化学样本采集、运送和处理一览表》。

参考文献

[1] BSI. Medical laboratories — Requirements for collection, transport, receipt, and handling of samples. PD ISO/TS 20658: 2017.

[2] 尚红,王毓三,申子瑜.全国临床检验操作规程[M].4 版.北京:人民卫生出版社,2015.

(贾克刚)

标本接收、处理与保存程序

××医院检验科临床化学组作业指导书	文件编号：××-JYK-HX-××××
版本： 生效日期：	共 页 第 页

1. 目的

规范临床标本的核收、登记、处理和保存程序，及时发现标本采集、处理和验收过程中的问题，保证标本符合检测项目的要求。

2. 适用范围

适用于检验科临床化学组受理的所有样本。

3. 职责

3.1·检验科标本接收人员负责标本的接收、验收和登记。

3.2·化学组负责本专业组标本的处理、准备和保存。

4. 程序

4.1·标本接收

4.1.1　实验室人员应该核对收到的标本，包括采集时间、采集人员、标本来源、标本类别、检验项目、标本运送是否符合要求等。

4.1.2　实验室人员应该对接收的标本做好登记。包括以下内容：① 患者身份识别信息，如姓名和住院号等；② 样本采集的日期、时间和采集人员；③ 样本接收的日期、时间和接收人；④ 标本类型；⑤ 如果存在溶血、样本量不足等样本质量问题应备注；⑥ 最好要记录样本编号；⑦ 拒收的标本应该注明拒收原因。

4.2·标本拒收

4.2.1　对不合格标本应该向临床医护人员或患者说明情况，通知退回，并记录存档。

4.2.2　不合格标本包括：未正确使用抗凝剂、抗凝剂比例不正确或不正确的标本类型；样本容器无标签或贴错标签；严重溶血或脂血并影响检测结果的标本；采集量不符合检验要求的标本；标本送达时已超过该项目的检测时限；样本容器不正确或容器损坏；申请单缺失或与标本标识不符；未提供检测项目必需的临床信息；其他不符合检测项目采集、运输和保存要求的标本。

4.2.3　拒收的标本应做好登记并通知临床医护人员。

4.3·标本处理

4.3.1　标本接收后应尽快予以分类和离心。促凝标本采血 15～30 min 后离心；抗凝标本采血后可立即离心。

4.3.2　一般为室温(18～26℃)放置。采血管应管口向上，保存垂直立位。

4.3.3　不能及时检测的标本必须封口，以减少污染、蒸发和溢出等。

4.3.4　脂血标本的处理：轻中度脂血不需要特殊处理。重度脂血对于比色法和比浊法影响比较大,建议重新采血或者对样本进行预处理后检测,常用方法有以下几种。

4.3.4.1 生理盐水稀释法:是最常用的方法,用生理盐水稀释并进行换算,大部分全自动生化仪都能自动进行稀释和换算,但是稀释后可能浓度过低超出检测下限。

4.3.4.2 高速离心法:标本1万~1.5万r/min高速离心后,取下层血清进行测定,适用于大部分临床化学指标。

4.3.4.3 乙醚抽提法:在样本中加入乙醚有机溶剂,混匀后离心,可以将脂溶性物质萃取出来。

4.3.4.4 干化学法:将肝素化全血加在干化学分析仪试剂盒的血浆分离区上,玻璃纤维层可以有效地过滤掉脂浊微粒,此方法效果较好。

4.4·样本采集性能评价指标:样本采集的质量和性能可以通过一些指标评价,例如:贴错标签样本量、包含错误患者信息申请单数量、样本容量不足的样本量、用错误容器采集的标本量、溶血样本量、凝血样本量。

5. 相关文件和记录

5.1·《标本采集手册》。

5.2·《生物安全手册》。

5.3·××-JYK-PF-××-TAB-××《不合格标本拒收记录表》。

5.4·××-JYK-HX-××××-TAB-××《临床化学组复检标本记录表》。

5.5·××-JYK-HX-××××-TAB-××《已检测标本保存和废弃记录表》。

5.6·《临床化学样本采集、运送和处理一览表》。

参考文献

[1] BSI. Medical laboratories — Requirements for collection, transport, receipt, and handling of samples. PD ISO/TS 20658:2017.

[2] 尚红,王毓三,申子瑜.全国临床检验操作规程[M].4版.北京:人民卫生出版社,2015.

（贾克刚）

第五章
临床化学检验分析性能评价

检测系统(程序)性能评价总论

××医院检验科临床化学组作业指导书	文件编号：××-JYK-HX-××××
版本： 生效日期：	共 页 第 页

1. 目的

为规范临床化学检测系统的分析性能评价程序,对实验室新引入的检测系统在正式用于标本检测前对检测系统的分析性能进行评价,验证或确认检测系统的分析性能符合实验室的质量要求和满足临床需求。

2. 适用范围

适用于临床化学组引入的检测系统,包括：① 首次引入的分析物检测系统；② 在实验室现有分析仪器上首次引入的某项目；③ 实验室修改了原有的检测系统或检测项目的检测参数；④ 仪器设备更换了涉及检测部件,如温控系统、反应测量池等；⑤ 实验室定期进行的性能验证。

3. 职责

临床化学组组长负责检测系统分析性能评价实验方案的制定,并组织实施、形成性能评价报告。

4. 程序

4.1·检测系统(项目检验程序)性能验证

4.1.1 临床化学检测系统在常规应用前,应由临床化学实验室对未加修改而使用的、制造商已确认的检测系统或者项目检验程序进行独立验证。

4.1.2 临床化学实验室应从制造商或方法开发者获得相关性能指标信息,以确定检测系统或检验程序的性能特征。验证的性能特征应至少包括：测量的正确度、测量精密度、分析测量范围、临床可报告范围和生物参考区间。

4.1.3 实验室应当在本实验室常规条件下进行独立的验证,应通过获取客观证据(以性能特征形式,形成性能验证报告)证实所使用的检验程序的性能与制造商或者程序开发者的声明相符合。验证过程证实的检验程序的性能指标,最终应与检验结果的预期用途相关。

4.1.4 实验室应制定性能验证的程序文件,记录验证结果并保存验证的原始记录。验证结果应由授权审核人审核并签字确认。

4.2·检测系统(项目检验程序)性能确认

4.2.1 实验室应对以下来源的检验系统或项目检验程序进行确认,包括：① 非标准方法；② 实验室自行设计或制定的方法；③ 超出预定范围或者制造商声明使用的标准方法(如制造商原程序测血清,现实验室用来测定尿液标本或者超出制造商声称的分析测量范围等)；④ 修改了原有的检测系统或项目检验程序分析参数的检测程序(如样本量、试剂量、反应时间等)。

4.2.2　检验系统或项目检验程序性能确认应尽可能全面,并通过客观证据(以性能特征形式)证实满足检验预期用途的特定要求。

4.2.3　检验系统或项目检验程序确认的性能特征宜包括:测量正确度、测量精密度(含测量重复性和测量中间精密度)、分析灵敏度、分析特异性(干扰物)、分析测量范围、临床可报告范围、生物参考区间。

4.2.4　实验室应将确认程序文件化,并记录确认结果。确认结果应由授权人员审核并记录审核过程。

4.2.5　当对确认过的检验程序进行变更时,应将改变所引起的影响文件化,适当时,应重新进行确认。

5. 相关文件和记录

××-JYK-HX-××××-TAB-××《定量检验方法的性能验证报告》。

参考文献

[1] 王治国.临床检验方法确认与性能验证[M].北京:人民卫生出版社,2009.

[2] 中国合格评定国家认可委员会.CNAS-CL02:医学实验室质量和能力认可准则(ISO15189:2012,IDT)[S].2015.

[3] 中国合格评定国家认可委员会.CNAS-CL02-A003:医学实验室质量和能力认可准则在临床化学检验领域的应用说明[S].2018.

[4] 冯仁丰.临床检验质量管理技术基础[M].2版.上海:上海科学技术文献出版社,2007.

(范列英)

精密度性能评价程序

××医院检验科临床化学组作业指导书	文件编号：××-JYK-HX-××××
版本： 生效日期：	共 页 第 页

1. 目的

为规范临床化学检验精密度性能评价内容和实施过程,建立精密度性能验证的标准程序。

2. 适用范围

临床化学组新引入的检测系统、检验程序或定期性能评价。

3. 职责

临床化学组组长负责精密度验证实验方案的制定,负责具体验证方案的实施和总结,并形成性能验证报告。

4. 程序

4.1·定义和术语

4.1.1 测量精密度：在规定条件下,对同一或类似被测对象重复测量所得示值或测得值间的一致程度。测量精密度通常以数字形式表示,如在规定测量条件下的标准偏差、方差或变异系数。

4.1.2 测量重复性：指在相同检测条件下对同一待测样本进行连续测量所得到结果的接近程度,以前也使用"批内精密度"。

4.1.3 测量中间精密度：在一组测量条件下的测量精密度,这些条件包括相同的测量程序、相同地点并且对相同或相似的被测对象在一长时间内重复测量,但可包含其他相关条件的改变。

4.1.4 实验室内精密度：规定时间和操作者范围,在同一机构内使用相同仪器条件下的精密度。

4.2·标本要求

4.2.1 性状一定要稳定;基质组成尽可能相似于检测的患者标本;样品中分析物含量应至少做一个正常水平和一个异常水平;采用冰冻保存的样品一定要注意内含分析物的稳定,要严格控制冻融、混匀的操作。

4.2.2 样品来源包括但不限于：新鲜患者标本;以人血清蛋白为基质的质控品;以人血清蛋白为基质的校准品或标准液。

4.3·验证程序：按照国家卫生行业标准 WS/T 492-2016《临床检验定量项目精密度与正确度性能验证》方案进行验证,具体验证方案如下。

4.3.1 连续测定 5 天,每天一个分析批,每批两个浓度水平,每个浓度水平使用同一样品重复测定 3 次。

4.3.2 如果因为质量控制程序或操作问题判断为一批失控,应剔除数据,并增加执行一个分析批。

4.3.3   正常使用每日质控品。

4.3.4   按照厂家的操作说明进行校准,如果厂家指出其声明的精密度数据是在多个校准周期下产生的,则操作者在实验期间应当选择重新校准。

4.3.5   根据实验室 excel 表格模板计算该项目的批内标准差(s_r)、批间方差(s_b^2)、实验室内标准差(s_1)等统计学结果并判断。

$$s_r = \sqrt{\dfrac{\sum\limits_{d=1}^{D}\sum\limits_{i=1}^{n}(x_{di} - \bar{x}_d)^2}{D(n-1)}} \quad \cdots\cdots\cdots\cdots\cdots\cdots\cdots\cdots\cdots\cdots \text{(1)}$$

$$s_b^2 - \dfrac{\sum\limits_{d=1}^{D}(\bar{x}_d - \bar{\bar{x}})^2}{D-1} \quad \cdots\cdots\cdots\cdots\cdots\cdots\cdots\cdots\cdots\cdots \text{(2)}$$

$$s_1 = \sqrt{\dfrac{n-1}{n} \cdot s_r^2 + s_b^2} \quad \cdots\cdots\cdots\cdots\cdots\cdots\cdots\cdots\cdots\cdots\cdots \text{(3)}$$

$$T = \dfrac{[(n-1) \cdot s_r^2 + (n \cdot s_b^2)]^2}{\left(\dfrac{n-1}{D}\right) \cdot s_r^4 + \left[\dfrac{n^2 \cdot (s_b^2)^2}{D-1}\right]} \quad \cdots\cdots\cdots\cdots\cdots \text{(4)}$$

式中,D 表示天数;n 表示每天重复次数;x_{di} 表示第 d 天第 i 次重复结果;$\bar{x}d$ 表示 d 天所有结果的均值;$\bar{x}$ 表示所有结果的均值。

计算批内方差(V_r)和批间方差(V_b),然后合并两项获得总方差,开方得到实验室内标准差(s_1),方差是标准差的平方。因此,实验室内的不精密度是总方差的平方根,用来描述实验室内精密度。

4.3.6   判断标准采用厂家声明的不精密度,且厂家声明的不精密应小于行业公认的允许不精密度水平。如果厂家声称的不精密度不能获得,可以使用本实验室规定的允许总误差,以 1/4 允许总误差作为测量重复性判断标准,以 1/3 允许总误差作为测量中间精密度或者实验室内精密度判断标准。具体参见××-JYK-SH-PF23《临床化学组室内质量控制程序》中各项目允许总误差和室内质控允许变异系数。

5. 相关文件和记录

××-JYK-HX-××××-TAB-××《定量检验方法的性能验证报告》。

参考文献

[1] 中华人民共和国卫生行业标准 WS/T 492-2016《临床检验定量项目精密度与正确度性能验证》.

[2] 王治国.临床检验方法确认与性能验证[M].北京:人民卫生出版社,2009.

[3] 中国合格评定国家认可委员会.CNAS-CL02:医学实验室质量和能力认可准则(ISO15189:2012,IDT)[S].2015.

[4] 中国合格评定国家认可委员会.CNAS-CL02-A003:医学实验室质量和能力认可准则在临床化学检验领域的应用说明[S].2018.

(范列英   孙立山)

正确度验证程序

××医院检验科临床化学组作业指导书	文件编号：××-JYK-HX-××××
版本： 生效日期：	共 页 第 页

1. 目的

为规范临床化学检验正确度验证内容和实施过程，建立正确度验证的标准程序。

2. 适用范围

临床化学组新引入的检测系统、检验程序或定期性能评价。

3. 职责

临床化学组组长负责正确度验证实验方案的确定，负责具体验证方案的实施和总结，并形成性能验证报告。

4. 程序

4.1·定义和术语：

4.1.1 测量正确度：无穷多次重复测量所得量值的平均值与一个参考量值间的一致程度。

4.1.2 测量正确度与系统测量误差有关，与随机测量误差无关，测量正确度通常以"偏倚"表示。

4.2·标本要求

4.2.1 性状一定要稳定，基质组成尽可能相似于检测的患者标本；样品中分析物含量应至少做高中低三个水平中的两个水平；采用冰冻保存的样品一定要注意内含分析物的稳定，要严格控制冻融、混匀的操作。

4.2.2 样品来源（根据不同验证方案选择）

4.2.2.1 参考物质：包括具有互换性的有证参考物质；具有溯源性及互换性的正确度验证物质。

4.2.2.2 患者新鲜血清。

4.2.2.3 具有溯源性的校准品。

4.3·验证程序：可根据专业组实际情况和条件选择下述方案中的一个进行（部分方案来源于国家卫生行业标准 WS/T 492-2016《临床检验定量项目精密度与正确度性能验证》）。

4.3.1 使用具有指定值的参考物质正确度验证程序：推荐至少选择2个浓度水平参考物质，代表该项目可报告范围中的高、低决定性浓度，根据参考物质厂家的说明书准备标本，在3~5天时间内，每批进行2次重复测定，然后计算均值和标准差，按照 WS/T 492-2016 进行计算。

4.3.2 参加第三方组织的正确度验证计划（按照验证计划提供者要求进行），验证结论以完整周期（一年）的正确度验证结果符合要求为标准。

4.3.3 参加能力验证或室间质评计划,验证结论以完整周期(一年)的室间质评或能力验证结论符合评价机构的要求为依据。

4.3.4 使用患者样品比对进行正确度验证程序:使用患者样品比对的正确度验证方案是目前临床实验室较为可行的验证方法。该方案中选用的比较方法首选参考方法,但是参考方法的可获得性受限制,采用较多的是已得到临床验证的常规方法。使用患者样品进行正确度验证,使用实验方法和比较方法同时检测患者样品,该方案计算得到的并非真正的"偏倚",而是两种方法间的系统误差或差值。具体实验方案如下。

4.3.4.1 检测 20 份患者样品,其浓度水平尽可能覆盖检测方法的可报告范围。

4.3.4.2 在实验室以常规操作方式检测新鲜患者样品。

4.3.4.3 在 3～4 天时间内,每天由实验方法和比较方法在 4 h 内检测 5～7 份样品。

4.3.4.4 评价质量控制程序,确保稳定的操作条件和有效的实验结果。

4.3.4.5 检查比较数据,识别异常结果;计算配对结果之间的差值。

4.3.4.6 计算置信区间和验证限,将测量的差值与厂家的声明进行比较,或者使用计算的差值不超过 1/2 允许总误差的比例表示,应当有≥80% 的结果符合要求,且直线回归相关系数 $r>0.95$。

5. 相关文件和记录

××-JYK-PF-××-TAB-××《定量检验方法的性能验证报告》。

参考文献

[1] 中华人民共和国卫生行业标准 WS/T 492-2016《临床检验定量项目精密度与正确度性能验证》.
[2] 王治国.临床检验方法确认与性能验证[M].北京:人民卫生出版社,2009.
[3] 中国合格评定国家认可委员会.CNAS-CL02:医学实验室质量和能力认可准则(ISO15189:2012,IDT)[S].2015.
[4] 中国合格评定国家认可委员会.CNAS-CL02-A003:医学实验室质量和能力认可准则在临床化学检验领域的应用说明[S].2018.

(范列英　孙立山)

临床化学检验方法检出能力评价程序

××医院检验科临床化学组作业指导书	文件编号：××-JYK-HX-××××
版本： 生效日期：	共 页 第 页

1. 目的

为保证测量程序在检验实践中的性能与厂家提供的声明一致，建立临床检验方法检出能力验证的标准操作程序。

2. 适用范围

临床化学组新引入的检验程序，在极限低值有明显的临床意义的定量检验项目。

3. 职责

临床化学组组长负责临床检验方法检出能力验证实验方案的确定，负责具体验证方案的实施和总结，并形成性能验证报告。

4. 程序

4.1·定义和术语

4.1.1 空白限（limit of blank，LoB）：测量空白样本时可能观察到的最高测量结果，并非样本中实际被测物的浓度，空白限也被称作净状态变量临界值。

4.1.2 检出限（limit of detection，LoD）：又称检测低限或最小可检测浓度，由给定测量程序获得的测得值，其声称的物质成分不存在的误判概率为β，声称的物质成分存在的误判概率为α，国际理论和应用化学联合会（IUPAC）推荐的α和β的默认值为0.05。

4.1.3 定量限（limit of quantitation，LoQ）：满足声明的精密度和正确度，在声明的实验条件下能够可靠定量的分析物的最低浓度。

4.2·检出能力概述

4.2.1 检出能力包含针对检测限低值附近的检测准确性进行评估的一组性能参数LoB、LoD和LoQ。在大多数情况下，LoB应小于LoD，而LoQ可等于或高于LoD，但不能小于LoD。小于LoD的结果应报告为"未检出"。

4.2.2 在某些特殊情况下，LoB、LoD和LoQ的概念没有实际意义，例如凝血检测项目中的凝血酶原时间和部分凝血活化凝血酶原时间，这些检测项目影响因素众多且无法去单独衡量，因此无须评价LoB、LoD和LoQ。

4.2.3 对可能会检测多种样本类型的检测方法可使用一种样本类型确立其检出能力，再来验证另一种样本类型的检出能力。针对不同样本类型有不同检出能力的方法，应对每种样本类型确立各自的检出能力。

4.3·标本选择原则

4.3.1 空白标本和低值标本应能反映出患者阴性标本检测结果的一致性。空白标本为不含被测量的标本，实验室比较容易得到的空白标本包括实验室纯水、超纯水、商业化生理盐水,检验系统清洗缓冲液。理想的空白标本是被证实不含特定被测量的商业化标本稀释液。

4.3.2　可通过稀释或添加标本的方法来获得所需最低检测浓度的低值标本和空白标本,并假设这些标本检测的结果和阴性患者标本的结果相似。

4.3.3　选择低值患者标本时应保证标本量充足。建议将标本分装并冰冻保存(－20～－70℃),每次实验前取用以保持稳定性和一致性。

5. 检出能力声明验证

5.1·总则

5.1.1　验证实验用于保证测量程序在标准实践中的性能与建立者提供的声明一致。

5.1.2　采用一个仪器系统一个试剂批号在多天内对小数量的标本进行重复检测。计算与声明一致的测量结果比例,与适当的临界值进行比较,以判断验证的结果。如果观察的比例小于规定临界值,则表明性能不符合声明。

5.1.3　以下描述的验证方案均基于最低的可接受实验设计要求。根据特定的测量程序及期望的统计严格性,可适当地增加实验设计因子数、因子的水平数或重复测量次数。

5.1.4　除了正式的验证实验,还可以从其他视角验证测量程序的检测能力,如包括低值分析物水平的能力验证结果等。

5.2·LoB声明的验证

5.2.1　方案要求:最基本的实验方案应包括:一个试剂批号;一个仪器系统;3天实验;至少2个空白标本;每天每个标本重复测量4次;至少20个以上空白重复检测结果。

5.2.2　数据分析

5.2.2.1　保证检测结束时有足够的测量结果进行数据分析,至少应包括20个空白标本结果。

5.2.2.2　计算空白测量结果小于或等于LoB声明的百分比。

5.2.2.3　将得到的百分比与表5-1中临界值比较,如果没有匹配的测量结果总数(N),选择最接近的值。

5.2.2.4　如果观察百分比大于表5-1中的值,则验证成功。

5.2.2.5　如果观察百分比小于表5-1中的值,则验证失败。查找原因,如有必要,咨询测量程序建立者,根据验证结果,执行新的验证研究或利用评价方案确立LoB。

5.3·LoD声明验证

5.3.1　方案要求:最基本的实验方案应包括:一个试剂批号;一个仪器系统;3天实验;至少2个LoD声明浓度附近的标本;每天每个标本重复测量4次;至少20个低值重复检测结果。

5.3.2　数据分析

5.3.2.1　保证检测结束时有足够的测量结果进行数据分析,至少应包括20个低值标本结果。

5.3.2.2　计算低值测量结果等于或超过LoD声明的百分比。

5.3.2.3　将得到的百分比与表5-1的临界值比较,如果没有匹配的测量结果总数(N),

选择最接近的值。

5.3.2.4　如果观察百分比大于或等于表 5-1 中的值,则验证成功。

5.3.2.5　如果观察百分比小于表 5-1 中的值,则验证失败,查找原因。如有必要,咨询测量程序建立者,根据验证结果,执行新的验证研究或利用评价方案确立 LoD 声明。

5.4·LoQ 声明的验证

5.4.1　以下方案适用于基于 TE 准确度目标的 LoQ 声明验证。仅基于精密度目标的 LoQ 声明可通过 CLSI EP15 中的精密度实验进行验证。

5.4.2　方案要求:最基本的实验方案应包括:一个试剂批号;一个仪器系统;3 天实验;至少 2 个 LoQ 声明浓度附近的标本;每天每个标本重复测量 4 次;至少 20 个低值重复检测结果。

5.4.3　数据分析

5.4.3.1　保证检测结束时有足够的测量结果进行数据分析,至少应包括 20 个标本结果。

5.4.3.2　对每个标本计算靶值 ± 允许 TE。

5.4.3.3　计算每个标本落在允许总误差范围内的检测结果个数,然后计算所有标本检测结果满足 LoQ 声明的可接受标准的比例。

5.4.3.4　将得到的百分比与表 5-1 的临界值比较,如果没有匹配的测量结果总数(N),选择最接近的值。

5.4.3.5　如果观察百分比大于或等于表 5-1 中的值,则验证成功。

5.4.3.6　如果观察百分比小于表 5-1 中的值,则验证失败。查找原因。如有必要,咨询测量程序建立者,根据验证结果,执行新的验证研究或利用评价方案确立 LoQ 声明。

表 5-1　测量结果总数与临界值观察比例对照表

研究中测量结果总数(N)	临界值观察比例	研究中测量结果总数(N)	临界值观察比例
20	85	100	91
30	87	150	92
40	88	200	92
50	88	250	92
60	90	300	93
70	90	400	93
80	90	500	93
90	91	1 000	94

6. 相关文件和记录

6.1·××-JYK-PF-××-TAB-××《定量检验方法的性能验证报告》。

6.2·××-JYK-PF-××-TAB-××《临床检验方法检出能力验证记录表》。

参考文献

[1] 中华人民共和国卫生行业标准 WS/T 514-2017《临床检验方法检出能力的确立和验证》.

［2］王治国.临床检验方法确认与性能验证［M］.北京：人民卫生出版社，2009.

［3］中国合格评定国家认可委员会.CNAS－CL02：医学实验室质量和能力认可准则(ISO15189：2012，IDT)［S］.2015.

［4］中国合格评定国家认可委员会.CNAS－CL02－A003：医学实验室质量和能力认可准则在临床化学检验领域的应用说明［S］.2018.

（范列英　陆　柳）

分析测量范围验证程序

××医院检验科临床化学组作业指导书	文件编号：××-JYK-HX-××××
版本： 生效日期：	共　页　第　页

1. 目的

为规范临床化学检验分析测量范围验证内容和实施过程，建立分析测量范围验证的标准程序。

2. 适用范围

临床化学组新引入的检测系统或检验程序。

3. 职责

临床化学组组长负责分析测量范围验证实验方案的确定，负责具体验证方案的实施和总结，并形成验证报告。

4. 程序

4.1·定义和术语

4.1.1　线性：在给定的测量范围内，使测定结果与样本中分析物的量直接成比例的能力。

4.1.2　线性范围：使实验系统的最终分析结果为可接受的线性的浓度范围，此时非线性误差应低于允许误差。

4.1.3　测量范围：当测量系统的误差处于规定的极限内时，被测量值分布的高、低界限值间的范围。

注：临床实验室中大部分定量项目测量区间等同于线性范围，除非采用多点定标的非线性拟合，两者概念上有区别。

4.1.4　临床可报告范围：定量测试分析向临床所能报告的结果范围，患者标本可经稀释、浓缩或其他处理所得的值，受检验方法学测量区间和该测试的临床需求共同决定。

4.2·分析测量范围验证程序：本程序中测量区间验证方案参考 WS/T 420-2013《临床实验室对商品定量试剂盒分析性能验证》的方案。

4.2.1　样品要求

4.2.1.1　样品来源：使用与临床实验样品相似的标本，不宜采用对测定方法有明确干扰物质的样品。最理想的样品是分析物浓度接近预期测定上限的患者混合血清，可用其他患者样品将其稀释为预设浓度。

4.2.1.2　样品数量：对已知线性范围进行验证，只需要在已知线性范围内选择4～6个浓度水平。所选用的浓度应可覆盖整个预期测定范围并包含临床有关的评价浓度。

4.2.1.3　样品制备

4.2.1.3.1　为减少因称量或复溶样品产生的误差，宜使用高、低浓度样品按倍比混合得到等浓度间隔的不同浓度水平。可以按照表5-2配比配置系列浓度。

表 5-2 样品制备方案

样 品 号	1	2	3	4	5
低浓度混合血清/ml	4 L	3 L	2 L	1 L	0
高浓度混合血清/ml	0	1 H	2 H	3 H	4 H

4.2.1.3.2 如果找不到合适浓度的患者血清,需对样品进行稀释、加入添加物或者特殊处理时,应以保持基质恒定为基本原则。对于特殊处理的样品应当对所使用的稀释液、添加物、溶剂等材料的来源加以注明。按以下顺序选择样品种类:临床混合样品、用适当稀释液稀释的临床样品(如血清等)、添加分析物的临床样品;处理过的样本进行稀释的临床样品、校准品/线性物质/质控品、使用生理盐水稀释的样品、浓缩或过度稀释的质控品、水溶液;其他溶剂的溶液。

4.2.2 测定程序

4.2.2.1 按照厂家说明书规定的方法进行校准,室内质控在控。

4.2.2.2 样本检测:尽可能在同一批次测量中完成实验,每一浓度至少重复 2 次。

4.2.2.3 数据处理

4.2.2.3.1 根据室内质控规则评价数据的有效性;剔除离群值,单次测量数据超出均值 ±4 SD,剔除数据小于总数据的 5%。

4.2.2.3.2 有效数据的计算和线性回归分析:以稀释度为横轴,以每个稀释度的测量均值为纵轴做线性回归。计算回归方程 $y = ax + b$,和相关系数 r。

4.2.2.4 判断标准:① 初步判断标准:$r \geqslant 0.95$,$0.97 < a < 1.03$,b 接近 0;② 每个稀释度实测值和理论值的差异应当在厂家声称的允许误差或者实验室允许误差范围内。

4.2.2.5 也可以参照 WS/T408-2012《临床化学设备线性评价》指南中的方法进行线性范围验证,该方案计算一阶、二阶、三阶多项式方程进行线性、非线性评价和精密度估计。

4.3·临床可报告范围验证程序

4.3.1 首先依据试剂说明书提供信息,确定样品是否可以被稀释,如标本不能被稀释应按"≥测量上限"报告结果。

4.3.2 如标本可以被稀释后测定,应用试剂说明书要求的稀释液,稀释液包括但不限于:零点定标液、生理盐水或去离子水、空白溶液。

4.3.3 样品选择:最适宜样品应选择在测量区间上限附近的患者标本,如患者标本检测值超过测量区间上限,用稀释液对该标本进行稀释,使稀释后的检测值略高于测量区间上限;尽量降低稀释液的使用量,避免由稀释引起基质效应的影响,必要时进行评估。

4.3.4 确定系列稀释浓度,使稀释后各点尽可能覆盖该测试项目的测量区间,并且稀释倍数应该选择在日常工作中使用的稀释倍数,未经验证的稀释倍数不能使用。依据系列稀释浓度计算各系列样品的分析物浓度的预期值。

4.3.5 检测系统或测定方法经校准后,确定当日室内质控结果在控,将系列稀释后的样品按患者标本一样进行检测,每个样品至少重复测定 2 次,以均值表示各个稀释度的样品的检测值。

4.3.6　比较各个稀释度样品的检测值和预期值的差值 d，计算差值 d 和预期值的百分比。最大稀释度的结果判定：差值 d 与预期值的比例在 ±20％内定为可接受限，超出20％的相应稀释度为不可接受稀释度，其上一级别在范围内的稀释度即为该测试的最大稀释度。

4.3.7　对于可以稀释项目的临床可报告范围以测量区间乘以最大稀释倍数后计算临床可报告范围。但对于不同项目的临床可报告范围的确定，宜综合考虑检测方法的分析测量区间、标本最大稀释度、满足临床需求等因素综合确定，并与临床达成一致。

5. 相关文件和记录

××－JYK－PF－××－TAB－××《定量检验方法的性能验证报告》。

参考文献

［1］中华人民共和国卫生行业标准 WS/T 420－2013《临床实验室对商品定量试剂盒分析性能验证》.

［2］中华人民共和国卫生行业标准 WS/T408－2012《临床化学设备线性评价》.

［3］王治国.临床检验方法确认与性能验证［M］.北京：人民卫生出版社，2009.

［4］中国合格评定国家认可委员会.CNAS－CL02：医学实验室质量和能力认可准则（ISO15189：2012，IDT）［S］.2015.

［5］中国合格评定国家认可委员会.CNAS－CL02－A003：医学实验室质量和能力认可准则在临床化学检验领域的应用说明［S］.2018.

（范列英　孙立山）

生物参考区间验证与确认程序

××医院检验科临床化学组作业指导书	文件编号：××-JYK-HX-××××
版本： 生效日期：	共 页 第 页

1. 目的

通过对引用的试剂说明书、参考书或文献中的参考区间进行验证，或者实验室根据需要自行建立本实验室某项目的生物参考区间，确保实验室提供的生物参考区间适合对应人群，并满足临床需要。

2. 适用范围

临床化学组所有定量检测项目的参考区间的验证或确认。

3. 职责

临床化学组组长负责生物参考区间的验证或确认实验方案的制定，负责具体验证方案的实施和总结，并形成性能验证报告。

4. 程序

4.1 · 定义和术语

4.1.1　参考个体：按照明确标准选择的用作检验对象的个体。通常是符合特定标准的健康个体。

4.1.2　参考人群：由所有参考个体组成的群体。通常参考人群中的个数是未知的，因此参考人群是一个假设实体。

4.1.3　参考样本组：从参考人群中选择的用以代表参考人群的足够数量的个体。

4.1.4　参考值：通过对参考个体某一特定量进行观察或者测量而得到的值（检验结果）。

4.1.5　参考分布：参考值的分布。参考人群的分布和分布参数可用参考样本组的分布和适宜的统计方法估计。

4.1.6　参考限：源自参考分布用于分类目的的值。参考限使规定部分的参考值分别小于等于或大于等于的下侧或上侧限值，参考限将参考值分类，参考限可能会与其他各种类型的医学决定限不同。

4.1.7　参考区间：两参考限之间（包括两参考限）的区间。参考区间是指从参考下限到参考上限的区间，通常是中间95％区间。在某些情况下只有一个参考限具有临床意义，通常是参考上限，这时的参考区间是0到参考上限。

4.2 · 验证程序

4.2.1　检验科应对所有检验项目提供可靠的生物参考区间。

4.2.2　生物参考区间的设定可直接采用国家权威机构或权威刊物发表的适合实验室的生物参考区间，也可直接引用试剂供应商提供的生物参考区间或实验室自行建立生物参考区间。但这些情况下需对引用的生物参考区间进行验证或确认。

4.2.3 参考个体的选择

4.2.3.1 参考个体的筛选标准：筛选参考个体时，应尽可能排除对结果有影响的因素，并设计调查表以排除不符合要求的个体。针对不同的检验项目筛选标准不尽相同，主要考虑因素有：饮酒、吸烟史；血压异常；长期或近期献血；近期与既往疾病；妊娠、哺乳期；药物（包括药物滥用、处方药、非处方药及避孕药等）；肥胖；吸毒；特殊职业；环境因素；饮食情况（如素食、节食等）；近期外科手术；遗传因素；输血史；滥用维生素；运动。以上因素可用于筛选健康相关的参考个体，但需注意以上所列因素并不全面，不同的检验项目在筛选参考个体时，不一定要将上述指标全部纳入，筛选标准的增加或减少视检验项目的性质而定。

4.2.3.2 参考个体的分组

4.2.3.2.1 根据所筛选参考个体的特征进行分组。最常用的方式是按性别或年龄进行分组，分组因素可考虑以下原因：年龄、性别、血型、种族、取样时的状态及时间、月经周期、妊娠时期、锻炼（运动）、饮食、吸烟、职业、其他因素。

4.2.3.2.2 参考个体选择应保证研究对象的同质性，如调查季节、时间或空腹与否等。除前述要求外，应按随机抽样方案选择参考个体。用于参考值检测的个体应尽可能涵盖各年龄组内不同年龄，不应集中在某一年龄段，应尽可能地接近使用该项目的临床患者的分布组成，男女个体数量相当，而且应考虑地理区域的因素。除非设计需要，否则不要选择住院或门诊患者。

4.2.3.2.3 引用的参考区间分年龄组、性别组或不同周期，应分组进行参考区间的验证或确认。

4.2.4 参考区间验证的注意事项

4.2.4.1 严格按照《标本采集手册》规定的标本采集、处理、运送和保存的要求进行参考个体的标本采集。

4.2.4.2 对采集的标本进行分析的检验方法应有可靠的方法学评价。

4.2.4.3 检测过程应与检测患者标本是完全一致，应有完整的质量控制措施。

4.2.4.4 使用不同仪器或方法检测同一测试项目时，应对仪器、方法学结果是否具有可比性先做出评价，否则不同仪器或方法应各自有参考区间。

4.2.4.5 如某一测试项目有多种样本类型，如血清、血浆、尿液标本，应分别对不同类型的样本进行参考区间的验证。

4.2.4.6 对于一些测试项目（如血中药物浓度的检测、脑脊液中总蛋白的检测等），参考个体的样本较难获得，可直接使用引用的参考区间，不做参考区间的验证实验。

4.2.5 验证

4.2.5.1 每一参考区间选择 20 名参考个体，必要时对性别和年龄分组分别验证。

4.2.5.2 统计各参考个体检测值，与引用的参考区间比较，20 份标本全部在内或可允许不超过 2 个标本超出参考区间，则验证通过。

4.2.5.3 如未通过，分析查找原因后重新进行参考区间的验证。

4.2.5.4 仍不通过，进行参考区间确认程序。

4.3·确认程序

4.3.1　每一参考区间至少选择 120 名参考个体,必要时对性别和年龄分组分别确认。

4.3.2　正态分布统计:绘制分布图,了解数据的分布特性。若数据呈正态分布或数据经转换后呈正态分布,可按 $\bar{x} \pm 1.96\,s$ 表示 95% 数据分布范围来确定参考限或参考区间。

4.3.3　偏态分布统计:若数据呈偏态分布则用非参数方法处理。将 n 个参考个体的观察值按从小到大的顺序排列,编上秩次: $x_1 \leqslant x_2 \leqslant \cdots \leqslant x_n$, x_1 和 x_n 分别为全部观察值的最小值和最大值。把这 n 个秩次分为 100 等分,与 r% 秩次相对应的数称为第 r 百分位数,以符号 Pr 表示。那么参考下限和参考上限的秩次可以分别用 $P2.5$ 和 $P97.5$ 表示,以此确定参考区间。

5. 相关文件和记录

××-JYK-PF-××-TAB-××《生物参考区间验证记录表》。

参考文献

[1] 中华人民共和国卫生行业标准 WS/T 402-2012《临床实验室检验项目参考区间的制定》.

[2] 王治国.临床检验方法确认与性能验证[M].北京:人民卫生出版社,2009.

[3] 中国合格评定国家认可委员会.CNAS-CL02:医学实验室质量和能力认可准则(ISO15189:2012,IDT)[S].2015.

[4] 中国合格评定国家认可委员会.CNAS-CL02-A003:医学实验室质量和能力认可准则在临床化学检验领域的应用说明[S].2018.

(范列英　孙立山)

分析干扰性能评价程序

××医院检验科临床化学组作业指导书	文件编号：××-JYK-HX-××××
版本： 生效日期：	共 页 第 页

1. 目的

评估被检测样本中其他物质引起的系统误差，规范干扰性能评价实验的内容和操作程序，建立检测项目分析干扰性能评价的程序。

2. 适用范围

临床化学实验室所有定量检测项目的干扰性能评价，通常适用于实验室自建程序或修改过的非标准程序，或者工作中发现检测项目结果可能存在明显干扰，需要进行评估时。

3. 职责

临床化学组组长负责干扰实验方案的确定，负责具体评价方案的实施和总结，并形成干扰性能评价报告。

4. 程序

4.1 · 定义和术语

4.1.1 分析的干扰：是指某一物质对某分析物的浓度或者催化活力测定中任何一个步骤的影响作用成为分析的干扰。

4.1.2 干扰物：是标本中的一个组分，它不是分析物，但改变分析物的最后结果。

4.1.3 干扰作用：化学作用、物理作用、基质效应、酶的抑制、非特异性、交叉反应、水取代作用等。

4.1.4 样品选择：待测样本、含有特定浓度干扰物的干扰样品。

4.1.5 待测干扰物：干扰物质的选择可以参照厂商的说明书、相关文献报道及其他相关资料等。实验室进行干扰实验时，通常需要考虑的干扰至少包括：溶血、脂血、黄疸（胆红素）、在样本收集过程中使用的抗凝剂或者添加剂等。

4.2 · 实验程序：根据研究方法，将分析样本分为两份，作为待分析样本。在第一份样本中加入干扰物质。第二份样本加入纯溶剂或者不含干扰物的稀释剂。对两个样本进行分析，以观察测定结果之间有无差异。具体按照以下步骤进行。

4.2.1 准备实验样本。

4.2.2 测量两个样本中被分析物浓度（需要至少重复测量 2 次）。

4.2.3 计算偏差。

4.2.4 评判标准：实验得到的系统误差结果同允许的可接受范围相比，判断结果误差值是否可以接受，通常以实验室允许总误差作为可否接受的界限。

4.2.5 不能确定干扰物的浓度时，可以选择高浓度干扰物系列浓度，判断对检验结果干扰可接受时的最高浓度，及该浓度以下范围内该物质对检测结果的干扰可不考虑。

5. 相关文件和记录

××-JYK-PF-××-TAB-××《定量检验方法的性能验证报告》。

参考文献

[1] 王治国.临床检验方法确认与性能验证[M].北京：人民卫生出版社,2009.

[2] 中国合格评定国家认可委员会.CNAS-CL02：医学实验室质量和能力认可准则(ISO15189：2012,IDT)[S].2015.

[3] 中国合格评定国家认可委员会.CNAS-CL02-A003：医学实验室质量和能力认可准则在临床化学检验领域的应用说明[S].2018.

[4] 冯仁丰.临床检验质量管理技术基础[M].2版.上海：上海科学技术文献出版社,2007.

（范列英　孙立山）

发现携带污染及其解决方案

××医院检验科临床化学组作业指导书		文件编号：××-JYK-HX-××××		
版本：	生效日期：		共 页 第 页	

1. 目的

通过实验发现临床化学分析仪样品针、试剂针及比色杯等单元在不同项目间引起的携带污染，并通过特殊清洗或措施，消除或减小其影响，使得误差降至实验室允许范围内。

2. 适用范围

适用于临床化学组所有分析仪器及项目。

3. 职责

临床化学组组长负责携带污染的发现和解决方案的制定，负责具体实施本专业组分析仪器及检测项目携带污染的发现、验证实验及纠正措施的实施和效果评估。

4. 程序

4.1·定义和术语

4.1.1 携带污染：指由测量系统将一个检测样品反应携带到另一个检测样品反应的分析物不连续的量，由此错误地影响了另一个检测样品的表现量。

4.1.2 携带污染来源：包括样本针、试剂针、搅拌棒、比色杯等引起的携带污染。

4.2·样本针携带污染的识别

4.2.1 可以通过测定高值样本和低值样本，并计算携带污染率，以携带污染率大于10％或者超过3SD来识别携带污染的存在。

4.2.2 选择某项目的高值标本 a 和低值标本 b，按照 a1，a2，b1，b2，b3 检测，后计算携带污染率 $Q = (b1 - b3)/(a2 - b3) \times 100\%$。评价通常以 $Q < 10\%$ 为判断标准，认为样本针所携带的污染符合实验室要求。

4.2.3 在评价携带污染时，往往需要考虑医学决定水平处浓度的误差值和临床诊疗的需要。

4.3·项目间的其他携带污染的识别

4.3.1 携带污染的初步识别

4.3.1.1 通常对该模块的所有项目首先单独测试某一项目 5 次，然后将该项目分别置于其他项目后进行一次测量，按照此原则分别对该模块上的所有项目进行测试。

4.3.1.2 分别计算在其他项目后检测的某特定项目的检测值和单独检测时该项目均值的差异的百分比进行判断，通常以超过 ±5％为识别出存在携带污染的存在。也可以使用检测值是否在该项目单独检测均值的 ±3 SD 为判断标准，超出认为可能存在携带污染，需要进一步确认。

4.3.2 携带污染的确认实验

4.3.2.1　通过上述初步识别步骤,发现了某项目 A 对项目 B 存在携带污染,进一步通过实验进行确认。

4.3.2.2　先单独测试 A 项目,紧接着连续测试 B 项目 3 次,第一个 B 项目的结果受 A 项目的影响最大,第三个 B 项目的结果因为有 2 次的自身冲洗,结果比较准确。比较第一个 B 项目的结果和第三次结果的差值,影响比率是否和初实验的结果一致,如果一致确认携带污染的存在。也可以比较第一个 B 项目的结果是否在 B 项目均值 ± 3 SD 范围内,是否同初实验结论一致,如果结论一致,确认携带污染的存在。

4.4·携带污染的消除

4.4.1　对于识别出的携带污染,首先可以通过对样本针、试剂针及比色杯增加特殊清洗程序和冲洗次数来减少或消除。如果需要冲洗的项目和次数较多时,可能影响分析仪检测效率和标本检测的 TAT 时间。

4.4.2　所以在处理项目间携带污染尤其是试剂针和比色杯携带污染,可以对影响大的项目分不同的检测单元进行。

4.4.3　然后再对同一检测单元的项目进行携带污染的识别实验,并进行特殊冲洗处理措施,直至消除携带污染或者减少到误差允许范围内。

4.4.4　重新按照确认步骤检验采取的措施是否达到预期目的。

4.5·携带污染的识别需要在仪器性能验证完成的基础上进行,尤其是仪器项目的精密度等符合实验室要求的情况下进行,否则识别出的误差可能是由于分析仪或项目本身的精密度改变、硬件故障造成,如样品针、试剂针、搅拌棒、比色杯表面磨损、粗糙、黏附纤维蛋白等引起。

5. 相关文件和记录

××-JYK-PF-××-TAB-××《携带污染的识别和处理报告》。

参考文献

[1] 王治国.临床检验方法确认与性能验证[M].北京：人民卫生出版社,2009.

[2] 中国合格评定国家认可委员会.CNAS-CL02：医学实验室质量和能力认可准则(ISO15189：2012,IDT)[S].2015.

[3] 中国合格评定国家认可委员会.CNAS-CL02-A003：医学实验室质量和能力认可准则在临床化学检验领域的应用说明[S].2018.

[4] 冯仁丰.临床检验质量管理技术基础[M].2 版.上海：上海科学技术文献出版社,2007.

（范列英　孙立山）

测量不确定度评定程序

××医院检验科临床化学组作业指导书	文件编号：××-JYK-HX-××××
版本：　　　　生效日期：	共　页　第　页

1. 目的

对测量不确定度的评估过程进行控制，以确保不确定度评定的可靠性和科学性。

2. 适用范围

适用于临床化学组所有定量项目不确定度评定。

3. 职责

临床化学组组长负责制定测量不确定度的评定方案，负责具体实施本专业组检测项目不确定度的评定程序的执行和实施，出具不确定度评定报告。

4. 程序

4.1 · 定义和术语

4.1.1　测量不确定度：与测量结果相关联的一个参数，用以表征合理地赋予被测量之值的分散性。其中，测量结果指的是被测量的最佳估计值；被测量之值则是指测量的真值，是为回避"真值"这一说法而采取的；至于参数可以是标准差或其倍数，也可以是给定置信概率条件下置信区间的半宽度。

4.1.2　标准不确定度：用标准差表示的测量不确定度。

4.1.3　相对不确定度：标准不确定度除以被测量之值。

4.1.4　A类标准不确定度：用统计方法评定出的不确定度，其评价方法称为A评定。

4.1.5　B类标准不确定度：用非统计方法评定出的不确定度，其评价方法称为B评定。

4.1.6　扩展不确定度：确定测量结果区间的量，合理赋予被测量之值分布在指定概率内含于此区间。

4.1.7　合成不确定度：当测量结果由若干个其他量的值求得时，按其他各量的方差和协方差算得的标准不确定度。

4.1.8　包含因子：为获得扩展不确定度，而对合成标准不确定度所乘的数字因子。

4.2 · 工作程序

4.2.1　测量不确定度评估的必要条件

4.2.1.1　使用经确认的分析方法。

4.2.1.2　使用规定的内部质量控制程序。

4.2.1.3　参加能力验证项目。

4.2.1.4　建立测量结果的溯源性。

4.2.2　确定不确定度评定的项目：确定哪些检验项目需要进行不确定度的评定。一般从以下三方面来确定：① 服务对象要求。② 不确定度与检测结果的有效性或应用相关。

③ 如该项目检测方法存在着一个窄限,要依据它做出满足某些规范的决定时。

4.3·测量不确定度评估过程:根据以下"测量不确定度评定流程图"完成测量不确定的评定,并填写检测项目不确定度评定报告(图5-1)。

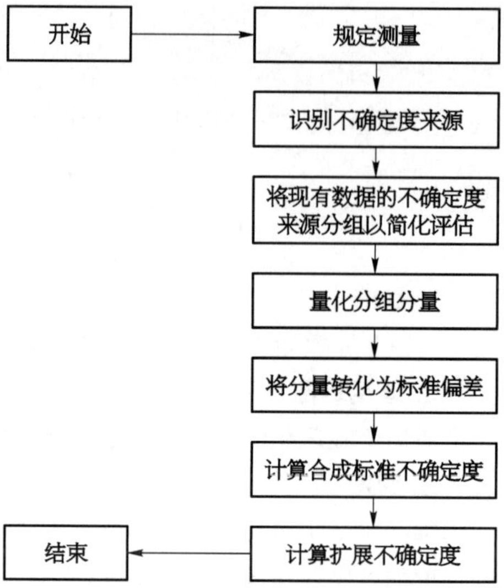

通常,检验科可根据批内变异、批间变异、系统的不确定度、生物学变异、其他原因的不确定度等评估出检验项目(结果)的测量不确定度。

4.4·合成不确定度的计算

$$U = \sqrt{(CV^2_{(WITH)} + CV^2_{(BETW)} + CV^2_{(SYST)} + CV^2_{(OTH)})}$$

其中:CV_{WITH} = 批内变异。

CV_{BETW} = 批间变异。

CV_{SYST} = 系统的不确定度。

CV_{OTH} = 其他原因的不确定度。

图5-1 测量不确定度评定流程图

4.5·扩展测量不确定度的计算(对于95%的置信水平,$k=2$)

$$U = \sqrt{(CV^2_{(WITH)} + CV^2_{(BETW)} + CV^2_{(SYST)} + CV^2_{(OTH)})} \times 2$$

其中:CV_{WITH} = 批内变异。

CV_{BETW} = 批间变异。

CV_{SYST} = 系统的不确定度。

CV_{OTH} = 其他原因的不确定度。

4.6·不确定度的表示:报告结果值=(测定值±扩展不确定度)测量单位。

5. 相关文件和记录

××-JYK-PF-××-TAB-××《测定不确定度评定报告》。

参考文献

[1] 王治国.临床检验方法确认与性能验证[M].北京:人民卫生出版社,2009.

[2] 中国合格评定国家认可委员会.CNAS-CL02:医学实验室质量和能力认可准则(ISO15189:2012,IDT)[S].2015.

[3] 中国合格评定国家认可委员会.CNAS-CL02-A003:医学实验室质量和能力认可准则在临床化学检验领域的应用说明[S].2018.

[4] 冯仁丰.临床检验质量管理技术基础[M].2版.上海:上海科学技术文献出版社,2007.

(范列英 孙立山)

第六章
检验质量保证

临床化学组室内质量控制程序

××医院检验科临床化学组作业指导书	文件编号：××-JYK-HX-××××
版本： 生效日期：	共 页 第 页

1. 目的

对于临床化学组开展的检测项目进行室内质量控制，是为了监测、控制本实验室各检测项目的精密度，并监测其准确度的改变，提高常规检测工作的批内、批间检测结果的一致性，连续地评价本实验室测定结果的可靠程度，判断检验报告能否可以发出的过程，规范实验室管理和室内质量控制工作的流程，保证检测结果符合实验室质量要求。

2. 适用范围

临床化学实验室所开展的所有检测项目。

3. 职责

3.1·临床化学组组长根据科室质量管理要求和质量目标制定室内质量控制程序，指导和监督本实验室工作人员在常规工作中按照室内质量控制方案进行各项工作，进行每月质控汇总分析和年度总结报告；向质量负责人汇报本专业室内质控情况。

3.2·实验室工作人员按照室内质量控制程序执行日常质控，并对室内质控活动进行记录和监控，当出现失控时，采取必要的应急措施和纠正措施消除影响，完成失控分析报告，并请专业组组长或上级技师审核。

4. 程序

4.1·确定检验项目的实验室质量目标：质量目标以实验室允许总误差的形式表示。本实验室质量目标确定参考《临床化学检验常规项目分析质量指标》(WS/T403-2012)、国家卫生健康委临床检验中心质量要求、××地区临床检验中心质量要求、CLIA'88和生物学变异的要求，并结合实验室的实际情况提出。本实验室各检测项目允许总误差和室内质量控制日间允许范围见表6-1。

表6-1　临床化学组各项目允许总误差和室内质控允许变异系数

项　　目	允许总误差(CV%)	室内质控允许范围%	标准来源
血清			
钾	6.0	2.5	WS/T403-2012
钠	4.0	1.5	WS/T403-2012
氯	4.0	1.5	WS/T403-2012
总钙	5.0	2.0	WS/T403-2012
磷	10	4.0	WS/T403-2012
镁	15	5.5	WS/T403-2012
铁	15	6.5	WS/T403-2012
葡萄糖	10	3.5	国家卫生健康委临床检验中心

（续表）

项　　目	允许总误差(CV%)	室内质控允许范围%	标准来源
肌酐	15	5.0	国家卫生健康委临床检验中心
尿酸	17	5.6	国家卫生健康委临床检验中心
尿素氮	9	3.0	国家卫生健康委临床检验中心
胱抑素 C	30	10	国家卫生健康委临床检验中心
总蛋白	10	3.5	国家卫生健康委临床检验中心
白蛋白	10	3.5	国家卫生健康委临床检验中心
前白蛋白	20	10	上海市临床检验中心
肌酸激酶	30	10	国家卫生健康委临床检验中心
天门冬氨酸氨基转移酶	20	6.6	国家卫生健康委临床检验中心
γ-谷氨酰转肽酶	20	6.6	国家卫生健康委临床检验中心
乳酸脱氢酶	20	6.6	国家卫生健康委临床检验中心
碱性磷酸酶	30	10	国家卫生健康委临床检验中心
丙氨酸氨基转移酶	20	6.6	国家卫生健康委临床检验中心
总胆红素	20	6.6	国家卫生健康委临床检验中心
直接胆红素	20	6.6	上海市临床检验中心
胆汁酸	20	6.6	上海市临床检验中心
肌酸激酶-MB 同工酶	30	10	国家卫生健康委临床检验中心
三酰甘油(甘油三酯)	25	8.0	国家卫生健康委临床检验中心
总胆固醇	10	3.5	国家卫生健康委临床检验中心
高密度脂蛋白胆固醇	30	10	国家卫生健康委临床检验中心
低密度脂蛋白胆固醇	30	10	国家卫生健康委临床检验中心
载脂蛋白 A1	30	10	国家卫生健康委临床检验中心
载脂蛋白 B	30	10	国家卫生健康委临床检验中心
脂蛋白 a	30	10	国家卫生健康委临床检验中心
糖化血红蛋白(HbA1c)	7	2.33	国家卫生健康委临床检验中心
免疫球蛋白 G	25	8.5	国家卫生健康委临床检验中心
免疫球蛋白 A	25	8.5	国家卫生健康委临床检验中心
免疫球蛋白 M	25	8.5	国家卫生健康委临床检验中心
免疫球蛋白 E	25	8.5	国家卫生健康委临床检验中心
补体 C3	25	8.5	国家卫生健康委临床检验中心
补体 C4	25	8.5	国家卫生健康委临床检验中心
抗链球菌溶血素"O"	25	8.5	国家卫生健康委临床检验中心
类风湿因子	25	8.5	国家卫生健康委临床检验中心
β_2 微球蛋白	25	8.5	国家卫生健康委临床检验中心
维生素 B_{12}	25	8.33	国家卫生健康委临床检验中心
叶酸	30	10	国家卫生健康委临床检验中心
泌乳素	25	8.33	国家卫生健康委临床检验中心
促肾上腺皮质激素	25	8.33	国家卫生健康委临床检验中心
黄体生成素	25	8.33	国家卫生健康委临床检验中心
卵泡刺激素	25	8.33	国家卫生健康委临床检验中心
促甲状腺激素	25	8.33	国家卫生健康委临床检验中心
三碘甲状腺原氨酸	25	8.33	国家卫生健康委临床检验中心
游离三碘甲状腺原氨酸	25	8.33	国家卫生健康委临床检验中心
甲状腺素	20	6.67	国家卫生健康委临床检验中心

(续表)

项　　目	允许总误差(CV%)	室内质控允许范围%	标准来源
游离甲状腺素	25	8.33	国家卫生健康委临床检验中心
甲状腺球蛋白	25	8.33	国家卫生健康委临床检验中心
甲状旁腺激素	25	8.33	国家卫生健康委临床检验中心
降钙素	25	8.33	国家卫生健康委临床检验中心
皮质醇	25	8.33	国家卫生健康委临床检验中心
雌二醇	25	8.33	国家卫生健康委临床检验中心
孕酮	25	8.33	国家卫生健康委临床检验中心
睾酮	25	8.33	国家卫生健康委临床检验中心
人绒毛膜促性腺激素	25	8.33	国家卫生健康委临床检验中心
绒毛膜促性腺激素β	25	8.33	国家卫生健康委临床检验中心
胰岛素	25	8.33	国家卫生健康委临床检验中心
C肽	25	8.33	国家卫生健康委临床检验中心
尿液			
钾	29	10	国家卫生健康委临床检验中心
钠	26	9	国家卫生健康委临床检验中心
氯	26	9	国家卫生健康委临床检验中心
钙	31	10	国家卫生健康委临床检验中心
磷	23	8	国家卫生健康委临床检验中心
葡萄糖	20	7	国家卫生健康委临床检验中心
尿素氮	21	7	国家卫生健康委临床检验中心
尿酸	24	8	国家卫生健康委临床检验中心
肌酐	17	6	国家卫生健康委临床检验中心
蛋白	44	15	国家卫生健康委临床检验中心
白蛋白	30	10	国家卫生健康委临床检验中心

4.2 · 选择合适的质控品

4.2.1　临床上用于质量控制的标本称为控制品或质控品。质控品可以是液体、冰冻血清、冻干粉等不同形态,通常包装于小瓶中便于使用,且具有较好的稳定性,瓶间差异小,可以在较长时间或者一定时期内结果稳定。目前临床化学实验室使用的质控品来源于(但不限于):自行购买商品化的质控品、上海临床检验中心提供的室内质控计划的质控品、试剂配套的质控品、实验室自制质控品。

4.2.2　质控品的选择,理想的质控品应当具备以下特征:人血清基质,分布均匀;添加剂和调制物的数量少,无传染性;瓶间差异小;稳定性好,在规定的时间内稳定。

4.3 · 质控品的正确使用和保存应当注意以下方面。

4.3.1　严格按照质控品说明书保存和使用。

4.3.2　对于冻干质控品的复溶应当保证所使用的溶剂质量应当符合说明书的要求。

4.3.3　冻干品复溶时应当保证所加溶剂的量要准确,并且按照操作程序执行,保持所进行的操作的一致性。

4.3.4　质控品必须在有效期内使用,禁止使用过期质控品。

4.4 · 室内质控标本一般在患者标本开始检测前进行或(和)在患者标本检测中进行,与常规标本检测同等条件下测定。对于室内质控品测定时间并无特别要求,总体原则是在核发患者报告前,完成对室内质控的评价。在质控在控的条件下才能进行报告审核发送。如果在患者标本检测过程中质控失控,应停止患者标本检测,并在失控纠正后,才能继续患者标本检测。并对于已经检测的患者标本应当重新检测或者抽样验证检测,评估在失控纠正前到上次质控在控期间所完成的报告是否能够正常核发或者需追回报告修改。

4.5·质控品检测的过程必须按照各仪器项目的质控程序和质控品的说明书进行。具体请参阅各仪器的室内质控程序文件,使用的质控品请查阅化学组室内质控一览表(当年度)。

4.6·质控品的订购、保存由专人负责,为了保证室内质控保持连续性,有利于质量管理和分析,对于商品化的质控品,如果条件允许,可备足一定的使用量(通常一年或半年的用量)。

4.7·实施质控数据和质控图的实时分析,质控数据应当及时输入或者导入质控软件,并观察质控图形,判断该次室内质控结果是否在控。

4.8·质控规则:按照六西格玛质量管理理论,根据检验项目的质量管理要求包括实验室允许总误差、项目的不精密度和室间质评的偏倚,计算该检测项目的西格玛水平,并根据西格玛水平选择适宜的质控规则,各项目所采用的质控规则详见各仪器室内质控操作规程。不同项目采用不同的质控规则,在质控软件中进行设置。质控数据的靶值以至少 20 次检测结果为基础,原则上累积至少 3 个月确定该项目的质控图均值。质控界限以去年该项目的质控累积的变异系数计算的标准差或者较长时间(3 个月以上)累积的标准差确定质控的界限,但质控界限的变异系数 CV 通常不超过实验室规定的该项目的室内日间允许变异系数。质控规则以 Westgard 独立质控规则进行,可以从 1_{2s}、1_{3s}、2_{2s}、R_{4s}、4_{1s}、$10\bar{x}$ 等规则中根据西格玛水平选择其中的一个或者多个规则组合使用。对各单一规则具体解释如下。

4.8.1 1_{2s}:质控结果超出 2 s 限值,传统以 1_{2s} 作为警告规则,但采用独立规则也可以作为失控规则。对于正态分布的质控数据,出现的概率为 5%,具有较高的假失控率。

4.8.2 1_{3s}:质控结果超出 3 s 限值,这是在检验中很少发生的,概率为 0.3%,是一个检出随机误差的失控规则。

4.8.3 2_{2s}:有两种表现:同一批两个控制品结果同方向超出 2 s 限值,或同一控制品连续两批控制结果同方向超出 2 s 限值,属系统误差。

4.8.4 R_{4s}:同一批中两个控制结果差超出 4 s 范围,其中有一个超出 +2 s 限值,另一个超出 -2 s 限值,或其中一个超出了 +1.5 s,另一个超出 -2.5 s 限值,属随机误差过大失控。

4.8.5 4_{1s}:有两种表现:质控结果前面连续 3 次结果均和这个控制结果在同一方向超出 +1 s 或 -1 s 范围,某一浓度控制品前一次结果均同方向超出 +1 s 或 -1 s 范围,另一个控制品的这两次结果也是同方向超出 +1 s 或 -1 s 范围,属系统误差表现,为失控或者警告,对于不完全成正态分布的质控结果,该规则具有较高的假失控率。

4.8.6 $10\bar{x}$:同一质控结果或者另外浓度的控制品的结果,在前几批及本批结果中,有连续 10 次在 X 的一侧,属系统误差表现,为失控或者警告,对于不完全成正态分布的质控结果,该规则具有较高的假失控率。

4.9·当出现室内质控失控时,应仔细分析,查明原因,并采取纠正措施,填写失控分析报告。

4.10·失控时的处理:若发现失控,应按以下步骤查找原因。

4.10.1　重新检测质控血清,如果结果失控纠正,考虑可能属统计学概率,不做处理,观察失控频率是否高于统计学上该质控规则出现的概率。如怀疑精密度改变,应分析观察近期质控图精密度是否改变,或者进行精密度验证测定。如果再次测定结果仍然失控,应考虑存在系统误差,需要进一步分析原因。

4.10.2　检查该项目的试剂批号、有效期,开瓶时间,剩余试剂量等,怀疑试剂使用时间长或者性状改变、曲线漂移等,宜进行定标或校准操作。

4.10.3　重新定标后,质控品重测,看失控能否纠正,如果纠正了则可推断为试剂问题,如果仍未纠正,宜更换新瓶试剂。

4.10.4　如果怀疑质控品变质,新开一瓶质控品,重新测定。

4.10.5　怀疑定标液问题,更换新的定标液进行校准后,质控品重测。

4.10.6　观察失控的项目是单项目还是多项目,是否具有共同的问题,如同一模块、同一检测波长等,可能存在仪器硬件问题直至找出失控原因。

4.10.7　如果排除所有原因后,失控仍然存在,应当怀疑质控品靶值或者质控规则是否选择适当,必要时对质控靶值或者质控规则、质控频次等进行必要的修改。

4.10.8　出现失控及时向组长汇报,采取纠正措施后才可发出检验报告。

4.10.9　失控分析及纠正措施应有记录。

4.10.10　失控纠正前已进行患者标本检测,则应至少选择 5 个该项目患者标本(最好覆盖检测范围,包含低、中、高浓度)进行比对,若比对结果差异小于 1/3 实验室该项目允许总误差(TEa),则可发出所有检测结果;若比对结果超出允许范围,则应对该项目的所有患者标本进行重测。

4.11·每月末要对当月的室内质控的情况进行回顾性分析和评价,并与以往各月的室内质控结果进行比较,及时发现可能存在的影响质量的问题,并采取预防措施,必要时对质控图的均值、标准差或者质控规则进行调整或者对质控规则方法进行重新设计。

4.12·定期对质控原始数据和统计汇总整理归档。

5. 相关文件与记录

5.1·《上海市临床实验室质量管理基本要求和内容》。

5.2·《临床检验室间质量评价计划》。

5.3·××-JYK-PF-××《室内质量控制程序》。

5.4·××-JYK-HX-××××-TAB-××《临床化学组室内质控一览表》。

5.5·××-JYK-HX-××××-TAB-××《室内质控月度小结》。

5.6·××-JYK-HX-××××-TAB-××《室内质控失控分析报告》。

5.7·××-JYK-HX-××××-TAB-××《质控品、校准品使用记录表》。

参考文献

［1］尚红,王毓三,申子瑜.全国临床检验操作规程［M］.4 版.北京：人民卫生出版社,2015 年.

［2］万学红,卢雪峰.诊断学［M］.8 版.北京：人民卫生出版社,2013.

［3］冯仁丰.临床检验质量管理技术基础［M］.2 版.上海：上海科学技术文献出版社,2007.

［4］中国合格评定国家认可委员会.CNAS‐CL02：医学实验室质量和能力认可准则(ISO15189：2012,IDT)［S］.2015.

［5］中国合格评定国家认可委员会.CNAS‐CL02‐A003：医学实验室质量和能力认可准则在临床化学检验领域的应用说明［S］.2018.

（范列英　孙立山）

能力验证/室间质量评价程序

××医院检验科临床化学组作业指导书	文件编号：××-JYK-HX-××××
版本： 生效日期：	共 页 第 页

1. 目的

能力验证/室间质评（EQA）是实验室质量控制体系中重要部分，是保证患者检验结果和其报告的准确性和可靠性以及各实验室间的结果可比性的重要手段。

2. 适用范围

临床化学组所有参加能力验证/室间质评的项目。

3. 职责

组长或实验室相关人员负责室间质评的标本检测。

4. 质控项目及要求

应优先选择参加获认可的能力验证提供者的能力验证计划；当无获认可提供者提供的能力验证计划时，优先参加卫生系统权威机构（省部级）提供的实验室间比对（室间质评）；当没有可供利用的能力验证和EQA项目时，实验室应采取其他方式评价该检验项目，由CNAS组织技术评估后可予承认。通常能力验证/室间质量评价每年2次，即上半年、下半年各一次。

5. 程序

5.1·能力验证/室间质量评价项目的实施

5.1.1 能力验证/室间质量评价计划经科主任批准后，组长负责本组（室）的每年的室间质量评价项目样品的申购。

5.1.2 能力验证/室间质量评价项目样品由各专业组组长或指定人员负责接收、登记、保存。并填写《能力验证/室间质量评价样品接收和处理记录表》。

5.1.3 化学组组长在接到能力验证/室间质量评价样本后，应及时将其分发给相应的岗位工作人员检测，检验人员必须在规定时限内按照本程序完成检测。

5.1.4 能力验证/室间质量评价样品检测都必须使用日常常规检测所用的分析系统和试剂，并与患者标本同样对待、一起测定，由当天该项目的检测人员完成。检测结果严禁与其他实验室进行交流。

5.1.5 检测原始数据交专业组组长。专业组组长负责数据的汇集、上报、填写。填写完成的报告须有检测者的签名、组长签名。

5.1.6 能力验证/室间质量评价结果报告由化学组组长负责打印，并将正本按质评提供方的要求采用邮寄、网络上报或E-mail等形式，在规定时间内上报检测，并在《能力验证/室间质量评价样品接收和处理记录表》中做好记录。文档管理员负责原始数据和填写表格的复印件归档保管。原始数据和填写表格的复印件至少保存2年。

5.1.7　能力验证/室间质量评价项目样品和结果严禁流出本实验室,检测后的原始样本由专业组组长负责保存,直至结果评估报告完成,然后依生物安全管理制度按实验废弃物处置进行。

5.2·能力验证/室间质量评价上报结果的复核

5.2.1　能力验证/室间质量评价结果由专业组组长或指定人员填报。

5.2.2　在填写结果前,应认真阅读填写说明、注意事项,还要注意检测项目的代码、方法、小数点位数及单位等。

5.2.3　认真填写检测项目的回报结果,并在回报表上签名。

5.2.4　由至少 2 名工作人员核对完毕,由组长交给主任签字(适用时)。

5.2.5　主任签字后由组长将结果回报表寄出或网络上报等要求的形式发出。

5.3·能力验证/室间质量评价结果的分析和评估

5.3.1　能力验证/室间质量评价评估结果由质量负责人负责接收、登记和存档,及时召开质量管理组会议,分析能力验证/室间质量评价结果,分析存在的问题、原因及处理措施,各专业组完成评估报告并存档。

5.3.2　质量负责人应密切关注能力验证/室间质量评价评估结果发布的时间,及时查收评价报告。如在规定时间内未收到评估报告,应及时向有关部门咨询,收到能力验证/室间质评结果后应当及时进行分析总结。

5.3.3　每年由化学组组长负责对本专业所有项目进行分析评价。评价按以下标准进行。

5.3.3.1　每个标本的结果分为正确/合格或不正确/不合格,每次调查结果报告为正确的百分数。① 若正确/合格率≥80%,认为性能是满意的。② 若正确/合格率＜80%,认为性能是不满意的。

5.3.3.2　连续 3 次累积性能,将确定实验室是否符合性能要求。① 在最后 3 次调查中有2 次或以上是满意的,则认为实验室性能符合要求。② 在最后 3 次调查中有 2 次或以上是不满意的,则认为实验室性能不符合要求。

5.3.4　评价结果不满意的项目,由相应的专业组组长及检测人员一起分析原因,并制定相应整改措施,整改措施交科主任签字后存档。由质量管理小组负责检查整改措施落实情况。

5.4·能力验证/室间质评结果的评价

5.4.1　收到能力验证/室间质评结果的自我评价:从网上下载能力验证/室间质量评价评估报告,按报告上结果进行分析,形成自我评价报告,经质量负责人审核后,与能力验证/室间质量评价结果一起存档。

5.4.2　本单位结果未统计入内的自我评价:可将本单位的结果(以原始记录)与能力验证/室间质评回报表中的本组平均值和可接受范围进行比较,做出自我评价,经质量负责人审核后,与能力验证/室间质量评价结果一起存档。

5.5·能力验证/室间质评项目评价过程(图 6 - 1)

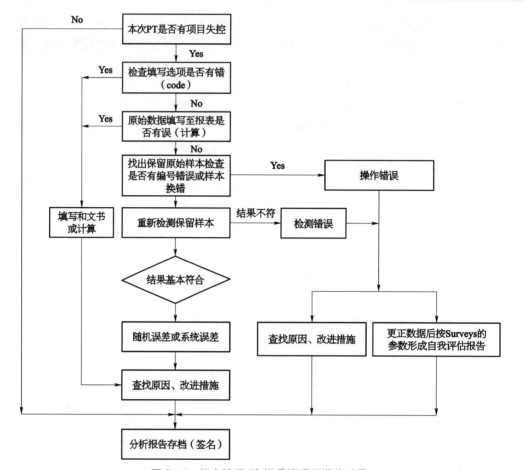

图6-1 能力验证/室间质评项目评价过程

6. 相关文件和记录

6.1·××-JYK-PF-××《质量保证程序》。

6.2·××-JYK-PF-××《能力验证/室间质量评价程序》。

6.3·××-JYK-HX-××××-TAB-××《临床化学组能力验证/室间质评一览表》。

6.4·××-JYK-HX-××××-TAB-××《能力验证/室间质评小结》。

6.5·××-JYK-PF-××-TAB-××《能力验证/室间质量评价样品接收和处理记录表》。

参考文献

［1］尚红,王毓三,申子瑜.全国临床检验操作规程［M］.4版.北京：人民卫生出版社,2015.

［2］万学红,卢雪峰.诊断学［M］.8版.北京：人民卫生出版社,2013.

［3］冯仁丰.临床检验质量管理技术基础［M］.2版.上海：上海科学技术文献出版社,2007.

［4］中国合格评定国家认可委员会.CNAS-CL02-A003：医学实验室质量和能力认可准则在临床化学检验领域的应用说明［S］.2018.

（范列英 孙立山）

实验室间及实验室内部比对程序

××医院检验科临床化学组作业指导书	文件编号：××-JYK-HX-××××	
版本：	生效日期：	共 页 第 页

1. 目的

确保使用不同的检测系统或检测方法对同一项目的检测结果在实验室允许的误差范围内，便于估计不同检测系统或测定方法在不同样品浓度下的偏倚，保证实验室内部或者实验室间结果的可比性和互认。

2. 适用范围

适用于临床化学组所有用不同的检测系统或不同的测定方法检测同一定量测试项目的结果比对(包括 POCT 项目和常规化学检测项目的比对)；也适用于本实验室和其他实验室相同检测项目的方法学比对。使用不同参考区间的检测系统间不宜进行结果比对。

2.1 · 比对实验：实验室准备用一个新的检测系统或测定方法(或新的试剂盒、新仪器)进行患者标本测定前，应和原有的检测系统或者公认的参考方法同时检测一批患者标本，从测定结果间的差异了解新检测系统或方法引入后的偏倚，确保两个测试系统或方法不会对临床产生明显偏倚。

2.2 · 实验方法：在比对实验中，将新方法称为实验方法。

2.3 · 比较方法：在比对实验中，与实验方法比较的方法称为比较方法，通常是选择的基准方法或者检测系统，或者参考实验室的检测方法。

3. 职责

3.1 · 化学组组长负责组织组内项目的实验室内和实验室间的定期比对。

3.2 · 化学组工作人员负责比对的实施和按照程序进行标本检测。

4. 实验室内定期比对方案

4.1 · 一般实验要求

4.1.1 操作者对使用的仪器、检验方法等能够熟练操作和掌握，仪器正常的维护保养，性能符合实验室要求，并熟悉评价实验方案和步骤。

4.1.2 在整个比对实验中，保持实验方法和比较方法都处于完全质量控制下，保留质控图，始终对实验结果有校准措施，在制造商要求的校准周期内定期校准。

4.1.3 比对实验频次一年至少 1 次，可根据化学专业的实际情况和专业要求增加频次。分析样本数量不少于 20 个，浓度应覆盖测量范围，包括医学决定水平浓度。汇总检测结果，计算回归方程，计算在医学决定水平下的系统误差(偏移%)应 $<1/2$ TEa。同一组标本分为两份同时用实验方法和比较方法检测，间隔时间控制在 2 h 内。

4.2 · 实验程序

4.2.1 实验样品选择

4.2.1.1　应选择尽可能在可报告的浓度范围内均匀分布的患者标本,至少50%以上的实验标本分析物含量不在参考区间内。

4.2.1.2　不要使用对任意一方法可能会干扰的标本(如微生物污染或重度溶血、脂血、黄疸的标本)。

4.2.2　实验样品保存:最好使用当天采集的患者标本,若需保存标本,应确保它们的稳定性,且保证两份的保存条件相同。

4.2.3　实验样品测定顺序:实验样品测定的顺序浓度应尽可能随机排列。

4.2.4　实验样品测定时间和期限

4.2.4.1　尽可能采取新鲜样品。

4.2.4.2　对同一样品,不论是新鲜标本还是贮存样品用比较方法和实验方法分析时间差应在尽可能短的时间内,宜在2 h内完成。

4.2.5　实验数据的收集

4.2.5.1　以下2种情况的数据不应包括分析数据中:在仪器显示存在误差时的数据和任何由操作者造成的误差数据。

4.2.5.2　应在数据表上保留原始数据,必须进行离群值的检查。

4.2.5.3　任何需要删除数据的情况都应仔细形成文件并保留,记录所发现的原因和问题。

4.2.6　实验数据的初步检查处理

4.2.6.1　如果被删除的样品超出一个,应检查原因。如果是标本的原因,其他数据仍可使用。无法找出原因,则保留使用所有数据;若最大差异超过临床允许误差,应从仪器、试剂、方法上寻找原因,停止继续实验。

4.2.6.2　数据作图,了解线形关系、有无明显离群点,是否呈恒定变异等情况:实验结果点于x、y坐标纸上,图中标出斜率为1通过零点的直线。

4.2.6.3　看图检查比较方法和实验方法的数据图是否有直线关系。

4.2.6.4　检查两种方法检测结果是否有明显的离群值。

4.2.6.5　观察x值合适范围:如果数据的范围足够宽,则每一检测的内在误差对回归结果的影响可以忽略不计。x的测定范围是否够宽,可用相关系数r做粗略的估计。$r \geqslant 0.975$(或$r^2 \geqslant 0.95$),则可认为x范围适合,可认为x的误差已被数据范围所抵消,如果$r^2 < 0.95$,则必须分析更多样品以扩大数据范围。

4.2.7　实验结果的判定

4.2.7.1　相关回归统计分析:用直线回归分析来估计斜率和截距。对上述标本检测数据,以回归式$y = bx + a$表示这些数据的直线趋势。

4.2.7.2　相关分析:$r \geqslant 0.975$(或$r^2 \geqslant 0.95$)。

4.2.7.3　回归分析:斜率值b应在0.95~1.05范围内。

4.2.7.4　计算在医学决定性水平下的系统误差(偏倚%)。如该偏差 < 1/2 TEa,说明该对应浓度的实验结果可接受;比较所有的实验结果,如超过80%的对应数据可接受,说明比对

实验结果可接受。

5. 实验室内分析系统的不定期比对（如设备故障修复后）

样品数 $n \geqslant 5$，浓度应覆盖测量范围，包括医学决定水平，至少 4 份样品测量结果的偏差＜1/2 TEa，或小于规定的偏倚。

6. 留样再测

依据检查项目样品稳定性要求选取样本，样品数 $n \geqslant 5$，浓度覆盖测量范围，考虑医学决定水平，至少 4 份样品测量结果的偏差＜1/3 TEa。

7. 无室间质评的项目实验室间定期比对

无室间质评的项目，与同等级医院相同品牌试剂、仪器检测结果进行每年 2 次比对，样品数 $n \geqslant 5$，浓度应覆盖测量范围，包括医学决定水平，至少 4 份样品测量结果的偏差＜1/2 TEa，或小于规定的偏倚。

8. 比对不通过的原因分析及处理

8.1·方法学比对实验未达到预期效果，应仔细查找原因后重新做质量控制后进行比对实验。原因查找包括但不局限于以下主要内容：① 标本选择是否合理。② 标本保存条件是否适当。③ 标本是否污染，编号是否一致。④ 试剂的质量（包括保质期、是否污染）。⑤ 校准或校准确认是否超出时间。⑥ 质控品质量是否合格。⑦ 质控结果分析。⑧ 仪器功能状态检查（包括温度、电路和机械零件的调整和校正、各种阀门）。

8.2·比对不通过分析原因后采取相应措施，直至比对通过。如果仍然不通过，该项目的正确性不能满足实验室质量要求，则需要报告实验室管理层，考虑更换分析系统或者检测试剂，甚至停止该项目的开展。

9. 相关记录

9.1·××-JYK-HX-××××-TAB-××《实验室比对结果记录及分析表》。

9.2·××-JYK-HX-××××-TAB-××《不定期比对报告（定量）》。

9.3·××-JYK-HX-××××-TAB-××《临床化学组无室间质评检验项目比对报告》。

9.4·××-JYK-PF-××-TAB-××《年度检验科无室间质评项目情况汇总》。

参考文献

[1] 尚红,王毓三,申子瑜.全国临床检验操作规程[M].4 版.北京：人民卫生出版社,2015.

[2] 万学红,卢雪峰.诊断学[M].8 版.北京：人民卫生出版社,2013.

[3] 冯仁丰.临床检验质量管理技术基础[M].2 版.上海：上海科学技术文献出版社,2007.

[4] 中国合格评定国家认可委员会.CNAS-CL02：医学实验室质量和能力认可准则(ISO15189：2012,IDT)[S].2015.

[5] 中国合格评定国家认可委员会.CNAS-CL02-A003：医学实验室质量和能力认可准则在临床化学检验领域的应用说明[S].2018.

（范列英　孙立山）

项目定标和定标确认程序

××医院检验科临床化学组作业指导书	文件编号：××-JYK-HX-××××
版本： 生效日期：	共 页 第 页

1. 目的

为规范临床化学组仪器、试剂的使用、项目校准工作，确保检验结果的准确、可靠。

2. 适用范围

适用于临床化学组所有定量检测项目。

3. 职责

3.1·仪器使用人员负责项目定标和定标确认的规范操作。

3.2·组长（或指定负责人）负责帮助仪器使用人员解决疑难技术问题。

4. 程序

4.1·出现以下情况时需要进行项目定标。

4.1.1 试剂批号更换。

4.1.2 项目定标周期超过试剂厂家提供的校准周期或允许范围或仪器提示需要进行校准。

4.1.3 室内质控结果失控，提示存在系统误差，出现不正常偏移或趋势性倾向，或超出检验可接受范围。

4.1.4 更换主要零件或仪器大修时，对重要的分析检测部件进行维修或者更换后，可能影响到仪器的分析检测系统时，必须对仪器或者项目进行重新校准。

4.2·项目定标前，检验人员要检查环境条件（温度、湿度、供电等）是否满足校准的要求，认真阅读仪器和试剂的技术说明书、使用手册等，熟悉被校准仪器、项目的工作原理和使用方法。

4.3·严格按照定标液使用说明书做好定标前准备。

4.4·检验人员应严格按照仪器及定标项目的技术说明书、操作规程及各仪器的标准操作规程及校准操作规程进行操作，防止因误操作而出现数据不准或定标不通过。

4.5·检验人员在定标过程中，如发现数据偏离，应及时查找原因，采取相应对策进行核查。如发现仪器性能不符合要求或有故障、试剂或定标液有质量问题时，应及时与相关的公司人员联系并及时解决。

4.6·检验人员在定标工作结束后，应将原始定标记录保存在《项目定标记录》档案中，保存2年。若更换了新试剂，应在《试剂使用记录》上进行登记。

5. 相关文件和记录

5.1·××-JYK-PF-××《质量保证程序》。

5.2·××-JYK-HX-××××-TAB-××《试剂使用记录》。

5.3·××-JKY-PF-××-TAB-××《定标原始记录》（或电子文档）。

参考文献

[1] 尚红,王毓三,申子瑜.全国临床检验操作规程[M].4版.北京：人民卫生出版社,2015.

[2] 万学红,卢雪峰.诊断学[M].8版.北京：人民卫生出版社,2013.

[3] 冯仁丰.临床检验质量管理技术基础[M].2版.上海：上海科学技术文献出版社,2007.

[4] 中国合格评定国家认可委员会.CNAS-CL02：医学实验室质量和能力认可准则(ISO15189：2012,IDT)[S].2015.

[5] 中国合格评定国家认可委员会.CNAS-CL02-A003：医学实验室质量和能力认可准则在临床化学检验领域的应用说明[S].2018.

（范列英　孙立山）

临床化学检验的量值溯源	
××医院检验科临床化学组作业指导书	文件编号：××-JYK-HX-××××
版本： 生效日期：	共 页 第 页

1. 目的

建立和实施检验结果量值溯源程序,使患者标本的检测结果能够通过一条具有规定不确定度的连续比较链,或通过实验室间的比对等方式,与测量基准联系起来,从而使测量结果的准确性得到保证。

2. 适用范围

适用于检验科开展的定量检测项目。

3. 职责

3.1·组长负责要求仪器设备生产厂家提供溯源性证明材料或要求 CNAS 承认的机构提供校准或鉴定服务的计量溯源性材料。

3.2·组长负责本专业组检验项目校准计划的制定、非配套检测系统正确度验证及室间比对计划的制定和实施。

3.3·检验人员负责检验仪器的校准、比对项目标本的准备和检测。

4. 定义和术语

4.1·计量溯源性：是指通过文件规定的不间断的校准链,将检测结果与参照对象联系起来的测量结果的特性,校准链中的每一项校准均会引入测量不确定度。

4.2·检测系统：完成标本检测所必需的仪器、试剂、校准品、校准计划和检测程序等的组合成为检测系统。严格地讲,检测系统是针对每个检验项目的,因此,仪器上能同时做多少检测项目,就有多少个项目的检测系统。为了使临床实验室对患者标本检测结果具有可比性,保持检测系统的组合稳定是保证检测结果质量的重要内容。

4.3·非配套检测系统：实验室按照自己的需求,选择适宜的仪器、试剂、操作程序等组合的检测系统,以此完成患者标本的检验。

4.4·方法学比较：检验科准备新的检测系统或测定方法,或新的试剂盒、新的仪器进行患者标本测定前,应与原来的检测系统或公认的参考方法一起检测一批患者标本,以评价新的检测系统或方法引入后的偏倚,从而决定能否应用于临床;也包括不同检测系统之间所进行的比对。

4.5·有证标准物：又称有证参考物。它是由权威机构发布的文件,提供使用有效程序获得的具有不确定度和溯源性的一个或多个特性量值的参考物质。

5. 程序

5.1·仪器设备检定/校准参见《仪器检定或校准程序》。

5.2·配套检测系统的计量溯源性证明：通过具有计量学溯源性的校准品对检测系统进

行校准,使得检测项目能够在计量学上溯源至国际标准或厂家提供的可溯源的标准。对于配套检测系统,其校准文件可以由检测系统的制造商提供,只要使用未经过修改的制造商的检测系统或校准程序,则该份文件可作为溯源性证明。同时,应制定是适宜性的正确度验证计划或者室间质评活动。溯源性文件可由各专业组组长负责向生产厂家索取归档。

5.3·非配套检测系统或无法提供计量学溯源性证明的仪器设备。如果无法实现检验结果的量值溯源,可采用以下方法(但不限于此)以提供结果的可信度。

5.3.1 经另一程序检验或校准:与经确认的参考方法(参考实验室)进行结果比对,以证明实验室结果的正确度。

5.3.2 使用相应的参考物质,此参考物质必须是有资格的供应商提供的有证标准物质,并附有材料特性的详细说明。

5.3.3 使用已明确建立的、性能已确定的、被各方承认的协议标准或方法,制造商建议的常规测量程序属于公认测量方法/标准。

5.4·以上方式无法实现,检验科可通过以下方式提供实验室检测结果与同类实验室一致性和可信度的证明。

5.4.1 有计划地参加国家卫生健康委临床检验中心或(和)××地区临床检验中心组织的室间质量评价,且在最近一个完整的周期内成绩合格。参见《室间质量控制程序》。

5.4.2 与使用相同检测方法的已获认可的实验室进行比对,结果符合要求。参见《实验室间及实验室内部比对程序》。

5.4.3 与使用配套检测系统的实验室进行比对,结果符合要求。参见《实验室间及实验室内部比对程序》。

6. 相关文件与记录

6.1·××-JYK-PF-××《外部供应控制程序》。

6.2·××-JYK-PF-××《仪器设备检定或校准程序》。

6.3·××-JYK-PF-××《检验方法的选择和评审程序》。

6.4·××-JYK-HX-××××《室间质量控制程序》。

6.5·××-JYK-HX-××××《实验室间及实验室内部比对实验程序》。

6.6·××-JYK-PF-××-TAB-××《检验项目计量溯源性一览表》。

参考文献

[1] 尚红,王毓三,申子瑜.全国临床检验操作规程[M].4版.北京:人民卫生出版社,2015.

[2] 万学红,卢雪峰.诊断学[M].8版.北京:人民卫生出版社,2013.

[3] 冯仁丰.临床检验质量管理技术基础[M].2版.上海:上海科学技术文献出版社,2007.

[4] 中国合格评定国家认可委员会.CNAS-CL02:医学实验室质量和能力认可准则(ISO15189:2012,IDT)[S].2015.

[5] 中国合格评定国家认可委员会.CNAS-CL02-A003:医学实验室质量和能力认可准则在临床化学检验领域的应用说明[S].2018.

(范列英 孙立山)

第七章
检验后质量管理

检验结果报告管理程序

××医院检验科临床化学组作业指导书	文件编号：××-JYK-HX-××××
版本： 生效日期：	共 页 第 页

1. 目的

规范检验报告单的发布，保证检验结果发放的正确性、及时性。

2. 适用范围

适用于临床化学专业检验结果发布的全过程。

3. 职责

3.1·组长负责制定化学组检验报告管理的程序。

3.2·组长负责组织并监督检验报告的初审、批准与发布等过程。

3.3·检验人员负责临床化学检验项目的检验结果发布。

4. 程序

4.1·报告的审核：临床化学检验报告实行双人审核。审核者需仔细核对患者资料的完整性和正确性（如：住院号、姓名、性别、年龄、科别、床号、送检医师）；核对标本采集时间、送检时间、检验时间是否正确；核对仪器检验项目、手工录入结果是否正确；核查历史数据，对比结果差异情况，仔细检查患者结果有无明显异常；核对危急值报告是否能发放；核对报告结果与患者临床诊断是否一致。要求检验报告信息完整、结果准确、及时，同时注意保护患者隐私。

4.2·报告的发布

4.2.1 临床化学组检验人员与报告审核者应共同负责确保检验报告在约定时间内送达申请的医师或患者。

4.2.2 结果报告时间，在正常情况下按科室的规定结果报告时间执行。

4.2.3 住院患者的检验结果通过 LIS 系统发布至临床科室，由临床医师自行打印报告单，门诊患者检验报告由患者凭本人的条形码到门诊取报告单处打印或门诊自助打印机打印。

4.3·报告的延迟发布：当检验工作遇到无法预料的突发情况时，如仪器故障、停电、网络故障等，不能按时发出报告，应及时电话通知相关临床科室和门诊办公室，做好记录；若影响面较大时，临床化学组应报告医疗咨询组并报告科室主任，及时填写《×××检验科延迟发布报告通知单》送至相关科室。

4.4·报告的查询

4.4.1 为了加强临床化学检验报告的管理，确保结果的保密性，原则上不接受电话报告查询方式。

4.4.2 在取检验报告或查询检验报告时，需要查询者提供相关凭据。

4.4.3　如果代理他人取检验报告或查询检验报告时,需要代理人提供被代理人的相关凭据。

4.5·报告结果的解释

4.5.1　报告结果的解释,原则上应首先由原检验者或原审核者提供服务。

4.5.2　如原检验者或原审核者不在时,其他组内授权人员也可提供报告解释服务。

4.5.3　未经培训或考核不合格人员、实习和进修人员不得向医护人员及患者提供结果解释服务。

4.6·临床化学检验报告的补发

4.6.1　自助打印机默认设置打印次数为 1 次,当自助打印机损坏,或打印时出现条形码识别故障、打印机缺纸等现象时。

4.6.2　或者当实验室服务对象遗失或检验报告发送过程中造成丢失检验报告时。

4.6.3　临床化学组应根据患者及其家属提供的唯一性标识、收集标本日期、姓名、性别、年龄、检验项目等信息进行确认后,查询检验报告,对申请者或患者进行检验报告的补发。

4.6.4　要求补发者必须签名和备注日期,并注明"补发"。

4.6.5　补发的报告不得对原始结果做任何修改。

4.7·报告数据的保存

4.7.1　实验室通过医院信息科服务器保存所检测患者报告结果的信息资料,并可通过LIS 系统实现快速检索。

4.7.2　服务器中所贮存的报告数据保存时间不应少于 2 年。

4.7.3　每月末对临床化学组所有仪器检测的原始数据,利用光盘、移动硬盘等媒介进行数据备份,并及时做好《仪器原始数据备份记录》。

5. 相关文件和记录

5.1·××-JYK-PF-×××《医疗咨询工作程序》。

5.2·××-JYK-HX-××××《样品接收、处理和保存程序》。

5.3·××-JYK-HX-××××《危急值报告程序》。

参考文献

[1] 尚红,王毓三,申子瑜.全国临床检验操作规程[M].4 版.北京:人民卫生出版社,2015.

[2] 中国合格评定国家认可委员会.CNAS-CL02:医学实验室质量和能力认可准则(ISO15189:2012,IDT)[S].2015.

[3] 中国合格评定国家认可委员会.CNAS-CL02-A003:医学实验室质量和能力认可准则在临床化学检验领域的应用说明[S].2018.

(李　锋)

样本复检和报告修改程序

××医院检验科临床化学组作业指导书	文件编号：××-JYK-HX-××××
版本： 生效日期：	共 页 第 页

1. 目的

规范样本复检和检验报告修改操作。

2. 适用范围

适用于临床化学组所有临床化学检验项目。

3. 职责

3.1 · 临床化学组组长负责组织制定临床化学样本复检和检验报告修改的标准,科室主任批准并文件化。

3.2 · 临床化学组检验人员负责样本复检和检验报告修改的具体工作。

4. 程序

4.1 · 样本复检

4.1.1 样本正常检测后,在报告初审或复审环节,如发现结果异常达到样本复检规则,则需进行复检。

4.1.2 样本复检规则:在确认送检标本无误、室内质控在控、仪器状态良好的情况下,如遇到以下情况时,需要原标本复检。

4.1.2.1 检验报告中的项目出现危急值时进行复检。

4.1.2.2 检验报告中的项目出现仪器异常报警的标示时进行复检。

4.1.2.3 检验结果与临床诊断不符时进行复检。

4.1.2.4 检验结果与历次结果明显不符时进行复检。

4.1.2.5 检验结果全部或大部分低于参考范围,疑取样量不足时进行复检。

4.1.2.6 检验结果中个别结果出现异常或荒诞值。

4.1.2.7 检验结果不符合逻辑关系。

4.1.3 经复检后结果与前次结果差异不大的,在备注里注明"结果已复查",由复检人员发出报告,并做好复检结果登记记录。

4.1.4 根据上述分析的原因类型采用原送检标本复查后,仍不能确认前次结果是否准确的,需进一步分析结果原因。必要时可采取查阅患者病例、与临床医师和(或)护士查询患者情况等方式,联系临床医师或护士另行采集标本复查,根据复查结果与临床医师或护士再次进行沟通后确定。

4.2 · 修改报告

4.2.1 修改报告的前提

4.2.1.1 标本复检后,复检结果与前次结果不一致且复检结果准确的,需按复检结果进行报告的修改。

4.2.1.2 报告发布后,经自查发现可能存在异常结果经复查确认的项目,需对原报告内容进行修改。

4.2.1.3 发布的报告经临床反馈与临床诊断不符的,经复查后需对原报告结果进行修改。

4.2.1.4 经患者或临床医师反馈,报告单信息(如姓名、性别、年龄等)与原患者实际信息不一致的,经患者或临床医师提供经医院相关部门核对后的信息,并与相关部门沟通后,临床化学组可对原报告信息进行修改。核对的信息须保留下来作为证据并及时进行记录。

4.2.2 当原始报告需要修改时,对于临床已阅读的报告,报告修改人员应首先报告组长,再与临床主管医师进行沟通并征得其同意后进行修改;对于临床未阅读的报告,报告修改人员需经组长同意后方可进行修改。

4.2.3 修改报告须由原签发报告者进行,由专业组组长确认后方可修改。报告修改时,应在 LIS 上注明,便于能够识别修改报告者。

4.2.4 遇有值班等特殊情况时,其他检验人员需要修改报告则须经原签发报告者核查和授权并经专业组组长批准方可进行。

4.2.5 临床医师或患者已打印的检验报告需要进行修改时,应将原报告收回、注销并记录,重新发出一份修改后的检验报告,除需修改信息外,新报告的其他信息与原报告一致。

4.2.6 修改必须做好记录,包括修改的项目、修改原因、修改时间(至少具体到分钟)、修改前后的结果、修改者及联系者等,上述信息 LIS 中应能得以显示且清晰,以便于识别和查询。如 LIS 系统不能显示修改、变更或更正,则应保存全部原始修改记录。

4.2.7 每月月末对《报告修改记录表》登记内容进行汇总分析。

4.3· 所有报告形式均遵循以上规定执行相关操作。

5. 相关文件和记录

5.1· ××-JYK-PF-×××《医疗咨询工作程序》。

5.2· ××-JYK-HX-××××《样品接收、处理和保存程序》。

5.3· ××-JYK-HX-××××《危急值报告程序》。

5.4· ××-JYK-PF-××-TAB-××《报告修改记录表》。

参考文献

[1] 尚红,王毓三,申子瑜.全国临床检验操作规程[M].4 版.北京:人民卫生出版社,2015.
[2] 中国合格评定国家认可委员会.CNAS-CL02:医学实验室质量和能力认可准则(ISO15189:2012,IDT)[S].2015.
[3] 中国合格评定国家认可委员会.CNAS-CL02-A003:医学实验室质量和能力认可准则在临床化学检验领域的应用说明[S].2018.

(李　锋)

危急值报告程序

××医院检验科临床化学组作业指导书	文件编号：××-JYK-HX-××××

版本：	生效日期：	共　页　第　页

1. 目的

为临床医护人员及时、准确地提供检验结果，使患者迅速得到有效的干预措施或治疗。

2. 适用范围

适用于临床化学专业的危急值项目。

3. 职责

3.1·在医务主管部门的统一协调下，由检验科主任、临床化学组组长与各科室临床医师代表协商一致后，确定本专业组危急值项目及"警告/危急值"范围。

3.2·临床化学组组长负责制定本组危急值报告制度并组织监督实施。

3.3·临床化学组组长负责组织收集来自临床关于危急值适用性的信息并定期反馈。

3.4·临床化学组检验人员负责危急值报告工作的具体实施。

4. 程序

4.1·危急值：是指检验结果的极度异常，如不及时处理随时会危及患者生命的检验结果。

4.2·临床化学专业执行的危急值已由医院医务主管部门发布，并由科室组织实施。详见《××医院危急值报告制度》及《××检验科危急值报告程序》。

4.3·危急值出现后，检验者首先要确认检验过程是否正常。包括以下内容：① 再次核查标本是否有误。② 标本的性状是否符合要求。③ 操作是否正确。④ 仪器传输是否有误。⑤ 查看历史结果。

4.4·所有项目首次出现危急值时均需将检验结果进行复核/复查。

4.5·结果经复核/复查后，负责发布危急值的检验人员应立即电话告知住院患者的责任医师或当班护士，门诊患者的危急值直接电话报告给门诊办公室当天负责登记的工作人员，报告危急值，同时在信息系统上进行记录。

4.6·记录内容应包括：项目名称、检验结果、日期、时间、检验者及被通知人员姓名、工号等信息。在执行中遇到的任何困难和问题必须如实记录，必要时报告临床化学组组长。

4.7·临床化学组危急值标本需在收到标本 60 min 内完成回报。若工作人员认为可能是标本问题导致的危急值，应及时与主管医师联系、讲明情况、建议重新采样送检。

4.8·危急值结果是否每次都需要报告给临床科室，需要与各相关临床科室沟通后双方确认。临床化学危急值项目首次出现危急值时，必须报告危急值。对于肾脏内科的某些危急值项目如尿素氮、肌酐，除第一次出现危急值结果必须回报外，在同一住院治疗期内，后续再次出现危急值时是否报告，应按肾脏内科要求进行，并报医务部同意写入本程序中。

4.9·每月月末临床化学组工作人员从 LIS 系统汇总打印当月《危急值登记表》，组长签字并保存。

4.10·临床化学组工作人员对危急值项目表进行定期总结分析，与相关临床科室医师充分沟通后，根据各临床科室的需求，制定针对所有临床科室的共性危急值和某些临床科室的个性化危急值，提出修改、删除或增加某些实验的危急值建议。详见表7-1和表7-2。

表7-1 临床共用临床化学危急值项目列表

项　目	单　位	范　围		备　注
		下　限	上　限	
钾（K）	mmol/L	≤2.6	≥6.0	
钠（Na）	mmol/L	≤120	≥160	
钙（Ca）	mmol/L	≤1.5	≥3.5	
尿素氮（BUN）	mmol/L	/	≥20.0	
肌酐（CREA）	μmol/L	/	≥770	
血淀粉酶（AMY）	U/L	/	≥500	
葡萄糖（GLU）	mmol/L	≤2.8	≥28.0	

表7-2 临床个性化临床化学危急值项目列表（样稿）

项目名称	单位	普胸外科	ICU	呼吸科	心内科	血液内科	肝胆外科	肿瘤内科	肾内科	儿童急救中心
K	mmol/L	≤2.8 ≥6.0	/	≤2.6 ≥5.5	≤2.6 ≥5.5	≤3.0 ≥6.0	/	/	/	/
Na	mmol/L	/	/				/	/	/	≤125 ≥150
Ca	mmol/L	/	/	≤1.2 ≥3.5			/	/	/	/
GLU	mmol/L	/		≤2.8 ≥20						≤2.8 ≥7.0
BUN	mmol/L	/	≥30 仅报第一次危急值	≥30 仅报第一次危急值						≥10.0
CREA	μmol/L	/	≥220（急性肾功能衰竭）仅报第一次危急值	≥220（急性肾功能衰竭）仅报第一次危急值	/	/	/	/	/	≥90

4.11·临床化学组将危急值修改意见提交科室医疗咨询组，由医疗咨询组汇总后，利用每年度服务协议临床评审时，与临床科室医师代表充分沟通并签字确认，由实验室提交医务主管部门审批修订。经医务主管部门修订医院《危急值管理制度》并批准后，由实验室主任发布实施新修订的危急值项目及危急值范围。

5. 相关文件和记录

5.1·××-JYK-×××《××医院危急值报告制度》。

5.2·××–JYK–PF–×××《××检验科危急值报告程序》。

5.3·××–JYK–PF–×××《检验程序评审程序》。

5.4·××–JYK–HX–××××《临床化学组检验结果报告程序》。

5.5·《科室危急值相关记录表》。

参考文献

[1] 尚红,王毓三,申子瑜.全国临床检验操作规程[M].4版.北京：人民卫生出版社,2015.

[2] 中国合格评定国家认可委员会.CNAS–CL02：医学实验室质量和能力认可准则(ISO15189；2012,IDT)[S].2015.

[3] 中国合格评定国家认可委员会.CNAS–CL02–A003：医学实验室质量和能力认可准则在临床化学检验领域的应用说明[S].2018.

（李　锋）

检验结果批准与发布程序

××医院检验科临床化学组作业指导书	文件编号：××-JYK-HX-××××	
版本：	生效日期：	共　页　第　页

1. 目的

规范临床化学项目检验报告的发布操作。

2. 适用范围

适用于临床化学专业检验项目。

3. 职责

3.1·临床化学组组长制定临床化学项目检验结果批准与发布的程序，并组织本专业人员实施。

3.2·临床化学组组长负责对临床化学专业检验人员进行检验结果发布的培训、考核，并依据考核结果提请科主任对申请结果批准与发布的人员授权。

3.3·经科主任授权的临床化学专业检验人员负责临床化学检验结果的批准与发布。

4. 程序

4.1·临床化学检验报告批准与发布的岗位设置及要求

4.1.1　常规临床化学检验报告批准与发布通常设置报告初审和报告批准与发布岗位。

4.1.2　常规临床化学检验报告分别由经授权的两人依次完成报告初审和报告批准与发布，严禁一人代替两人同时完成报告初审和批准与发布工作。

4.1.3　夜班岗位可设置一人同时完成报告的初审和报告批准与发布的工作。

4.2·临床化学检验结果批准与发布岗位的人员资质要求：医学检验专业背景，或相关专业背景经过医学检验培训，取得检验技师或检验医师初级及以上职称、经考核合格的人员。

4.3·临床化学检验结果批准与发布的人员授权与能力评估

4.3.1　申请临床化学检验结果批准与发布的授权人员，经过组内检验结果的批准与发布权限培训考核合格后，由组长向科主任提出书面申请，给予该工作人员的临床化学报告批准和发布的授权。

4.3.2　经科主任批准后，申请授权人员方可进行临床化学检验结果批准与发布。

4.3.3　若报告批准和发布的授权人员工作岗位没有变化，仅需一次授权，但是仍需每6个月或者每12个月进行一次人员能力评估，必要时根据需要增加人员岗位考核及能力评估的频次。

4.3.4　当现有授权人员职责变更时，或离岗6个月以上再上岗时，或政策、程序、技术有变更时，如变更了其他品牌新设备、厂家实际说明书发生了重要参数变更、系统软件升级等，临床化学组人员应接受再培训和再评估，合格后方可继续上岗，并形成人员培训考核及再评估记录。

4.4·检验报告批准与发布者审核内容

4.4.1 核对患者资料的完整和正确（如：住院号、姓名、性别、年龄、科别、床号、送检医师）。

4.4.2 核对标本采集时间、送检时间、检验时间是否正确。

4.4.3 临床医师所申请的检验项目是否已全部检验，有无漏项。

4.4.4 核对检验报告单上检验项目结果是否清晰、正确、显示完整。

4.4.5 核查历史数据，对比结果差异情况，有无明显异常。

4.4.6 核对检验结果是否出现荒诞值，如 CK-MB 结果高于 CK 结果的现象。

4.4.7 核对结果与患者临床诊断是否一致。

4.4.8 核对报告结果与可利用的患者有关临床信息的符合程度。

4.4.9 核对是否出现危急值报告。

4.4.10 是否有需要复查的结果。

4.4.11 其他需注意的问题。

4.5·检验结果的纠正

4.5.1 患者信息资料错误的标本要电话联系送检科室，经主管医师更正医嘱信息后，由临床化学实验室授权人员进行正常检验并按流程批准发布检验结果。

4.5.2 经核对后确实需复检的项目，重新检测原标本确认非实验室因素，应联系送检科室医护人员详细了解患者情况后，以决定是否可以发布检验结果。若可以发布，则应将与临床医护人员的沟通交流情况在 LIS 上报告备注栏注明，再发布结果。

4.6·标本不合格不能发布临床化学检验结果，临床化学实验室标本接收人员联系送检科室后，在 LIS 上注明原因和临床联系人、临床化学组联系人、沟通时间等相关内容，按标本拒收和取消标本接收处理。

4.7·检验结果经审核确认无误，结果发布后即可发放检验报告。"危急值"报告的发布应严格按照《危急值报告程序》的要求进行发布。

4.8·已发布检验报告的查询和打印

4.8.1 原则上不接受电话报告查询方式。如接到患者或其家属电话查询报告结果时，临床化学实验室工作人员可告知其报告是否已发布。临床医师对自己主管的患者报告结果提出异议时，临床化学实验室工作人员可就该份标本的检验结果与临床医师进行进一步沟通解释，并做好临床咨询记录。

4.8.2 门急诊患者请凭借患者本人就诊条形码到门急诊大厅自助打印机自行打印检验报告单；住院部患者报告一经发布，主管医师即可在 HIS 工作站查询到患者的报告信息并自行打印。

4.9·临床化学检验报告发布时间：临床化学组必须明确以下临床化学检验报告发布时间，并通报医务科和各临床科室。

4.9.1 脑卒中、胸痛中心等绿色通道标本的临床化学检验报告时间。

4.9.2 急诊临床化学标本的检验报告时间。

4.9.3 常规临床化学标本的临床化学检验报告时间。

4.10·临床化学检验报告的延迟发布：如因仪器故障、信息系统故障等突发特殊情况下，临床化学实验室人员不能正常完成检验工作或不能按照规定时间发出报告时，临床化学组组长应立即报请实验室主任批准，通过医务科向门急诊患者及临床医护人员发出临床化学检验报告的延迟发布通知，以对临床医师及患者诊疗的影响降到最低。

5. 相关文件和记录

5.1·××-JYK-PF-×××《医疗咨询工作程序》。

5.2·××-JYK-HX-××××《样品接收、处理和保存程序》。

5.3·××-JYK-HX-××××《危急值报告程序》。

参考文献

[1] 尚红,王毓三,申子瑜.全国临床检验操作规程[M].4版.北京：人民卫生出版社,2015.

[2] 中国合格评定国家认可委员会.CNAS-CL02：医学实验室质量和能力认可准则(ISO15189：2012,IDT)[S].2015.

[3] 中国合格评定国家认可委员会.CNAS-CL02-A003：医学实验室质量和能力认可准则在临床化学检验领域的应用说明[S].2018.

（李　锋）

附加/让步检验管理程序

××医院检验科临床化学组作业指导书	文件编号：××-JYK-HX-××××
版本： 生效日期：	共 页 第 页

1. 目的

确保本专业检验程序的操作规范化、程序化、标准化，保证检验结果的准确性。

2. 适用范围

临床化学专业开展的检验项目。

3. 职责

本组内的工作人员负责标本的附加/让步检验及检测结果的发布。

4. 程序

4.1·附加检验：因临床科室的需求，已经开具医嘱、执行医嘱、标本送检、标本处理、标本检测、报告发放的样本，需要再增加检测项目的检验。标本的储存及稳定性必须符合该检测项目的性能要求；应仔细核对患者信息的一致性，确保标本无误。

4.2·附加检验的时效性：附加检验项目标本的稳定期详见表7-3。理论上，附加检验均可在待检项目的标本稳定期内完成检测，但是，为了保证结果的准确性及时效性，通常建议只对当天的标本进行附加检验（稳定期更短的项目如K、AST等应以实际稳定期要求为准），一般不建议对隔天以后的标本进行附加检验。

表7-3 临床化学检测项目血清标本存储稳定性一览表

项　　目	2～8℃	＜－20℃	项　　目	2～8℃	＜－20℃
K	8 h	/	LDH	8 h	/
Na	8 h	/	HBDH	7 日	/
Cl	8 h	/	CK	8 h	/
CO_2	8 h	/	CHOL	8 h	/
Ca	1 周	/	TG	8 h	/
P	1 周	3 周	HDL	8 h	/
BUN	/	/	LDL	8 h	/
CREA	24 h	＞1 min	APOA1	4 周	＞4 周
GLU	24 h	/	APOB	4 周	＞4 周
UA	3 日	6 min	Mg	8 h	/
TP	1 周	/	Fe	8 h	/
ALB	1 min	/	TBA	1 周	2 min
ALT	8 h	/	RBP	14 日	/
AST	8 h	/	Cys-C	3 日	＞3 日
TBIL	3 日	3 min	TP-U	3 日	/
DBIL	3 日	3 min	HCY	0.5 h	/
ALP	8 h	/	LIP	5 日	/
GGT	3 日	1 周	AFU	4℃ 1 周	/
CHE	8 h	/	LPa	8 h	/
AMY	＞1 min	/	5′-NT	24 h	/

注：摘自厂家试剂说明书。

4.3·附加检验的前提：为减少患者采血量，避免对患者多次穿刺采血带来安全风险，临床医师可根据患者的病情需要，及时进行附加检验。

4.4·附加检验操作程序

4.4.1 临床医师如需进行附加检验，需先与临床化学组工作人员电话联系，说明申请对某一标本增加检测项目的原因。

4.4.2 临床化学组接电话的工作人员应首先找到已送达检验科或已完成检验的该份标本（可以通过患者姓名、登记号或者检验号查找），并与临床医师再次核对确认该患者信息，信息确认无误和标本质量、检测量完全满足后，告知临床医师可追加新的一条医嘱。

4.4.3 临床医师开具附加检验的医嘱后，临床科室护士应立即执行此条附加检验医嘱，打印附加检验医嘱条形码。

4.4.4 临床科室护士或经授权的其他人员（如物流人员）将打印的附加检验医嘱条形码送至检验科临床化学组，交给接电话的工作人员或在岗的其他临床化学组工作人员。

4.4.5 临床化学组条形码接收人员与条形码送检人员共同核对附加检验医嘱条形码上的信息与已送检标本信息无误后，由条形码接收人员将此条医嘱的条形码粘贴在查找到的标本上。

4.4.6 在LIS上进行扫描接收后，按常规标本检测流程上机检测并审核、发布报告。

4.5·让步检验：对危、急、重症抢救病患及特殊患者的不合格标本（严重脂血、溶血等），应先告知送检科室医护人员，如临床科室不能重新送检标本，临床急需检验结果且确认同意采用此不合格标本检测时，工作人员方可进行检测，并在报告单备注栏注明标本状况及对检验结果的影响。

5. 相关文件和记录

××-JYK-PF-××-TAB-××《不合格标本拒收记录表》。

参考文献

[1] 尚红，王毓三，申子瑜.全国临床检验操作规程[M].4版.北京：人民卫生出版社，2015.

[2] 中国合格评定国家认可委员会.CNAS-CL02：医学实验室质量和能力认可准则(ISO15189：2012，IDT)[S].2015.

[3] 中国合格评定国家认可委员会.CNAS-CL02-A003：医学实验室质量和能力认可准则在临床化学检验领域的应用说明[S].2018.

（李　锋）

检验后样品保存与废弃处理程序

××医院检验科临床化学组作业指导书	文件编号：××-JYK-HX-××××
版本： 生效日期：	共 页 第 页

1. 目的

规范临床化学组检验后样本的管理，确保标本质量，严格控制生物安全风险。

2. 适用范围

临床化学组的全部检验后标本。

3. 职责

3.1·临床化学组组长负责监督管理检验后样本的储存及废弃处理。

3.2·临床化学组组内工作人员负责本组检验后样本的保存及废弃处理工作。

3.3·具有高压锅上岗证的工作人员负责实验室检后标本废弃处理前的高压消毒工作。

3.4·保洁员负责医疗废物收集、交接、分类、消毒处理、包装、记录和运送工作。

4. 程序

4.1·检验后样品的保存

4.1.1　检验后标本的保存条件

4.1.1.1　一般情况下，临床化学项目检测后的标本保存在 2～8℃冰箱，且需加盖或封膜保存。

4.1.1.2　用于科研或其他特殊需求需长期保存的标本，应放置于－20℃以下温度进行保存。保存前可分离出血清以便于保存，或根据使用目的考虑是否需分离血清。

4.1.2　检验后标本的保存时限

4.1.2.1　检验后标本通常在 2～8℃冰箱保存 7 天。

4.1.2.2　需复检的标本参照《附加/让步检验管理程序》（文件编号：××-JYK-HX-××××）表 7-3 中规定时限内进行复检，超出复检时限要求的标本主要用于进行标本信息复核。

4.1.2.3　实验室仅对在稳定期内的标本进行复检或核对，不负责对超过保存期或无保存价值的标本进行复检或核对。

4.1.2.4　对稳定性较差的检测项目，不适宜用储存的检后标本进行复检。

4.1.3　检验后标本的保存

4.1.3.1　每批完成报告发布后的检后标本，清点数量后按照 1、2、3……的标本序号顺序摆放，或由样本处理系统进行归档，并应及时封膜或加盖后放入临床化学组检后标本保存冰箱。

4.1.3.2　放入冰箱的检后标本应清晰标记日期、组别、标本数量、标本编号、登记人姓名等信息。

4.1.3.3　每天完成全部检验工作后,将最后一批检后标本放入冰箱保存时,应对当天全部检后标本数量进行核对,并在《科室工作日志》上记录检后标本数量。

4.1.3.4　每天全部的检验后标本集中放置在冰箱一层或某一区域,每层或每一区域注明星期×,如星期一、星期二等,以便于查找和汇总转交。

4.1.3.5　检验后标本保存 7 天后取出进行废弃处理。

4.1.4　标本保存的条件的监控

4.1.4.1　对标本保存的条件进行有效监控,每天早上上班后当天的记录人员负责对标本保存冰箱的温度进行记录。

4.1.4.2　当冰箱温度失控时,报告质量监督员并按《不符合识别与控制程序》进行处理。

4.1.4.3　每月末组长对本月的标本保存冰箱温度记录再次进行核查并签字归档。

4.2·样品废弃处理

4.2.1　检验后标本保存 7 天后,在处理之前先由临床化学组检验人员与具有特种压力容器培训资质的后勤人员进行检验后标本的交接。后勤人员与专业组做好消毒数量和时间(时间具体到分钟)的交接记录。

4.2.2　后勤人员核对需消毒检后标本的保存期限和数量,对符合废弃要求的检验后标本,放至高压消毒锅的提篮中进行消毒,装载量不得超过高压消毒锅容积的 2/3(具体消毒操作详见《高压消毒锅标准操作规程》)。高压消毒后的标本作为医疗废物处置。

4.2.3　实验过程中使用过的其他医疗耗材(如吸管、加样头等)均视为医疗废物。

4.2.4　高压消毒处理后的检后标本及其他医疗废物由科室后勤人员统一转交给医院负责转运医疗废物的保洁人员,双方在《医疗废物交接记录表》中按照医疗废物类别分别逐项登记数量后签字交接。

4.2.5　医疗废物由医院保洁人员运送至医院医疗废物处理点进行集中处理,并做好处理记录。

5. 相关文件和记录

5.1·××-JYK-SH-PF13《样品接收、处理和保存程序》。

5.2·××-JYK-SH-PF-×××《生物安全管理程序》。

5.3·××-JYK-PF-××-TAB-××《已检测标本保存和废弃记录表》。

5.4·××-JYK-PF-××-TAB-××《已检测阳性标本保存和废弃记录》。

参考文献

[1] 尚红,王毓三,申子瑜.全国临床检验操作规程[M].4 版.北京:人民卫生出版社,2015.

[2] 中国合格评定国家认可委员会.CNAS-CL02:医学实验室质量和能力认可准则(ISO15189:2012,IDT)[S].2015.

[3] 中国合格评定国家认可委员会.CNAS-CL02-A003:医学实验室质量和能力认可准则在临床化学检验领域的应用说明[S].2018.

(李　锋)

第二篇

临床化学检验标准操作规程

第八章
仪器设备标准操作规程

全自动生化分析仪标准操作规程

××医院检验科临床化学组作业指导书	文件编号：××-JYK-HX-SOP-×××
版本： 生效日期：	共 页 第 页

1. 目的
建立规范标准的××生化分析仪的操作程序。

2. 仪器名称及型号
××(品牌)××(型号)生化分析仪。

3. 适用范围
适用于临床化学组经授权的检验技术人员。

4. 仪器简介和测试原理
4.1·仪器简介：××系统是××公司最新研制的大型血清工作站,采用了先进的模块化设计理论,基于智能化流程管理软件的多模块组合。本实验室系统由 ISE/××/×× 模块组成的全自动生化分析仪。每小时理论测试量达 3 600 个。

4.2·测试原理

4.2.1 样本的检测：仪器自动吸样、加试剂、比色(或比浊)、结果计算。

4.2.2 比色法：被测物质吸光度与它浓度大小成正比,即吸光度与浓度之间满足朗伯-比尔定律：$A = Kbc$。

4.2.3 透射比浊法：抗原、抗体反应形成复合物,引起溶液浊度变化,导致透过光的减弱,减弱的强度与被测蛋白的含量呈多点线性关系。

5. 仪器开展检测项目
见表 8-1。

表 8-1 全自动生化仪器检测项目

① 总蛋白(TP)	⑩ 丙氨酸氨基转移酶(ALT)	⑲ 肌酐(Cr)
② 白蛋白(Alb)	⑪ 天冬氨酸氨基转移酶(AST)	⑳ 肌酸激酶(CK)
③ 前白蛋白(PA)	⑫ γ-谷氨酰基转移酶(GGT)	㉑ 肌酸激酶同工酶(CK-MB)
④ 总胆红素(TB)	⑬ 碱性磷酸酶(ALP)	㉒ 补体 C3(C3)
⑤ 直接胆红素(DB)	⑭ 乳酸脱氢酶(LDH)	㉓ 补体 C4(C4)
⑥ 总胆固醇(TC)	⑮ 葡萄糖(GLU)	㉔ 钙(Ca)
⑦ 三酰甘油(TG)	⑯ 总胆汁酸(TBA)	㉕ 镁(Mg)
⑧ 高密度脂蛋白胆固醇(HDL)	⑰ 尿素氮(BUN)	㉖ 其他(根据具体情况写)
⑨ 低密度脂蛋白胆固醇(LDL)	⑱ 尿酸(UA)	

6. 仪器环境要求
6.1·空间安装要求：仪器应安装在稳固平整的地面。仪器两侧各保留至少 0.20 m 的空间,后部至少要有 0.50 m 的空间,以方便维护保养和仪器热气的排放。要水平放置,避免震动。仪器宜放置在通风良好、灰尘少的环境,避免过冷或过热或日光直射的环境中。

6.2·环境条件要求

6.2.1 环境温、湿度:18～32℃,温度的改变应该<2℃/h,环境相对湿度40%～80%。

6.2.2 电源电压要求:输入电压220 V(±10%)50 Hz(±3%),有良好接地的电源,单独接地线,对地阻抗<10 Ω,零地电压<2 V,仪器功率6 KVA,建议UPS功率>10 KVA。

6.2.3 在附近没有会产生电磁波的仪器。

6.3·供水要求:无菌去离子水(要求<10 cfu/ml,电导率≤2 μS/cm),去离子水温在5～28℃之间,水量为62 L/h,水压为0.49～3.92 kg/cm²。

6.4·仪器安全:在仪器周围不可使用可燃性危险品,避免引起火灾和爆炸。仪器处于运行状态,禁止打开仪器前面、侧面和背面面板,以免损害仪器线路和管道。

6.5·人员安全:仪器设备中所有与患者的样品接触或有潜在性接触可能的表面与零件都视为污染物。在操作、维护仪器设备时需穿戴保护性的手套和外套。在仪器运转过程中,勿触及移动的所有装置,避免人身伤害。

7. 操作

7.1·开机前准备

7.1.1 检查水源:仪器要求使用去离子水,其最大耗水量(全部使用浓缩双试剂)150 L/h,开机前应检查去离子水贮备量。可用下面公式估算:贮水量(L) = 预计测试总量/1 600 × 62×0.7,或装备产水速度大于150 L/h的去离子水制水设备,打开贮水容器的出水阀门。

7.1.2 检查电源:仪器建议配备容量6 KVA以上的断电不间断电源(UPS)。检查UPS电源应该处在断电保护(Inverter)及AC灯亮的工作状态。

7.1.3 检查清洗剂原液量:清洗剂原液桶内液面不低于1/3,如不足请添加。

7.1.4 检查样品、试剂分配器及样品针、试剂针、搅拌棒是否正常。

7.1.5 检查样品针清洗液(W1位),Det1位置放置2%清洗液B 50 ml,Det2放有效氯为0.5%的次氯酸钠消毒液50 ml。如不够则添加。

7.1.6 检查试剂:请在开机前将放有试剂瓶的试剂盘放入相应的试剂仓中。如果开机后再放试剂盘,将无法使用选择性查试剂方式,仅可使用"All"(全查)。

7.2·开机程序

7.2.1 打开供水系统开关。

7.2.2 开机:仪器有三种开机方式:总关机后开机、待机状态下开机和自动开机。

7.2.2.1 总关机后开机:总关机是指按"Em Stop"键关机后再开机,此状态下开机需先按仪器右侧的白色"Reset"键,按键后可听见冰箱启动声音。再按白色键旁边的绿色"On"按键,仪器及计算机将启动。

7.2.2.2 待机状态下开机:关机后保持冰箱继续开启为待机状态。此状态下开机仅需要按"On"按键,仪器及计算机将启动。

7.2.2.3 自动开机:仪器可以在系统参数内或者在关机窗口内预先设定每天或第二天的自动开机时间,自动开机必须在待机状态下才可以执行,在设定的时刻仪器及计算机将自动启动。

7.3・仪器初始化：在任一种方式下开机启动后，计算机屏幕出现"Program download to the analyzer"（程序下载）后将自动进入到程序的"Start Condition"（起始菜单）。同时仪器将自动运行"Inital"（初始化）程序使仪器各部分做复位动作后，仪器转到"Warm Up"（预热）状态。

7.4・"Warm Up"（预热）状态：预热状态的标志是屏幕的左上角显示"Warm Up"。在预热状态下可以进行各种屏幕操作（编工作表、编参数、查试剂等）。预热状态的结束时间与开机方式有关：在总关机后开机：预热时间需 40～90 min 结束；在待机状态开机：预热时间需 22 min 左右结束。预热状态结束后，系统将自动转到"Stand By"准备状态，仪器可以随时开始测定。因某种原因操作者需要尽快开始工作，可以执行菜单"Set Stand By"操作，使仪器马上结束预热并转到"Stand By"状态（注：此操作一般用于总关机后开机情况，在待机状态开机时最好不用）。

7.5・起始条件设定：在任何一种开机方式下启动后程序都会自动进到并停留在"Start Condition"（起始）菜单。仪器的数据管理方式是：把每一天的数据作为一个数据文件，用当天的日期做文件的目录索引"Index"。因此每天开机后必须在"Start Condition"菜单的"Data Index"（数据索引）处选择"Current Time"，将建立一个空的数据文件。鼠标点击两次"Exit"或按"F2"键，可以退出此菜单。进入主菜单屏幕。退出起始菜单的同时，试剂盘将自动检查试剂瓶位置。如果仪器用在 24 h 连续工作方式，建议用户在每天的第一次测定开始前（1 点钟以后），从主菜单进入"Start Condition"（起始）菜单，将"Data Index"（数据索引）设置为当天的日期索引。同时"Serum Start No."（起始样品号）复位到 0001 号，开机过程结束。

7.6・常规、急诊标本检测程序

7.6.1　常规标本

7.6.1.1　编辑工作表：点击"复位"，选择"样品架申请"，选择"样品"中的"测试申请"。

7.6.1.1.1　单个样本编辑：点击"复位"。选择"样品架申请"，选择"样品"中的"测试申请"，在"样品号"中确认当前需编辑的样本号，确认后点击"开始登录"后选择项目，点击"登录"确认。如要编辑下一样本，继续选择项目，然后点击"登录"，完成项目编辑后点击"退出"，将相应的样本按顺序放在白架子上放在进样区，点击"开始"开始运行。

7.6.1.1.2　批量样本编辑：点击"复位"，选择"样品架申请"，选择"样品"中的"测试申请"，在"样品号"中确认当前需编辑的样本号，确认后点击"开始登录"后选择项目，点击"批输入"，选择"样品数"中输入需批量编辑的样本数，点击"OK"后再次确认"样品号"处，确认后点击"退出"，将相应的样本按顺序放在白架子上放在进样区，点击"开始"开始运行。

7.6.1.1.3　采用条形码模式则无需上述复杂的编辑，直接将带条形码的样本放置于样本架即可。但条形码模式必须开发与所使用仪器系列相匹配的"实验室信息系统"即 LIS 系统，不同实验室可根据实验室具体情况设定相应的操作 SOP。

7.6.1.2　开始测定程序

7.6.1.2.1　标本准备：按检验项目标本制备要求制备标本，上机测定的标本应无纤维丝状物、血凝块及其他可能导致样本针堵塞的悬浮物。

　　7.6.1.2.2　装载样本：将准备好的待测样本按顺序插入样本架上，如采用条形码模式，可任意插入。将装载有待测样本的样本架安放到样品架进样器上，样品架进样器上左右共可以放置 40 个样本架（400 个样本）。

　　7.6.1.2.3　开始测定：仪器在"待机"或"测量 2"，点击界面上的"▶"键，界面中弹出"开始"对话框。检查窗口中"例行"对应于"血清""尿""其他 1""其他 2"的起始样本号必须与传送轨道的第一个样本号一致，否则点击"编辑样品编号"进行修改。点击"开始"启动仪器，开始自动测定操作。

　　7.6.2　急诊样本：全自动生化分析仪有一种急诊标本插入方式，即急诊样本架（红色）插入。

　　7.6.2.1　编辑急诊样本：点击"复位"→选择"样品架申请"→选择"样品"中的"测试申请"，将"样本类型"中点击"开关"转换到"急诊"→在"样本号"中确认当前需编辑的急诊样本号→在"类型"中选择样本类型（血清、尿液等）→确认后点击"开始登录"后选择项目→点击"登录"确认→如要编辑下一样本，继续选择项目，然后点击"登录"→完成项目编程后点击"退出"。

　　7.6.2.2　装载样本：按检验项目标本制备要求制备标本，上机测定的标本应无纤维丝状物、血凝块及其他可能导致样本针堵塞的悬浮物。将准备好的待测急诊样本按顺序插入红色样本架，如采用条形码模式，可任意插入。

　　7.6.2.3　急诊样本测定结果查看、编辑和输出与常规样本一样。

　　7.6.3　复查样本：重新测定有两种方式，自动重测和样本架重测。

　　7.6.3.1　自动重测：选择"菜单列表"→"系统"→"系统状态"→"自动重测"下拉框中选择"可用"。自动重测需相关人员设置自动重测条件。

　　7.6.3.2　样本架重测：选择"菜单列表"→"系统"→"系统状态"→"自动重测"下拉框中选择"禁用"。编辑重测样本：选择"菜单列表"→"常规"→"重测"→点击"重测顺序"进行重测样本编辑；在"样本类型"处选择是"例行"（例行样本重测）或"紧急"（急诊样本重测）；在"样本号"中输入重测的样本编号；点击"开始登录"编辑需重测的项目，根据重测目的，选择是正常重测、稀释重测还是浓缩重测，仪器会自动累加重测号码，以"H×××"命名；点击"登录"确认。

　　7.6.3.3　开始重测：将重测样本取出，按照重测表上的顺序放置在橙色样本架上，将样本架放置在样本传送轨道，按"▶"开始测定。

　　7.6.3.4　重测结果的更新

　　7.6.3.4.1　自动更新：选择"菜单列表"→"参数"→"重测参数"→"重测常见参数"将其中的"自动重测数据覆盖原始数据"打上勾，当重测分析完成后，重测结果自动替换原来的结果。

　　7.6.3.4.2　确认更新：当"自动重测数据覆盖原始数据"未打上勾时，重测结果需以手工方式确认后更新。进入"菜单列表"→"常规"→"重测"→"重测验证数据"→"样品"中选择样本、并选择需要覆盖的项目或在"测试"中选择相应测试，然后点击"重测覆盖"以更新当前结果数据。

7.6.4　查看与编辑测定结果

7.6.4.1　查看测定结果

7.6.4.1.1　实时浏览结果：点击"复位"，选择"样品状态"，选中要查看的样本，点击"详细信息"可以查看当前选中样本的结果或者点击"实时显示"查看所有样本结果信息。

7.6.4.1.2　查看样本结果：点击"复位"，选中"样品管理员"，仪器默认选中当前索引下所有样本（如要查看以前索引结果，可以在"搜索"中查找需要查看的索引），然后选中"样品"查看所有样本结果信息；选择"测试"可以按测试项目查询。

7.6.4.1.3　查看反应曲线：点击"复位"，选中"样品管理员"，仪器默认选中当前索引下所有样本（如要查看以前索引结果，可以在"搜索"中查找需要查看的索引），然后选中"样品"查看所有样本结果信息，选中需要查看项目，点击"反应监控器"查看选中项目的反应曲线。

7.6.4.2　编辑测定结果：点击"复位"，选中"样本管理员"，仪器默认选中当前索引下所有样本，选中"样品"查看所有样本结果信息。如需对具体样本的具体项目进行修改和编辑，选中"编辑"对项目结果进行修改。修改结果需经质量主管批准才能对测定结果进行编辑，并在《检验结果审核记录表》中记录所修改的数据。

7.6.4.3　校正测定结果：如有一个项目的测定结果产生"系统误差"，可用公式 $Y = AX + B$ 对测定结果进行批量校正。点击"复位"，选中"样本管理员"，仪器默认选中当前索引下所有样本，点击"数据更正"，选择要修改的项目，输入 A 和 B 对其进行批量校正。注意：对测定结果进行"校正"有可能引起数据输出错误，因此必须在可靠质控结果对照下，经质量主管批准才能对测定结果进行编辑，并在《检验结果审核记录表》中记录所修改的数据。

7.6.4.4　数据传送：数据输出有两种方式，打印报告、传输至在线输出。

7.6.5　结果审核

7.6.5.1　质控结果：确认质控结果在控，如质控结果失控，则表明测定结果存在严重误差，应根据《室内质量控制——失控结果的处理》处理失控结果。

7.6.5.2　标本测定结果：质控结果在控，对标本测定结果进行审核。有仪器报警的测定结果，应按仪器报警处理要求进行处理重新测定；无仪器报警的测定结果，对照患者病情、病程判断结果的符合性；确认测定结果。

7.6.6　结果备份：通过软件备份到硬盘。打开光驱，然后关闭光驱。选择待备份数据，点击"Backup Data"按钮，其他默认，确认，输入备份资料的日期（如 20180103），点击"OK"即可。备份完成，点击"Delete All"按钮。

7.7 · 关机程序

7.7.1　关机前执行电解质分析单元清洗。

7.7.1.1　在电解质处的"Clean"（清洁）位置放上电解质的清洁液。

7.7.1.2　在"复位"界面下，点击"分析仪保养"，选择"ISE 保养"，进入"保养"。

7.7.1.3　点击右下角的"清洁"，清洁电解质单元，清洗完毕后仪器自动回到"待机"状态。

7.7.2　关机：仪器操作主界面有一个 键，点击此键，弹出"关机"窗口。点击"是"，仪器将自动关闭 ANL 主机及 PC 电脑，仪器进入"待机关机"。在此状态下仪器试剂仓保持制冷,试剂可以放在试剂仓中不用取出。在此状态下 ISE 将自动做电极的定时冲洗。

7.7.3　关闭水源开关。

8. 试剂及耗材更换

8.1·全自动生化分析仪配置两个试剂仓,分别为 R1 试剂仓、R2 试剂仓,试剂必须使用配套的试剂瓶才能装载在试剂仓中,可供使用的试剂瓶规格有 120 ml、60 ml、30 ml、15 ml 共 4 种,使用 15 ml、30 ml 试剂瓶时必须使用相应的"适配器,挡片"固定,以防止试剂瓶倾倒。试剂瓶尽量不要重复使用,或者清洗干净后再次使用。

8.2·全自动生化分析仪配置 ID 条形码识别方式和固定试剂瓶位置两种试剂识别方式。将试剂设定为 ID 条形码方式时,仪器通过扫描试剂瓶上的条形码自动识别试剂的种类。这种识别方式必须使用原装配套试剂。对于非原装试剂或在某些情况下 ID 条形码识别方式不能正常使用时,必须采取固定试剂位置方式,指定试剂种类的位置。

8.3·装载试剂

8.3.1　原装试剂

8.3.1.1　打开试剂仓 1 的盖子,将总蛋白试剂 1(R1)放入试剂仓 1 任意位置,加装挡片固定,盖上试剂仓盖子,并确定盖子位置正确。

8.3.1.2　打开试剂仓 2 的盖子,将总蛋白试剂 2(R2)放入试剂仓 2 任意位置,加装挡片固定,盖上试剂仓盖子,并确定盖子位置正确。

8.3.1.3　点击"复位"→选择"试剂管理"→进入"试剂管理"选择"主"→点击"试剂检查"→点击"详细信息"进入"详细信息"界面观察试剂详细信息。

8.3.2　非原装试剂

8.3.2.1　打开试剂仓 1 的盖子,将总蛋白试剂 1(R1,无条形码)放入试剂仓 1 的第 5 号位置,加装挡片固定,盖上试剂仓盖子,并确定盖子位置正确。

8.3.2.2　打开试剂仓 2 的盖子,将总蛋白试剂 2(R2,无条形码)放入试剂仓 2 的第 5 号位置,加装挡片固定,盖上试剂仓盖子,并确定盖子位置正确。

8.3.2.3　点击"复位"→选择"试剂管理",点击右下角的"试剂检查",等待试剂检查完成→点击"详细信息"→点击"确认"保存并退出,可以发现固定位置试剂左方有一个"＊"。

8.4·更换或添加试剂

8.4.1　点击"复位"→选择"试剂管理"→进入"试剂管理"选择"主"→点击"试剂检查"→点击"详细信息"进入"详细信息"界面观察试剂详细信息。其中显示当前剩余测试数、在机有效期、批号、瓶号等。

8.4.2　根据用量添加或者更换试剂(一台仪器同一个项目最多可以放置 5 套相同试剂),应尽可能地采用更换试剂方式,避免重复使用试剂瓶。打开试剂仓盖,根据试剂信息显示,更换或添加所需试剂;点击左下角的"初始化在机稳定期"。

8.5·检查试剂

8.5.1　全自动生化分析仪要求更换试剂或者添加试剂后必须执行一次"试剂检查"程序,更换或者添加的试剂才被确认。

8.5.2 点击"复位"→选择"试剂管理"→进入"试剂管理",点击右下角的"试剂检查",等待试剂检查完成。

9. 报警及处理

如果发出了一项警报,则警报按钮将闪烁。当"警报"按钮闪烁时,有必要打开"警报"窗口查看相应的警报。警报窗口识别各种系统警报状态。

9.1·选择"警报"(总览按钮),显示警报窗口。

9.2·选择各条警报,查看具体说明和消除办法(显示在屏幕下半部分)。

9.3·根据相应的消除办法,纠正各个警报状况。如果出现任何故障,可参考仪器说明书"具体模块的检修办法"一章。

9.4·选择"关闭",可关闭警报窗口。

参考文献

[1] 尚红,王毓三,申子瑜.全国临床检验操作规程[M].4版.北京:人民卫生出版社,2015.

[2] 万学红,卢雪峰.诊断学[M].8版.北京:人民卫生出版社,2013.

[3] 中国合格评定国家认可委员会.CNAS-CL02:医学实验室质量和能力认可准则(ISO 15189:2012,IDT)[S].2015.

[4] 中国合格评定国家认可委员会.CNAS-CL02-A003:医学实验室质量和能力认可准则在临床化学检验领域的应用说明[S].2018.

(袁恩武)

全自动生化分析仪校准标准操作规程

××医院检验科临床化学组作业指导书	文件编号：××-JYK-HX-SOP-×××
版本： 生效日期：	共 页 第 页

1. 目的

建立规范标准的××生化分析仪校准的操作程序。

2. 仪器名称及型号

××(品牌)××(型号)生化分析仪。

3. 适用范围

适用于临床化学组经授权的检验技术人员。

4. 职责

由授权的检验技术人员操作,组长负责指导和监督检验项目的日常校准,××工程师负责仪器的周期校准。

5. 校准操作程序

5.1·××全自动生化分析仪校准周期为一年。

5.2·校准方:仪器生产厂方或由其授权单位。

5.3·校准方法:按照仪器的维护校准计划实施或者在仪器校准有效期到期一个月前,由组长联系××公司工程师上门校准;由校准方提供校准人员资质证书或者授权文件。

5.4·校准内容

5.4.1 工作环境及仪器状态检测:环境温度15～32℃;相对湿度20%～80%;仪器工作电压220±22 V。

5.4.2 仪器各组成部件工作检测:包括电源线、除尘过滤网、键盘、打印系统、显示屏、传输系统、清洗部件、搅拌器、加样部件等工作状态是否正常。

5.4.3 仪器检测内容

5.4.3.1 化学分析模块(包括杂散光):要求吸光度≥23 000;吸光度线性范围:要求直线回归相关系数>0.995;吸光度准确性:要求吸光度4 860的允许误差为±250;吸光度9 680的允许误差为±700;吸光度稳定性:要求极差<100;吸光度重复性:要求变异系数<1.5%;样品携带污染率:要求≤0.5%;加样系统的准确性与重复性:要求CHKS的吸光度应位于规定范围内,且CV应<1.5%;CHKR1的吸光度应位于规定范围内,且CV应<0.5%;CHKR2的吸光度应位于规定范围内,且CV应<1.0%;孵育池温度准确度及波动:要求温度在37±0.3℃内,波动≤0.2℃;试剂舱温度检测:要求在5～15℃范围内,波动≤0.2℃;临床项目的批内精密度:要求TP<2.5%;BUN<2.5%;ALT<5%。

5.4.3.2 ISE模块:钾、钠、氯离子相邻两次检测值偏差≤0.2;正确度:钾、钠、氯离子偏差≤3.0%;精密度:钾<2.5%,钠<1.5%,氯<1.5%;线性范围:钾、钠、氯离散百分比≤

3.0％；稳定性：钾、钠、氯波动百分比≤2.0％；携带污染率≤1.5％。

5.5·校准后审核：校准完成后，应当由××公司出具有签名盖章的校准合格证书，并注明有效期限，同时附有完整的校准记录，包括校准后的各种数据等内容。校准报告收到后应当经过临床化学组组长的审核并签名确认，然后妥善保存。

5.6·校准记录：仪器校准完成后，及时在仪器设备档案中记录校准时间，校准结果及有效期，并注明下次拟校准的日期。保存校准报告及校准记录至少2年。

6. 检验项目校准（定标）程序

6.1·××生化分析仪检验项目、校准品及校准方法：见表8-2。

表8-2　××生化分析仪检验项目、校准品及校准方法

序号	检　验　项　目	校　准　品			校准方法
		空　白	品牌	浓　度	
1	总蛋白(TP)	生理盐水	××	参照校准品值	2 points
2	白蛋白(Alb)	生理盐水	××	参照校准品值	2 points
3	总胆红素(TB)	生理盐水	××	参照校准品值	2 points
4	直接胆红素(DB)	生理盐水	××	参照校准品值	2 points
5	丙氨酸氨基转移酶(ALT)	生理盐水	××	参照校准品值	2 points
6	碱性磷酸酶(ALP)	生理盐水	××	参照校准品值	2 points
7	乳酸脱氢酶(LDH)	生理盐水	××	参照校准品值	2 points
8	γ-谷氨酰基转肽酶(GGT)	生理盐水	××	参照校准品值	2 points
9	总胆汁酸(TBA)	生理盐水	××	参照校准品值	2 points
10	前白蛋白(PA)	生理盐水	××	参照校准品值	full points
11	天门冬氨酸氨基转移酶(AST)	生理盐水	××	参照校准品值	2 points
12	葡萄糖(GLU)	生理盐水	××	参照校准品值	2 points
13	尿/脑脊液蛋白	生理盐水	××	参照校准品值	full points
14	肌酐(Cr)	生理盐水	××	参照校准品值	2 points
15	尿素氮(BUN)	生理盐水	××	参照校准品值	2 points
16	尿酸(UA)	生理盐水	××	参照校准品值	2 points
17	总胆固醇(TC)	生理盐水	××	参照校准品值	2 points
18	三酰甘油(TG)	生理盐水	××	参照校准品值	2 points
19	高密度脂蛋白胆固醇(HDL)	生理盐水	××	参照校准品值	2 points
20	低密度脂蛋白胆固醇(LDL)	生理盐水	××	参照校准品值	2 points
21	……(列出所有项目)	…	…	…	…

6.2·校准条件：下列情况下需要进行项目校准。

6.2.1　更换不同批号试剂时。

6.2.2　室内质控结果失控时。

6.2.3　试剂达到需要校准的时间间隔或者仪器软件提示需要定标。

6.2.4　仪器重要部件的维修或更换，可能影响检测结果时，应当进行项目校准。

6.3·校准方：授权仪器操作人员。

6.4·定标：进入"Calibration"，选择"Status"界面，选定需定标项目和定标方法，点击"Save"，将定标液放在定义好的位置，点击"Start"，仪器开始运行校准过程。

6.5·定标结果查看

6.5.1 进入"Calibration"，选择"Status"界面，再选择"Calibration Result"可看到项目的定标结果。

6.5.2 在"Workplace"界面，选择"Calibration Review"，可见定标状态。P 表示正在进行定标；S 表示定标通过；F 表示定标失败。

6.6·校准验证：通过检测室内质控品，如果测定结果在控，证明校准通过。如果结果失控或超出可接受范围，则应重新校准。或者采用患者标本不定期比对，比对结果符合要求，表示定标可接受。如果不能解决，必要时联系厂家技术人员或者工程师协助解决。

6.7·校准原始结果应当打印或者拷盘存档，至少保存 2 年。

6.8·校准失败的处理

6.8.1 检查试剂：试剂状态、批号、有效期、保存条件等。

6.8.2 校准品：复溶状态、保存时间、保存条件及有效期等。

6.8.3 室内质控物：复溶状态、保存时间、保存条件及有效期等。

6.8.4 仪器原因：光路（灯泡寿命）、比色杯、水浴池以及保养情况，必要时联系工程师进行仪器维修保养。

7. 相关文件

7.1·××-JYK-HX-SOP-××《××自动生化分析仪标准操作规程》。

7.2·××-JYK-HX-××××《临床化学组仪器设备管理程序》。

7.3·××-JYK-HX-××××《仪器设备校准程序》。

（范列英 陆 柳）

全自动生化分析仪质控标准操作规程

××医院检验科临床化学组作业指导书	文件编号：××-JYK-HX-SOP-×××
版本：　　　　　生效日期：	共　页　第　页

1. 目的

建立规范标准的××生化分析仪质控的操作程序。

2. 仪器名称及型号

××(品牌)××(型号)生化分析仪。

3. 适用范围

适用于临床化学组经授权的检验技术人员。

4. 职责

4.1·组长负责质控工作的管理，并负责制定相关的质控程序，负责本专业组质控程序的实施、总结，并监督落实日常的质控程序执行情况。

4.2·实验室人员负责质控程序的完成和记录，并填写记录和分析报告。

5. 质控操作程序

5.1·质控品的准备：每日从2～8℃及−20℃冰箱取出各项目质控，室温放置15 min左右，轻轻颠倒混匀数次，使质控品完全溶解备用。

5.2·各项目质控品的使用、复溶、分装、保存：见临床化学组《定标品、质控品的复溶、分装、保存、使用操作程序》标准操作规程。

5.3·质控品分析的个数、浓度水平及频率：每批使用2～3个浓度水平的质控品，8 h内进行1～2批的质控品检测，一般在检测标本前检测，在质控在控的情况下进行常规标本的检测。××生化分析仪的质控品使用情况，见表8-3。

表8-3　××生化分析仪的质控品使用情况

项　　目	质控品	检测频次
总蛋白(TP)	××	每天　次
白蛋白(Alb)	××	每天　次
总胆红素(TB)	××	每天　次
直接胆红素(DB)	××	每天　次
丙氨酸氨基转移酶(ALT)	××	每天　次
碱性磷酸酶(ALP)	××	每天　次
乳酸脱氢酶(LDH)	××	每天　次
γ-谷氨酰基转肽酶(GGT)	××	每天　次
总胆汁酸(TBA)	××	每天　次
天门冬氨酸氨基转移酶(AST)	××	每天　次
葡萄糖(GLU)	××	每天　次

项　　　目	质控品	检测频次
肌酐(Cr)	××	每天　次
尿素氮(BUN)	××	每天　次
尿酸(UA)	××	每天　次
肌酸激酶(CK)	××	每天　次
总胆固醇(TC)	××	每天　次
三酰甘油(TG)	××	每天　次
高密度脂蛋白胆固醇(HDL)	××	每天　次
低密度脂蛋白胆固醇(LDL)	××	每天　次
……(列出所有质控项目)	××	每天　次

5.4·质控操作内容

5.4.1　每天上班,由仪器操作人员将分装后的质控品从-20℃冰箱拿出质控高值和质控低值,室温放置30 min,以使其充分复溶,然后将质控品上下颠倒或轻弹混匀。

5.4.2　复溶后的生化质控品随标本一起进行操作。

5.4.3　拿出的质控品因其他原因未及时使用(比如说质控品拿重复),不能放入冰箱再次使用。

5.5·室内质控图的绘制及应用

5.5.1　均值和质控限的确定

5.5.1.1　在新质控品启用时,必须和原来质控品平行操作20天以上。

5.5.1.2　求出20天质控品的均值和标准差(剔除超过3 s外的数据),作为该批质控品的暂定均值和标准差用于质控操作。

5.5.1.3　以暂定的靶值和标准差绘制质控图,在完成30天的质控操作后,再计算累计的靶值和标准差,以此类推,直至半年后的靶值和标准差作为该批质控物的固定靶值和标准差。

5.5.2　质控规则的选用:常规化学项目使用经典Westgard多规则,即以1_{2s}为警告规则,以1_{3s}、2_{2s}、R_{4s}、4_{1s}、$10\bar{x}$等列为失控规则,将各规则合在一起形成逻辑判断检索程序。对于其他项目尤其是蛋白类检测项目暂定1_{3s}和2_{2s}作为失控规则。

5.6·失控情况处理及原因分析

5.6.1　出现失控情况时,操作人员及时报告专业组组长,立即采取纠正措施,并有详细记录。

5.6.2　实验室负责人对失控情况进行失控分析,并根据失控情况,对临床检验结果进行重新评估。具体分析参见图8-1。

5.7·室内质控数据的管理

5.7.1　每月室内质控数据统计处理:每月末,应对当月的所有质控数据进行汇总和统计处理,计算的内容至少应包括:当月每个测定项目原始质控数据及在控数据的平均数、标准差和变异系数;当月及以前每个测定项目所有在控数据的累积平均数、标准差和变异系数。

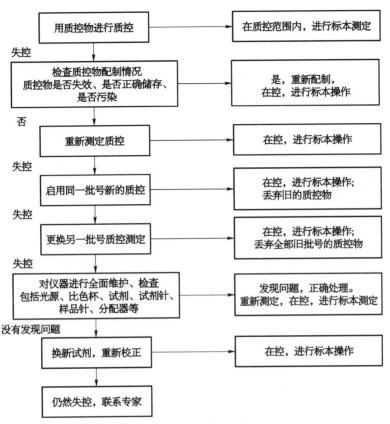

图 8-1 失控分析流程图

5.7.2 每月室内质控数据的保存：每个月的月末，应将当月的所有质控数据汇总整理后存档保存，存档的质控数据包括：当月所有项目原始质控数据；当月所有项目质控数据的质控图；上述所有计算的数据（包括平均数、标准差、变异系数及累积的平均数、标准差、变异系数等）；当月的失控报告单（包括违背哪一项失控规则、失控原因、采取的纠正措施）。

5.7.3 每月上报的质控数据图表：每个月的月末，将当月的所有质控数据汇总整理后，应将以下汇总表上报实验室负责人：当月所有测定项目质控数据汇总表；所有测定项目该月的失控情况汇总表。

5.7.4 室内质控数据的周期性评价：每个月的月末，都要对当月室内质控数据的平均数、标准差、变异系数及累积平均数、标准差、变异系数进行评价，查看与以往各月的平均数之间、标准差之间、变异系数之间是否有明显不同。如果发现有显著性的变异，就要对质控图的均值、标准差进行修改，并要对质控方法重新进行设计。

参考文献

[1] 尚红，王毓三，申子瑜.全国临床检验操作规程［M］.4 版.北京：人民卫生出版社，2015.
[2] 万学红，卢雪峰.诊断学［M］.8 版.北京：人民卫生出版社，2013.

［3］中国合格评定国家认可委员会.CNAS－CL02：医学实验室质量和能力认可准则(ISO15189：2012,IDT)［S].2015.

［4］中国合格评定国家认可委员会.CNAS－CL02－A003：医学实验室质量和能力认可准则在临床化学检验领域的应用说明［S].2018.

（袁恩武）

全自动生化分析仪维护保养标准操作规程

××医院检验科临床化学组作业指导书	文件编号：××-JYK-HX-SOP-×××
版本： 生效日期：	共 页 第 页

1. 目的

建立规范标准的××生化分析仪维护保养的操作程序。

2. 仪器名称及型号

××(品牌)××(型号)生化分析仪。

3. 适用范围

适用于临床化学组经授权的检验技术人员。

4. 职责

由授权的检验技术人员操作,组长负责指导和监督仪器的维护和保养。

5. 维护保养操作程序

5.1·ANL保养：在"复位"界面下,点击"分析仪保养",进入"保养"界面,里面有每日、每周、每2周、每月、每2个月、每3个月、每半年、每1年、按需保养,按照里面的要求进行相应的仪器维护保养。每一项保养完成,需点击"更新"以表明保养已完成。

5.2·ISE保养：在"复位"界面下,点击"分析仪保养",选择"ISE保养"界面,里面有每日、每周、每2周、每月、每2个月、每3个月、每半年、每1年、按需保养,按照里面的要求进行相应的仪器维护保养。每一项保养完成,需点击"更新"以表明保养已完成。

5.3·每日维护保养：包括检查样本和试剂1和2分配器是否有渗漏。检查清洗液蠕动泵是否有渗漏。检查主清洗液面(B)、样本针清洗液(W1位)是否足够。检查并清洗样本针、试剂针和搅拌棒。检查打印机和打印纸。检查ISE试剂分配器是否渗漏。执行清洗程序,自动冲洗样品池与电极管路。

5.4·每周维护保养：包括清洗样本针、试剂针和搅拌棒。进行W2(自动冲洗比色杯、搅拌棒、试剂探针与废液管路)。进行光电校正(Photocal)。检查Na/K电极的选择性。

5.5·每月维护保养：包括清洗样本探针和试剂探针冲洗池。清洗搅拌棒冲洗池。清洗冲洗头。清洗去离子水过滤器。清洗样品针过滤器。清洗ISE单元的搅拌棒和液面传感器。清洗样品池。

5.6·每3个月维护保养：包括清洁空气过滤片。更换离子水过滤器。更换样品针过滤器。清洗离子水桶。更换清洗液蠕动泵。更换Na/K/Cl电极。更换混匀与废液泵管。更换三通管。

5.7·每半年维护保养：包括清洗比色杯与比色杯轮盘。

5.8·非经常性维护保养：包括更换比色杯。更换样品针与试剂针。更换搅拌棒。更换冲洗头管。更换样品和试剂分配器。更换ISE参比电极。添加ISE参比电极内参液。更换

ISE 试剂。

6. 质量记录表

6.1·《××全自动生化分析仪日维护保养记录表》。

6.2·《××全自动生化分析仪周维护保养记录表》。

6.3·《××全自动生化分析仪季度与不定期维护保养记录表》。

参考文献

［1］中国合格评定国家认可委员会.CNAS－CL02：医学实验室质量和能力认可准则(ISO15189；2012,IDT)［S].2015.

［2］中国合格评定国家认可委员会.CNAS－CL02－A003：医学实验室质量和能力认可准则在临床化学检验领域的应用说明［S].2018.

（袁恩武）

全自动电化学发光分析仪标准操作规程

××医院检验科临床化学组作业指导书	文件编号：××-JYK-HX-SOP-×××
版本：　　　　生效日期：	共　　页　　第　　页

1. 目的
建立规范标准的××全自动电化学发光分析仪的操作程序。

2. 仪器名称及型号
××（品牌）××（型号）全自动电化学发光分析仪。

3. 适用范围
适用于临床化学组经授权的检验技术人员。

4. 仪器简介和测试原理
4.1·仪器简介：××系统采用电化学发光免疫分析技术（ECLIA），该技术在发光反应中加入了电化学反应，标记物三联吡啶钌分子结构简单，可标记任何抗原、抗体、核酸等，稳定性好，检测结果重复性好，无放射性、可避免对人体和环境的危害。仪器为模块化设计，测试项目达 56 个，涉及甲状腺功能、激素、肿瘤标志物、肝炎标志物、心肌标志物、贫血相关项目、骨标志物、糖尿病、免疫球蛋白等项目。每个模块系统每小时的标本处理量为 170 个实验。ECLIA 具有以下优点：① 标记物在再循环利用，使发光时间更长、强度更高、易于测定；② 敏感度高，可达 pg/ml 或 pmol 水平；③ 线性范围宽；④ 反应时间短，20 min 以内可完成测定；⑤ 试剂稳定性好，$2\sim5\,^{\circ}\!C$ 可保持 1 年以上。

4.2·测试原理

4.2.1　样本的检测：将发光物质直接标记在抗原或抗体上，或使酶作用于发光底物上，利用发光信号测量仪测量出发光物质或酶反应底物上光子的数量，就可得到免疫反应的被测物质的浓度。

4.2.2　反应原理：化学发光剂三联吡啶钌$[Ru(bpy)3]^{2+}$和电子供体三丙胺（TPA）在阳电极表面可同时失去一个电子而发生氧化反应。二价的联吡啶钌$[Ru(bpy)3]^{2+}$被氧化成三价，TPA 失去电子后被氧化成阳离子自由基 TPA^+ 而不稳定，可自发地失去一个质子（H^+）形成自由基 TPA^+，并将一个电子递给三价的$[Ru(bpy)3]^{3+}$，使其形成激发态的二价的联吡啶钌$[Ru(bpy)3]^{2+}$。激发态的三联吡啶钌不稳定，很快发射出一个波长 620 nm 的光子，恢复成基态的三联吡啶钌，这一过程可以在电极表面周而复始地进行，产生许多光子，使光信号增强。通过检测光信号的强度即可得出待测物质的含量。

5. 仪器开展检测项目
见表 8-4。

表 8 - 4　全自动电化学发光分析仪检测项目

① 三碘甲状腺原氨酸(T3)	⑧ 卵泡刺激素(FSH)	⑭ 皮质醇
② 甲状腺素(T4)	⑨ 黄体生成素(LH)	⑮ 胰岛素
③ 游离三碘甲状腺原氨酸(FT3)	⑩ 叶酸	⑯ 甲状旁腺激素
④ 游离甲状腺素(FT4)	⑪ 维生素 B12	⑰ 降钙素(CT)
⑤ 促甲状腺激素(TSH)	⑫ 泌乳素(PRL)	⑱ C 肽
⑥ 甲状腺球蛋白(Tg)	⑬ 雌二醇(E2)	⑲ 其他
⑦ 人绒毛膜促性腺激素(HCG)		

6. 仪器环境要求

6.1·空间安装要求：仪器应安装在稳固平整的地面。仪器两侧各保留至少 0.20 m 的空间，后部至少要有 0.50 m 的空间，以方便维护保养和仪器热气的排放。仪器宜放置在通风良好、灰尘少的环境，避免过冷或过热或日光直射的环境中。

6.2·环境条件要求

6.2.1　环境温度：18～32℃，温度的改变应该<2℃/h。相对湿度：30%～80%。

6.2.2　电源电压要求：输入电压 220 V(±10%)50 Hz，有良好接地的电源，单独接地线，对地阻抗<10 Ω，零地电压<2 V，仪器功率 11 KVA，建议 UPS 功率>15 KVA。

6.2.3　在附近没有会产生电磁波的仪器，环境噪声<85 dB(A)。

6.3·供水要求

6.3.1　无菌去离子水(要求<10 cfu/ml，电导率≤1 μS/cm)，水量为 50 L/h，水压为 0.5～3.5 kg/cm²。

6.3.2　纯水水箱出水管口径 1/2 in(约 12 mm 内径)，地面排水口距仪器排水出口 50～100 mm，管长应<5 m。

6.4·仪器安全：在仪器周围不可使用可燃性危险品，避免引起火灾和爆炸。仪器处于运行状态，禁止打开仪器前面、侧面和背面面板，以免损害仪器线路和管道。

7. 操作

7.1·开机程序

7.1.1　检查供水、排水系统是否正常，供电是否正常，打开供水系统开关。

7.1.2　自动启动仪器

7.1.2.1　接通仪器左前方绿色操作电源开关，后打开控制电脑。

7.1.2.2　仪器开始初始化，输入用户名及密码，登录仪器操作界面，仪器可以自动关联保养，做完保养后仪器回到待机状态。

7.1.3　仪器处于休眠状态

7.1.3.1　仪器在进入睡眠时指定的时间自动唤醒，或手动开机唤醒仪器。

7.1.3.2　系统结束睡眠状态至登录界面，输入用户名及密码，仪器初始化后，进入待机状态。

7.2·常规标本

7.2.1　普通常规标本，如使用 LIS 双向通信：对于有条形码信息的标本，无需编辑，只要将标本放入进样区，点击"Start"即可。

7.2.2 对于无条形码的标本，首先在检验 LIS 系统中录入患者信息和项目后，在"Sample"栏选"Routine"，在"Type"栏选择标本类型，在"Sequence No."输入标本号（如需稀释，在"S.Vol/D.Ratil"栏选择稀释倍数），选择项目后"Save"，启动"Start"，在相应的标本类型里输入该标本号，点"Start"开始检测。

7.3·急诊样本：在"Sample"栏选"Stat"，在"Type"栏选择标本类型，在"Rack No.- Pos."输入架号及位置号，在"Sample ID"栏输入标本号（如需稀释，在"S.Vol/D.Ratil"栏选择稀释倍数），选择项目后"Save—Start"，再点"Start"开始检测。

7.4·复查样本：同急诊标本。

7.5·查看标本检测结果：进入"Workplace—Data Review"，光标选上要查看的标本号，在右边界面可看到该标本所做的项目和结果（图 8-2），不同的项目，再点"Reaction Monitor"，可看到相应项目的反应曲线。

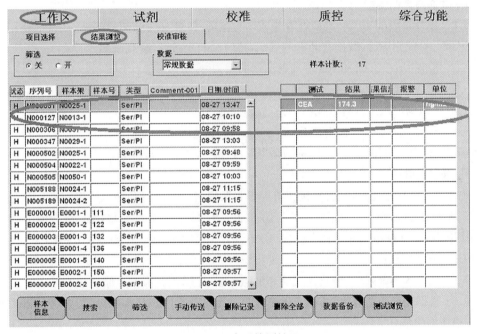

图 8-2 查看检测结果

7.6·数据传送：所有的样本结果都自动传送到中文软件，如果需要重新传送某个或某些标本，可在工作站-结果审核菜单下，找到相应未传结果标本，再点"Sent to Host"。如果在传输过程中发生任何问题，可导致结果传送失败，仪器将会自动关闭传送开关，这时需排除传输问题，如在修复中文软件等，再重新打开传送开关：点击"Start"，在"Host Setting"方框，点"Communication On"打上勾，点"OK"。

7.7·结果备份：样本结果有备份方式：通过软件备份到硬盘。打开光驱，然后关闭光驱。选择待备份数据，点击"Backup Data"按钮，其他默认，确认，输入备份资料的日期（如20140103），点"OK"即可。备份完成，点"Delete All"按钮。

7.8·关机程序

7.8.1 关机前的保养

7.8.1.1 擦洗探针（亦可在关机后直接擦洗）：Utility→Maintenance→Manual Cleaning→Select，选择模块，点"Execute"，先用蘸75％乙醇的干净纱布擦拭，再用蘸蒸馏水的干净纱布擦拭，最后用干净纱布擦拭，完成后点"Stop"，最后对整台仪器进行复位，Utility→Maintenance→Reset。

7.8.1.2 擦洗仪器表面（亦可在关机后直接擦洗）：开始→屏蔽选择模块→保存→是，用消毒水擦拭屏蔽状态的仪器表面，完成后解除模块的 Mask。

7.8.1.3 结束维护保养：综合功能→维护→32.关机保养→选择，点"执行"，仪器自动执行，保养完毕，自动回到"Stand By"。

7.8.2 关机：仪器在进行完保养后自动回到待机状态，点击"关机"，等待操作电脑关机，后将分析仪左侧操作开关关闭。

8. 试剂及耗材更换

8.1·按"Reagent"→"Status"查看各试剂的存量，如果发现试剂量不够，在试剂使用登记表上记录。检查完毕后，取出待装载的试剂，按照试剂仓布局，装载试剂。

8.2·检查 Procell、Cleancell 等辅助试剂的量，并按需装载。

8.3·试剂装载完成后，关上试剂仓盖，仪器自动扫描条形码，识别试剂信息。完成后，检查是否有未识别试剂。若有查找原因并重新装载。

8.4·仪器扫描结束后，自动进入"Stand By"状态，"Reagent Setting"→"Reagent Level Registration"，对试剂量进行探测，完成后"Status"显示相应项目检测数。

9. 报警及处理

如果发出了一项警报，则警报按钮将闪烁。该按钮的颜色指示警报的级别：① 黄色表示"小心"级别的警报，操作可以继续进行。② 红色表示"停止"级别的警报，操作将会中止。当"警报"按钮闪烁时，有必要打开"警报"窗口查看相应的警报。警报窗口识别各种系统警报状态。

9.1·选择"警报"（总览按钮），显示警报窗口。

9.2·选择各条警报，查看具体说明和消除办法（显示在屏幕下半部分）。

9.3·根据相应的消除办法，纠正各个警报状况。如果出现任何故障，可参考仪器说明书"具体模块的检修办法"一章。

9.4·选择"关闭"，可关闭警报窗口。

参考文献

［1］尚红，王毓三，申子瑜.全国临床检验操作规程［M］.4 版.北京：人民卫生出版社，2015.

［2］万学红，卢雪峰.诊断学［M］.8 版.北京：人民卫生出版社，2013.

［3］中国合格评定国家认可委员会.CNAS‐CL02：医学实验室质量和能力认可准则（ISO15189：2012，IDT）［S］.2015.

［4］中国合格评定国家认可委员会.CNAS‐CL02‐A003：医学实验室质量和能力认可准则在临床化学检验领域的应用说明［S］.2018.

（王晓琴　张　宁）

全自动电化学发光分析仪校准标准操作规程

××医院检验科临床化学组作业指导书	文件编号：××-JYK-HX-SOP-×××
版本：　　　　生效日期：	共　　页　　第　　页

1. 目的

建立规范标准的××全自动电化学发光分析仪的校准标准操作规程，以保证检验结果的准确性。

2. 仪器名称及型号

××（品牌）××（型号）全自动电化学发光分析仪。

3. 适用范围

适用于临床化学组经授权的检验技术人员。

4. 职责

由授权的检验技术人员操作，组长负责指导和监督检验项目的日常校准，××工程师负责仪器的周期校准。

5. 仪器校准程序

5.1 · ××免疫化学发光分析仪校准周期为一年。

5.2 · 校准方：仪器生产厂方或由其授权的单位。

5.3 · 校准方法：仪器校准有效期将至时，由组长联系××公司工程师上门校准。

5.4 · 校准内容

5.4.1　工作环境检测：环境温度 15～32℃；相对湿度 45%～85%；水质≤1 μS/cm；仪器工作电压 220±22 V。

5.4.2　仪器各组成部件工作检测：包括电源线、除尘过滤网、键盘、打印系统、显示屏、传输系统、清洗部件、搅拌器、加样部件、PC/CC 针等工作状态是否正常。

5.4.3　仪器维护检测：包括孵育盘、清洗部件、混匀器、加样部件、PC/CC 针等是否清洁。

5.4.4　仪器检测内容：试剂舱温度测定准确度及波动；孵育盘温度测定准确度及波动；测量池温度测定准确度及波动；检测系统准确性及重复性。

5.5 · 校准后审核：校准完成后，应当由××公司出具有签名盖章的校准合格证书，并注明有效期限，同时附有完整的校准记录，包括校准后的各种数据等内容。校准报告应当经过专业组组长的签字确认。

5.6 · 校准记录：仪器校准完成后，及时在仪器设备档案中记录校准时间，校准结果及有效期，并注明下次拟校准的日期。保存校准报告及校准记录至少 2 年。

6. 检验项目校准（定标）程序

6.1 · ××免疫化学发光仪检验项目、校准品及校准方法，见表 8-5。

表 8 - 5　仪器检验项目、校准品及校准方法

检 验 项 目	校准品名称	校 准 方 法
1. 三碘甲状腺原氨酸	××	
2. 游离三碘甲状腺原氨酸	××	
3. 甲状腺素	××	
4. 游离甲状腺素	××	
5. 雌二醇	××	
6. 孕酮	××	
7. 睾酮	××	
8. 人绒毛膜促性腺激素	××	
9. …	…	…

6.2·校准条件：下列情况下需要进行项目校准。

6.2.1　更换不同批号试剂时。

6.2.2　室内质控结果失控时。

6.2.3　试剂达到需要校准的时间间隔。

6.2.4　仪器重要部件的维修或更换，可能影响检测结果时，应当进行项目校准。

6.3·校准方：授权仪器操作人员。

6.4·定标：进入"Calibration"，选择"Status"界面，查看或更新定标品批号，选定需定标项目和定标方法，点击"Save"，将定标液放在定义好的位置，点击"Start"，仪器开始运行校准过程。

6.5·定标结果查看

6.5.1　进入"Calibration"，选择"Status"界面，再选择"Calibration Result"可看到项目的定标结果。

6.5.2　在"Workplace"界面，选择"Calibration Review"，可见定标状态。

6.6·校准验证：通过检测室内质控品，如果测定结果在控，证明校准通过。如果结果失控或超出可接受范围，则应重新校准，必要时联系工程师协助解决。

6.7·校准原始结果应当保留存档，至少保存 2 年。

6.8·校准失败的处理

6.8.1　检查试剂：试剂状态、批号、有效期、保存条件等。

6.8.2　室内质控物：复溶状态、保存时间、保存条件及有效期等。

6.8.3　校准品：复溶状态、保存时间、保存条件及有效期等。

6.8.4　仪器原因：比色杯、试剂盘温度、孵育盘温度以及保养情况，必要时联系工程师进行仪器维修保养。

参考文献

[1] 尚红,王毓三,申子瑜.全国临床检验操作规程[M].4 版.北京：人民卫生出版社,2015.

[2] 中国合格评定国家认可委员会.CNAS - CL02：医学实验室质量和能力认可准则(ISO15189：2012,IDT)[S].2015.

（范列英　陆　柳）

全自动电化学发光分析仪质控标准操作规程

××医院检验科临床化学组作业指导书	文件编号：××-JYK-HX-SOP-×××
版本： 生效日期：	共 页 第 页

1. 目的

建立规范标准的××全自动电化学发光分析仪的质控规程，以保证检测结果的准确可靠。

2. 仪器名称及型号

××(品牌)××(型号)全自动电化学发光分析仪。

3. 适用范围

适用于临床化学组经授权的检验技术人员。

4. 职责

4.1·组长负责质控工作的管理，并负责制定相关的质控程序，负责本专业组质控程序的实施、总结，并监督落实日常的质控程序执行情况。

4.2·实验室人员负责质控程序的完成和记录，并填写记录和分析报告。

5. 质控操作程序

5.1·质控品的准备：每日从 2～8℃ 及 −20℃ 冰箱取出各项目质控品，室温放置 15 min 左右，轻轻颠倒混匀数次，使质控品完全溶解备用。

5.2·各项目质控品的使用、复溶、分装、保存：见临床化学组《定标品、质控品的复溶、分装、保存、使用操作程序》标准操作规程。本仪器每年度使用的质控品名称、水平、来源、批号、效期及保存使用条件等信息请参阅临床化学组质控品一览表。

5.3·质控品分析的个数、浓度水平及频率：每批使用 2 个浓度水平的质控品，24 h 内进行一批的质控品检测，一般在检测标本前检测，在质控在控的情况下进行常规标本的检测。

5.4·质控操作内容

5.4.1 质控参数的录入：下载质控物参数(确认已打开 E-LIBRARY 电脑)，进入质控→装载→下载，出现如下界面：在"Control Name"一栏选定所要申请的质控物名称，或在"Lot Number"一栏选定批号(批号的前 6 位数字 + "00")，按"Search"进行查找，找到后按"Download"→"OK"(图 8-3)。

5.4.2 激活项目：仪器默认所有项目处于非激活状态，若项目需激活，光标选上需激活的项目，点"激活测试"。

5.4.3 质控品位置的安排(与校准物位置安排方式相同)：进入质控-质控品，点击"质控架分配"，从左侧列表选定质控品。在右侧列表选定质控架，点击"分配"，将质控品安排入相应的位置，点击"确定"。如需从某个位置移走质控品，则选择后点击"移除"(图 8-4)。

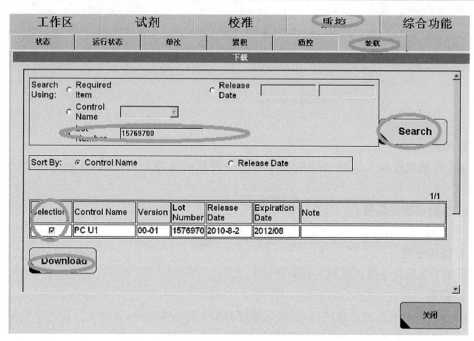

图 8-3　质控参数录入

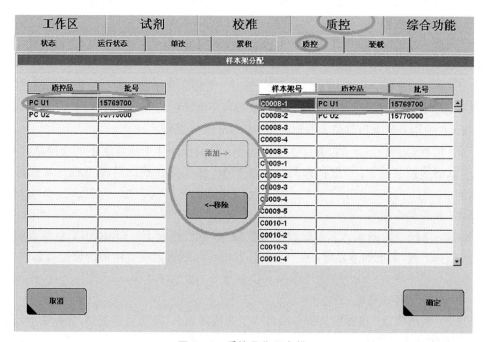

图 8-4　质控品位置安排

5.4.4　选择质控项目：在质控状态界面，选定项目后点击"选择"，再点击"保存"，将质控品放入定义好的位置，点击"开始"，仪器开始质控。

5.5·查看质控结果：进入"质控—运行状态/单个"界面，查看所有项目质控运行情况。进入临检中心质控软件或 LIS 系统质控软件，查看检验项目的质控结果。

6. 质控结果的判读规则

参见临床化学组管理程序文件的《室内质控管理程序》。

7. 失控后的处理措施

根据多规则质控判断标准来判断室内质控结果为失控。失控后应先停止检测，停发报告，再查找原因，消除原因后，再重新检测，发出报告。若处理后仍失控，则应请厂家技术人员协助处理。

参考文献

［1］尚红，王毓三，申子瑜.全国临床检验操作规程［M］.4 版.北京：人民卫生出版社，2015.

［2］万学红，卢雪峰.诊断学［M］.8 版.北京：人民卫生出版社，2013.

［3］中国合格评定国家认可委员会.CNAS－CL02：医学实验室质量和能力认可准则（ISO15189：2012，IDT）［S］.2015.

［4］中国合格评定国家认可委员会.CNAS－CL02－A003：医学实验室质量和能力认可准则在临床化学检验领域的应用说明［S］.2018.

（王晓琴　张　宁）

全自动电化学发光分析仪维护保养标准操作规程

××医院检验科临床化学组作业指导书	文件编号：××-JYK-HX-SOP-×××
版本： 生效日期：	共 页 第 页

1. 目的

建立规范标准的××全自动电化学发光分析仪的维护保养标准操作规程。

2. 仪器名称及型号

××(品牌)××(型号)全自动电化学发光分析仪。

3. 适用范围

适用于临床化学组经授权的检验技术人员操作使用。

4. 职责

由授权的检验技术人员操作,组长负责指导和监督仪器的维护和保养。

5. 维护保养操作程序

5.1·每日保养

5.1.1 擦洗探针(亦可在关机后直接擦洗)：综合功能→维护→手动清洗→选择,选择模块,点击"执行",先用蘸75％乙醇的干净纱布擦拭,再用蘸蒸馏水的干净纱布擦拭,最后用干净纱布擦拭,完成后点"停止",最后对整台仪器进行复位,综合功能→维护→复位(图8-5)。

5.1.2 擦洗仪器表面(亦可在关机后直接擦洗)：开始→屏蔽选择模块→确定→是,用消毒水擦拭屏蔽状态的仪器表面,完成后解除模块的 Mask。

5.1.3 结束维护保养：综合功能→维护→32.工作结束保养→选择,点击"执行",仪器自动执行,保养完毕,自动回到"Stand By"状态。

5.2·每2周保养：在待机状态下,分别倒9 ml ISE Sysclean 液体入 Sipper 针前方的两个大杯里,进入综合功能→维护→27.LFC液路清洗,按"开始",仪器自动做保养,完成后回到待机状态。

5.3·每月保养

5.3.1 在"Stand By"状态下清洁水箱(0.5％次氯酸钠)及冰箱压缩机过滤膜。

5.3.2 在关机状态下擦洗孵育池及蓄水小杯清洗 S/R 针、Sipper 针及搅拌针的冲洗站。

5.4·按需保养：在需要时更换检测池、样本试剂针及搅拌针。

5.5·注意事项

5.5.1 操作过程中要戴手套,眼睛避免正对仪器条形码阅读器的光源,以免造成损伤。

5.5.2 注意仪器上的各种提醒标志。

5.5.3 保养程序中的"Reset"可用于仪器复位。

5.5.4 尽量延长样本水浴及离心时间,以免仪器检测到凝块。

5.5.5 不要碰到运动中的部件,否则可能造成停机。

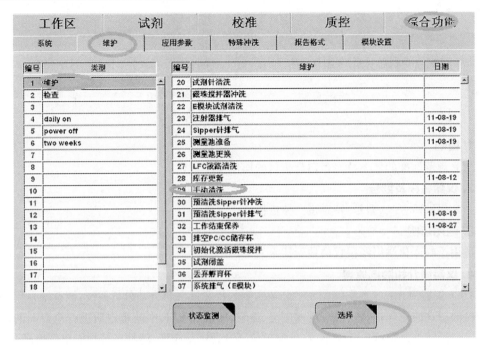

图 8-5　清洗探针

6. 质量记录表

6.1·《××化学发光分析仪日维护保养记录表》。

6.2·《××化学发光分析仪周维护保养记录表》。

6.3·《××化学发光分析仪季度与不定期维护保养记录表》。

参考文献

[1] 中国合格评定国家认可委员会.CNAS-CL02：医学实验室质量和能力认可准则(ISO15189：2012,IDT)[S].2015.

[2] 中国合格评定国家认可委员会.CNAS-CL02-A003：医学实验室质量和能力认可准则在临床化学检验领域的应用说明[S].2018.

（王晓琴　张　宁）

全自动特定蛋白分析仪标准操作规程

××医院检验科临床化学组作业指导书	文件编号：××-JYK-HX-SOP-×××
版本： 生效日期：	共 页 第 页

1. 目的

建立规范标准的××特定蛋白分析仪的操作程序。

2. 仪器名称及型号

××(品牌)××(型号)特定蛋白分析仪。

3. 适用范围

适用于临床化学组经授权的检验技术人员。

4. 仪器简介和测试原理

4.1·仪器简介：××系统是××公司研制的特定蛋白全自动分析系统，该系统采用经典的免疫散射比浊原理，对各种体液，如血清、血浆、尿液和CSF中的蛋白质进行全自动的定量测定。仪器的整体结构包括架单位、分配单位、传送臂、反应区、清洗区等功能单位组成。

4.2·测试原理

4.2.1 免疫散射比浊法：本方法测定经过抗原抗体复合物的散射光。在某种条件下(抗体过量区域)，这种散射光的强度和样品中抗原-抗体复合物的量呈正比。在抗体量恒定的情况下，这种光学信号与抗原含量成正比。用已知抗原浓度的标准品可以生成一条参考曲线，通过该曲线可以评估样本的散射光信号并计算成相应的抗原浓度(图8-6)。

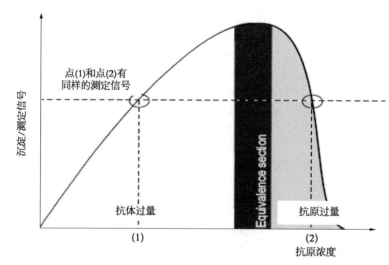

图8-6 Heidelberger-Kendall曲线

Heidelberger-Kendall曲线描述了在抗体水平恒定条件下，抗原量和测量信号之间的关系。

4.2.2　免疫化学蛋白质测量的基本原理

5. 仪器开展检测项目

见表 8 - 6。

表 8 - 6 · 全自动特定蛋白分析仪检测项目

① 补体 C3(C3)	⑤ 免疫球蛋白 M(IgM)	⑨ 转铁蛋白(TRF)
② 补体 C4(C4)	⑥ 免疫球蛋白 E(IgE)	⑩ α_1-微球蛋白(α_1MG)
③ 免疫球蛋白 G(IgG)	⑦ 抗链球菌溶血素 O(ASO)	⑪ β_2 微球蛋白(β_2MG)
④ 免疫球蛋白 A(IgA)	⑧ 类风湿因子(RF)	⑫ 免疫球蛋白 G4(IgG4)

6. 仪器环境要求

6.1·空间安装要求：仪器应安装在稳固平整的台面。仪器两侧各保留至少 0.50 m 的空间，后部至少要有 0.50 m 的空间，以方便维护保养和仪器热气的排放。要水平放置，避免震动。仪器宜放置在通风良好、灰尘少的环境，避免过冷或过热或日光直射的环境中。

6.2·环境条件要求

6.2.1　环境温度：15～32℃。相对湿度：20％～80％。

6.2.2　电源电压要求：输入电压 220 V(±10％)50 Hz(±3％)。

6.2.3　在附近没有会产生电磁波的仪器。

6.3·供水要求：无菌去离子水(要求＜10 cfu/ml，电导率≤1 μS/cm)。

6.4·仪器安全：在仪器周围不可使用可燃性危险品，避免引起火灾和爆炸。仪器处于运行状态，禁止打开仪器前面、侧面和背面面板，以免损害仪器线路和管道。

6.5·人员安全：仪器设备中所有与患者的样品接触或有潜在性接触可能的表面与零件都视为污染物。在操作、维护仪器设备时需穿戴保护性的手套和外套。在仪器运转过程中，勿触及移动的所有装置，避免人身伤害。

7. 开机程序

7.1·开机前准备

7.1.1　检查供应瓶中的系统液和缓冲液的液量水平是否满足仪器初始化和检测的需求。

7.1.2　检测稀释架是否放置妥当。检测废液瓶内废液是否清空。检查仪器分液阀是否有白色结晶析出，必要时用 75％乙醇擦拭清洁。检查样本针和试剂针是否正常，有无漏液，管路是否有气泡。检查电源是否正常。

7.2·开机

7.2.1　开启全自动蛋白分析仪，将位于分析仪左侧盖板上的主开关拨到"ON"，打开计算机和显示器，再打开打印机。

7.2.2　启动分析仪程序：点击"BN II"图标一次→登录→在"User"一栏中选择用户名→并在"Password"一栏中输入密码点击"OK"→系统初始化，初始化过程需要 10～15 min。

8. 常规、急诊标本检测程序

8.1·常规样本输入：选择"Routine - Enter Job List"→对话框打开→在"Sample"标识区

输入样本编号→在"Profiles"标识区选择项目→点击"Save"→继续输入下一个样本或点击"Save & Close"退出。

8.2·急诊样本输入：急诊样本在"Sample"标识区输入样本编号→点击"Stat"前面的查看框→在"Profile"或"Assay"标识区选择测定项目→如需更改稀释度，点击"Dilution"→选中所需稀释度→点击"OK"→返回"Enter Job List"→点击"Save"或点击"Save & Close"退出。

8.3·批量输入工作表：选择"Routine - Enter Job List"→对话框打开→点击"Batch Input"框→在"Number"框输入样本数，在"Start No."框输入起始样本号。

8.4·装载样本：选中"Routine - Loading"或工具栏中的"Loading"按钮→打开"Loading"对话框→从"Rack Identification"框选中样本架→将样本装载到所选的样本架→在右侧"Sample Identifier"列表框中选择放在试管架上的样本→至左侧样本架区域选择要装载样本的位置→点击"Take"确认，或点击"Auto Load"系统自动依次将尚未装载的样本分配到选择好的架子上。

8.5·查看样本结果：选中"Results - Lab Journal"或通过工具栏选择"Lab Journal"→"Lab Journal"对话框打开，显示样本结果。

8.6·添加样本检测项目：选中"Results - Lab Journal"或通过工具栏选择"Lab Journal"→"Lab Journal"对话框打开→双击"要修改"→"Enter Job List"对话框打开→点击要添加的实验→点击"Save & Close"退出。

8.7·删除样本：选中"Results - Lab Journal"或通过工具栏选择"Lab Journal"→对话框打开→点击"要删除样本"→对话框打开→仅删除被选样本的实验要求→点击"Requests Only"→删除所有的选择（样本和它的实验要求）→点击"Complete Selection"。

8.8·弹出试管架：选中"System - Rack Status"→点击要弹出的试管架→点击"Eject"弹出键。

8.9·仪器然后开始检测，结果在"Lab Journal"中查看。

8.10·数据传送：全自动蛋白分析仪利用双向通信功能与实验室管理系统（LIS）进行无缝连接，结果自动传输到LIS。

8.11·数据备份：可将当日样本结果备份到仪器主机的指定文件夹中。

9. 关机程序

9.1·退出程序：选择"File - Quit"退出程序→点击"Perform"→分析仪执行下列步骤：清洗液清洗试管→将所有在操作位置的样品架移回装载位置→分配探针回到各自的清洗单元→比色管被清洗并装满清洗液→所有架子道上发光二极管亮灯→所有的二极管灯灭→程序结束。

9.2·关闭打印机，关闭电脑和显示器，关闭分析仪。

10. 试剂和耗材更换

10.1·使用专用配套试剂，超过有效期试剂不可使用。

10.2·装载稀释条：点击"Analyzer"区域"Diln. Wells"一栏或菜单"Routine - Dilution Wells"，对话框打开→点击"Change Dilution Strips"按钮→选择"Left New"，"Right New"后，

打开分析仪前盖,在相应位置装载稀释条→关闭前盖→点击"OK"。

10.3·装载系统液:点击"Analyzer"区域"System Liquids"一栏或菜单"Routine - System Liquids",对话框打开→点击"Reload Liquids"按钮,将水平传感器和吸嘴装在新的液体瓶上,再点击"System Liquid Reloaded"。

10.4·装载反应试剂、定标液和质控品:将需要使用的试剂放进试剂架后,插入 1~5 号试剂道,辅助试剂和试剂列表中标有"X"的试剂,插入 3~5 号试剂道。定标液和质控品使用试剂架,插入 6~15 号试剂道。

11. 报警及处理

11.1·如果发出了一项报警,相应区域变为红色,点击红色区域查看相应的报警内容。

11.2·出现任何故障,可参考仪器操作手册"故障排除"一章。

参考文献

[1] 尚红,王毓三,申子瑜.全国临床检验操作规程[M].4 版.北京:人民卫生出版社,2015.

[2] 万学红,卢雪峰.诊断学[M].8 版.北京:人民卫生出版社,2013.

[3] 中国合格评定国家认可委员会.CNAS - CL02:医学实验室质量和能力认可准则(ISO15189:2012,IDT)[S].2015.

[4] 中国合格评定国家认可委员会.CNAS - CL02 - A003:医学实验室质量和能力认可准则在临床化学检验领域的应用说明[S].2018.

(范列英 陆 柳)

全自动特定蛋白分析仪校准标准操作规程

××医院检验科临床化学组作业指导书	文件编号：××-JYK-HX-SOP-×××
版本： 生效日期：	共 页 第 页

1. 目的

建立规范标准的××全自动蛋白分析仪校准的操作程序。

2. 仪器名称及型号

××（品牌）××（型号）全自动蛋白分析仪。

3. 适用范围

适用于临床化学组经授权的检验技术人员。

4. 职责

由授权的检验技术人员操作,组长负责指导和监督检验项目的日常校准,××工程师负责仪器的周期校准。

5. 校准操作程序

仪器在使用过程中,应按校准周期定期进行仪器校准和项目校准。

5.1·仪器校准程序

5.1.1 ××全自动蛋白分析仪校准周期为一年。

5.1.2 校准方:仪器生产厂方或由其授权的单位。

5.1.3 校准方法:校准有效期将至时,由专业组组长联系××公司工程师上门校准。

5.1.4 校准内容

5.1.4.1 电压检测:220 V±10％。

5.1.4.2 机械检测:机械臂,皮带;所有传动系统;所有机械位置校准。

5.1.4.3 系统反应温度检测:$37±0.5℃$。

5.1.4.4 系统光路检测:靶值±5％,靶值为仪器自带标准浊度的检测固体。

5.1.5 校准完成后,应当由××公司出具有签名盖章的校准合格证书,并注明有效期限,同时附有完整的校准记录,包括校准后的各种数据参数等内容。校准报告应当经过专业组组长的签字确认。

5.1.6 收到校准报告后,放置于仪器设备档案处,并保存至仪器退役。

5.2·项目校准程序

5.2.1 仪器检验项目、校准品及校准方法,见表8-7。

5.2.2 校准条件:下列情况下需要进行项目校准。

5.2.2.1 更换不同批号试剂时。

5.2.2.2 室内质控品测定结果失控,怀疑试剂原因时。

5.2.2.3 试剂使用时间达到需要校准的时间间隔(通常1个月)。

表 8-7 仪器检验项目、校准品及校准方法

序号	检验项目	校准品	校准方法
1	补体 C3(C3)	N Protein Standard SL	多点
2	补体 C4(C4)	N Protein Standard SL	多点
3	免疫球蛋白 G(IgG)	N Protein Standard SL	多点
4	免疫球蛋白 A(IgA)	N Protein Standard SL	多点
5	免疫球蛋白 M(IgM)	N Protein Standard SL	多点
6	免疫球蛋白 E(IgE)	N Protein Standard SL	多点
7	抗链球菌溶血素 O	N Rheumatology Standard SL	多点
8	类风湿因子(RF)	N Rheumatology Standard SL	多点
9	转铁蛋白(TRF)	N Protein Standard SL	多点
10	α_1 微球蛋白	N Protein Standard UY	多点
11	β_2 微球蛋白	N Protein Standard SL	多点
12	免疫球蛋白 IgG4	N Protein Standard SL	多点

5.2.2.4 仪器重要部件的维修或更换,可能影响检测结果时,应当进行项目校准。

5.2.3 校准方:授权仪器操作人员。

5.2.4 校准方法:仪器默认为多点(6 点)。

5.2.5 校准品的准备:采用仪器配套校准品,校准品按说明书的要求进行保存和复溶。

5.2.6 校准品参数设置:取出校准液包装盒内的条形码单,无需打开任何对话框,缓慢移动条形码阅读器,均衡地扫过条形码扫入分析仪。

5.2.7 定标程序运行

5.2.7.1 将所需要的标准品放到定标品架上。

5.2.7.2 选中"Calibration - Reference Curves"→点击目标实验→在"Reagent Lots"菜单中,选中放进分析仪的那一批号→点击"Measure"按钮,测定参考曲线。

5.2.8 查看定标结果:选中"Calibration - Reference Curves"→点击目标实验→在"Reagent Lots"菜单中找到批号→点击"Show Curves"→显示参考曲线。

5.2.9 打印校准曲线:在"Show Curves"对话框中点击工具栏中的打印机图标,打印曲线。

5.2.10 删除校准曲线:在"Show Curves"对话框中点击工具栏中的"Delete Curves"图标,删除曲线。

5.2.11 校准验证:通过检测室内质控品,如果测定结果在控,证明校准通过。如果结果失控或超出可接受范围,则应重新校准。如果不能解决,必要时联系厂家技术人员或者工程师协助解决。

5.2.12 校准失败处理

5.2.12.1 检查试剂:试剂状态、批号、有效期、保存条件等。

5.2.12.2 校准品:复溶状态、保存时间、保存条件及有效期等。

5.2.12.3 室内质控物:复溶状态、保存时间、保存条件及有效期等。

5.2.12.4　仪器原因：光路(灯泡寿命)、比色杯、水浴池以及保养情况，必要时联系工程师进行仪器维修保养。

参考文献

［1］尚红,王毓三,申子瑜.全国临床检验操作规程[M].4版.北京：人民卫生出版社,2015.

［2］万学红,卢雪峰.诊断学[M].8版.北京：人民卫生出版社,2013.

［3］中国合格评定国家认可委员会.CNAS－CL02：医学实验室质量和能力认可准则(ISO15189：2012,IDT)[S].2015.

［4］中国合格评定国家认可委员会.CNAS－CL02－A003：医学实验室质量和能力认可准则在临床化学检验领域的应用说明[S].2018.

（范列英　陆　柳）

全自动特定蛋白分析仪质控标准操作规程

××医院检验科临床化学组作业指导书	文件编号：××-JYK-HX-SOP-×××
版本：　　　　生效日期：	共　页　第　页

1. 目的
建立规范标准的××全自动蛋白分析仪质控的操作程序。

2. 仪器名称及型号
××(品牌)××(型号)全自动蛋白分析仪。

3. 适用范围
适用于临床化学组经授权的检验技术人员。

4. 职责
4.1·组长负责质控工作的管理,并负责制定相关的质控程序,负责本专业组质控程序的实施、总结,并监督落实日常的质控程序执行情况。

4.2·实验室人员负责质控程序的完成和记录,并填写记录和分析报告。

5. 质控操作程序
5.1·质控品的准备：每天从指定 2～8℃冰箱取出配套质控品,室温放置 15 min 左右,轻轻颠倒混匀数次,直接上机检测。

5.2·质控品分析的个数、浓度水平、频率及质控规则：每批使用 2 个浓度水平的质控品,在检测标本前进行的质控品检测,在质控在控的情况下进行常规标本的检测。全自动蛋白分析仪使用的质控品情况,见表 8-8。

表 8-8　质控品分析的个数、浓度水平、频率及质控规则

项　目	质　控　品	检测频次	质控规则
C3	RANDOX 2 个水平	每天一次	1_{3S}、2_{2S}
C4	RANDOX 2 个水平	每天一次	1_{3S}、2_{2S}
IgG	RANDOX 2 个水平	每天一次	1_{3S}、2_{2S}
IgA	RANDOX 2 个水平	每天一次	1_{3S}、2_{2S}
IgM	RANDOX 2 个水平	每天一次	1_{3S}、2_{2S}
IgE	RANDOX 2 个水平	每天一次	1_{3S}、2_{2S}
ASO	RANDOX 2 个水平	每天一次	1_{3S}、2_{2S}
RF	RANDOX 2 个水平	每天一次	1_{3S}、2_{2S}
$\beta_2 MG$	RANDOX 2 个水平	每天一次	1_{3S}、2_{2S}
TRF	RANDOX 2 个水平	每天一次	1_{3S}、2_{2S}
IgG4	RANDOX 2 个水平	每天一次	1_{3S}、2_{2S}
$\alpha_1 MG$	RANDOX 2 个水平	每天一次	1_{3S}、2_{2S}

5.3·质控的运行：进入"Routine"→"Enter Job List"→Sample ID 界面,选择要做的质控项目→点击"Select",点击"Save"。分配样本号,将质控液放在相应位置,样本检测位插入架

子,仪器开始检测质控。

  5.4·查看质控结果:项目质控结果在质控软件中查看。

  5.5·失控后的处理措施:失控后分析失控原因。从试剂状态是否良好、质控品、项目校准状态等方面考虑,若经上述处理后仍失控,应联系仪器技术支持协助处理。

参考文献

[1] 尚红,王毓三,申子瑜.全国临床检验操作规程[M].4版.北京:人民卫生出版社,2015.

[2] 万学红,卢雪峰.诊断学[M].8版.北京:人民卫生出版社,2013.

[3] 中国合格评定国家认可委员会.CNAS-CL02:医学实验室质量和能力认可准则(ISO15189:2012,IDT)[S].2015.

[4] 中国合格评定国家认可委员会.CNAS-CL02-A003:医学实验室质量和能力认可准则在临床化学检验领域的应用说明[S].2018.

(范列英　陆　柳)

全自动特定蛋白分析仪维护保养标准操作规程

××医院检验科临床化学组作业指导书	文件编号：××-JYK-HX-SOP-×××
版本： 生效日期：	共 页 第 页

1. 目的

建立规范标准的××全自动蛋白分析仪维护保养的操作程序。

2. 仪器名称及型号

××(品牌)××(型号)全自动蛋白分析仪。

3. 适用范围

适用于临床化学组经授权的检验技术人员。

4. 职责

由授权的检验技术人员操作,组长负责指导和监督仪器的维护和保养。

5. 维护保养操作程序

5.1·每日保养：检查供应瓶中系统液的量。关闭仪器保护盖。检查稀释架,放置足量稀释杯。检查管道有无弯曲、泄漏气泡或污垢。

5.2·每周保养

5.2.1 清洁仪器外部、比色盘盖、稀释框和试剂样本引导栏。

5.2.2 检查注射器及阀门：选择"System-User Service-Syring"→选择要漂洗的注射器、洗涤液→漂洗注射器。

5.2.3 检查试剂针和样本针有否堵塞或损坏,清洁试剂针和样本针：选择"System—User Service-Clean Dispensing Probe"→点击"OK"→对话框弹出→"Clean Now"→清洁试剂针和样本针→点击"Cleaning Done"→检查喷出的液体。

5.3·每月保养

5.3.1 管道消毒

5.3.1.1 消毒前的准备-配制 1‰ Neodisher GK 溶液：在一个单独的容器内准备消毒液[往 1 L 约 40℃的热水内加入 10 g(约一大汤匙的量)Neodisher GK 并适当搅拌]。由于 GK 粉溶解性差,最好用温水,使用前预配好,待溶解完全后,即可使用。

5.3.1.2 开始消毒：从"System-User Service"系统-用户保养菜单中选择"Decontamination"消毒选项。打开"Decontamination"消毒对话框：若按"Cancel"取消键,程序会返回常规模式。

5.3.1.3 若点击"OK"键,将出现对话框：进行管道系统消毒的同时是否要消毒废物容器(标示有"with waste container"包括废物容器的选择框,通常不选择消毒废物容器)以及消毒液体需要浸泡多长时间(可以选择 1～30 min,一般选择 15 min)。若按"Cancel"取消键,程序会返回常规模式。

5.3.1.4 按"Start"开始键,将出现对话框：按"Start"开始键继续进行消毒,会打开对话框,把冲洗液的吸嘴放到盛有 1 L 消毒液的容器内。点击"Continue"继续键。在消毒过程中,可以在对话框底部的文本框内查看分析仪当前执行的步骤;同时会在相应图标的下方显示一个红色箭头。已经完成的步骤在其图标下方会标记有绿色勾号。

5.3.1.5　若选择了"Include Waste Container Decontamination"包括废物容器消毒选项,消毒程序会在清空废物箱之后停止,并出现对话框:通过废物容器排液管往废物箱内加满消毒液。要这样做的话,请将废物箱排液管插到消毒液容器内。确保灌冲水平传感器的连接电线和电子接点不会浸泡在液体内。要继续进行消毒,点击"Continue"继续键。废物箱就会加满消毒液,系统等待完成设定好的消毒时间。

5.3.1.6　在消毒过程中要立即停止消毒时间,例如紧急需要测定某个 STAT 样品时,点击"Cancel"取消键。即使点击"Cancel"取消键后,消毒过程也不会完全停止。消毒液首先要从系统中排出。

5.3.1.7　在消毒时间结束时会出现下面的对话框:将水平传感器和废物箱排液管从消毒液中取出。用蒸馏水漂洗传感器(通常 3 次),并将它们放回相应的系统液容器内。

5.3.1.8　点击"Quit"退出键确认该信息。

5.3.1.9　然后更换冲洗液过滤器,注意安装方向(箭头和水流方向一致即可)。

5.3.2　更换比色杯

5.3.2.1　通常不可用的比色杯超过 10 个(共 60 个)时,需要更换新的比色杯。

5.3.2.2　选择"System‐User Service‐Cuvette"→对话框弹出→点击"Replace Cuvettes"→在弹出对话框中点击"Confirm"→更换比色杯。

5.3.3　清洁液面感应器;清洁扫描器;清洁鼠标。

5.4·半年保养:更换试剂针和样本针,由厂家负责。

参考文献

[1] 尚红,王毓三,申子瑜.全国临床检验操作规程[M].4 版.北京:人民卫生出版社,2015.

[2] 万学红,卢雪峰.诊断学[M].8 版.北京:人民卫生出版社,2013.

[3] 中国合格评定国家认可委员会.CNAS‐CL02:医学实验室质量和能力认可准则(ISO15189:2012,IDT)[S].2015.

[4] 中国合格评定国家认可委员会.CNAS‐CL02‐A003:医学实验室质量和能力认可准则在临床化学检验领域的应用说明[S].2018.

(陆　柳)

全自动血气分析仪标准操作规程

××医院检验科临床化学组作业指导书	文件编号：××-JYK-HX-SOP-×××
版本：　　　　　生效日期：	共　　页　　第　　页

1. 目的

建立规范标准的××血气分析仪的操作程序。

2. 仪器名称及型号

××（品牌）××（型号）血气分析仪。

3. 适用范围

适用于临床化学组经授权的检验技术人员。

4. 仪器简介和测试原理

4.1·仪器简介

4.1.1　××系统血气分析仪有如下特征：仪器本身所附带的反应试剂盒和冲洗试剂盒用完时，容易更换；电解自动定标，自动取样，在设定好的间隔时间内自动质控取样；高灵敏度触摸屏；质控资料和定标资料以及患者的资料可以通过移动储存方法来保存，或者通过外部资料管理系统相连接，如 LIS 系统。

4.1.2　××系统血气分析仪由测量系统、液路系统、机械传动、电路系统四个模块组成。

4.2·测试原理：××系统血气分析仪以电气化学、生物化学以及光物理学为基础。电气化学包括测量发生于电化学电池的电流或电压。电池是由两个或更多电极组成，这种电极在溶液中与化学物质发生反应并且连接到电系统中去。用于测量的物质被称为电极。电极是可靠的可以直接用于测量特殊的、重要的物质。必须具备以下特征：分子或者特殊离子识别机制、转换机制以及信号处理系统。分子识别机制将它的某种特性给予电极。每种电极都用来选择性测量某种特殊物质的活动性。尽管样品中含有多种元素可以与电极发生反应，但电极会高度地选择一种物质。电极膜用来选择性地作用于某种特殊的物质。变换装置通过分子识别机制将发生的电压转换成电信号，这种转换机制主要通过电势测定法或电流测定法来完成的。电势测定法是一种技术，这种技术是测量两个位于同一溶液中没有可用电流的不同电极（分子识别机制）之间的电压（V）。电流测定法是一种技术，这种技术包括在阳极与阴极之间流通的电压，然后测量在检测分析物时产生的，在阳极减少的电流。信号处理系统是以使用电子滤波和噪声过滤电极的电子信号为条件的。电子信号然后集中快速地转换成可是比的测量单位。

5. 仪器开展检测项目

见表 8-9。

表 8 - 9 全自动血气分析仪检测项目

① 全血 pH 值(pH)	⑤ 全血 Na^+ 测定(Na^+)	⑧ 全血葡萄糖测定(Glu)
② 全血二氧化碳分压测定(PCO_2)	⑥ 全血 Cl^- 测定(Cl^-)	⑨ 全血碳氧血红蛋白测定(COHb)
③ 全血氧分压测定(PO_2)	⑦ 全血 Ca^{2+} 测定(Ca^{2+})	⑩ 全血氧饱和度测定(SO_2)
④ 全血 K^+ 测定(K^+)		

6. 仪器环境要求

6.1·空间安装要求：仪器应安装在稳固平整的桌面。仪器宜放置在通风良好、灰尘少的环境,避免过冷或过热或日光直射的环境中。

6.2·环境条件要求

6.2.1 环境温度：15～32℃,温度的改变应该＜4℃/h。相对湿度：5％～90％。

6.2.2 电源电压要求：输入电压 100 V/240 V(85～264 V 自动距离修正)50/60 Hz,仪器功率 150 VA。

6.2.3 操作周围的气压：523～800 mmHg(69.7～106.7 kPa)。

6.3·系统规格、模型底座：高 57.2 cm、宽 58.4 cm,厚度 55.9 cm,重 29.5 kg。

6.4·仪器安全：在仪器周围不可使用可燃性危险品,避免引起火灾和爆炸。仪器处于运行状态,禁止打开仪器前面、侧面和背面面板,以免损害仪器线路和管道。

6.5·人员安全：仪器设备中所有与患者的样品接触或有潜在性接触可能的表面与零件都视为污染物。在操作、维护仪器设备时需穿戴保护性的手套和外套。在仪器运转过程中,勿触及移动的所有装置,避免人身伤害。

7. 操作规程

7.1·检查仪器供电是否正常,仪器试剂是否充足。

7.2·检测流程：签收样品→编号→上机检测→审核报告→签发报告→丢弃标本。

7.3·样品签收与处理：严格按标本接收程序签收标本。标本上下颠倒混匀。

7.4·标本检测：直接上机检测。若标本不能及时检测,将标本冷藏于 2～8℃的冰箱内,最长保存时间不超过 2 h。

7.4.1 先丢弃第一滴血,把注射器插进样品孔,点击(触屏式)"Analyze",仪器自动吸样。

7.4.2 吸样完毕,仪器提示"把样品取出"。

7.5·在 LIS 系统审核结果后将标本丢弃到专用的利器盒。

参考文献

[1] 尚红,王毓三,申子瑜.全国临床检验操作规程[M].4 版.北京：人民卫生出版社,2015.

[2] 万学红,卢雪峰.诊断学[M].8 版.北京：人民卫生出版社,2013.

[3] 中国合格评定国家认可委员会.CNAS - CL02：医学实验室质量和能力认可准则(ISO15189：2012,IDT)[S].2015.

[4] 中国合格评定国家认可委员会.CNAS - CL02 - A003：医学实验室质量和能力认可准则在临床化学检验领域的应用说明[S].2018.

(王晓琴 张 宁)

全自动血气分析仪校准标准操作规程

××医院检验科临床化学组作业指导书	文件编号：××-JYK-HX-SOP-×××
版本：　　　　　生效日期：	共　　页　第　　页

1. 目的

建立规范标准的××血气分析仪的校准标准操作规程，以保证检验结果的准确性。

2. 仪器名称及型号

××(品牌)××(型号)血气分析仪。

3. 适用范围

适用于临床化学组经授权的检验技术人员。

4. 职责

由授权的检验技术人员操作，组长负责指导和监督检验项目的日常校准，××工程师负责仪器的周期校准。

5. 定标

5.1·定标器

5.1.1　反应试剂盒含有2个分开的定标器袋：Zero反应和200反应定标器。Zero反应和200反应定标器成分见表8-10。

表8-10　定标器成分

试　剂	成　　　　　分	体　积
Zero	气体(氧、二氧化碳，氮)，盐(碱性卤化物)，有机缓冲液，催化剂及表面活性剂	160 ml
200	气体(氧、二氧化碳，氮)，盐(碱性卤化物)，有机缓冲液，葡萄糖，乳酸盐，表面活性剂，防腐剂	460 ml

5.1.2　试剂盒按照标签上的说明被安装在系统中，只能稳定30天。试剂盒的使用时间(消耗的速度)取决于在系统中用于定标的次数，而不是取决于系统中被分析的样品数。当试剂盒需要更换时，系统会自动提醒。反应试剂盒应于2~8℃保存，也可室温保存，但保存温度不超过25℃且保存时间不超过14天。

5.2·操作

5.2.1　仅有培训授权人员可启动定标。当登录到定标屏幕时，某些定标类型可能因自动定标设定时间太短而无效。

5.2.1.1　按"Status"→点击"Calibrate"。

5.2.1.2　选择定标类型按"Start"，定标期间屏幕显示剩余定标时间，如需要优先分析样本则可中断定标后按"Start"。

5.2.2　查看定标结果

5.2.2.1 浏览定标列表，打印定标报告，并发送定标数据到数据管理系统或 LIS 系统。

5.2.2.2 按"Recall"→点击"Calibrations"。定标列表会显示定标日期、定标时间、定标类型，以及是否有与定标相关的诊断信息。

5.2.2.3 按上下方向键浏览所有的定标。浏览测量值和变异值，确保所有的定标报告都被选入打印选项中。

5.2.2.4 按下"Print"打印定标报告。仪器也可以发送定标数据给数据管理系统或 LIS 系统。

5.2.2.5 按"Send"发送结果到数据管理系统或 LIS 系统。

5.3 · 常见定标失败的处理

5.3.1 检测电极的溶液水平，消除泡沫，K^+、Ca^{2+} 和 Cl^- 电极应几乎完全充满电极液。

5.3.2 pH 和 Na^+ 电极应完全充满电极液且无泡沫。

5.3.3 检测电极连接和测量模块以检测含盐的组成。

5.3.4 检测电极是否出现裂缝。

5.3.5 检测电极是否正确排列，"O"形环是否在正确位置，弹簧开关是否关闭。

6. 质量记录表

《××血气分析仪校准记录表》。

参考文献

［1］尚红，王毓三，申子瑜.全国临床检验操作规程［M］.4 版.北京：人民卫生出版社，2015.

［2］万学红，卢雪峰.诊断学［M］.8 版.北京：人民卫生出版社，2013.

［3］中国合格评定国家认可委员会.CNAS - CL02：医学实验室质量和能力认可准则（ISO15189：2012，IDT）［S］.2015.

［4］中国合格评定国家认可委员会.CNAS - CL02 - A003：医学实验室质量和能力认可准则在临床化学检验领域的应用说明［S］.2018.

（王晓琴　张　宁）

全自动血气分析仪质控标准操作规程

××医院检验科临床化学组作业指导书	文件编号：××-JYK-HX-SOP-×××

版本：	生效日期：	共 页 第 页

1. 目的

建立规范标准的××血气分析仪的质控标准操作规程，以保证检验结果的准确性。

2. 仪器名称及型号

××（品牌）××（型号）血气分析仪。

3. 适用范围

适用于临床化学组经授权的检验技术人员。

4. 职责

4.1·组长负责质控工作的管理，并负责制定相关的质控程序，负责本专业组质控程序的实施、总结，并监督落实日常的质控程序执行情况。

4.2·实验室人员负责质控程序的完成和记录，并填写记录和分析报告。

5. 质控操作程序

5.1·质控品的准备：小心取出室温保存的原装配套血气质控物的安瓿，轻轻混匀至少15 s，轻弹安瓿顶端使液体集中在安瓿的底部。

5.2·质控品分析的个数、浓度水平及频率：每批使用 3 个浓度水平的质控品，每 24 h 进行 1 批质控品测试，与常规样本同等条件检测。

5.3·室内质控分析项目：pH、PCO_2、PO_2、K^+、Na^+、Cl^-、Ca^{2+}、Glu 等。

5.4·质控操作程序：准备好质控品→仪器"Ready"状态下→质控进样方式→打开质控瓶，接在质控专业快速接头→插入仪器进样口→按"Analyze"键，当屏幕上出现"Remove Sample Device"时移走样本→输入质控批号，然后按绿色箭头键→仪器自动打印和上次质控结果。

5.5·质控结果确认：观察有无实时质控报警，失控时采取措施处理，再进行结果确认。失控时填写失控报告。

5.6·传输结果：仪器自动传输结果，当需要重新传输，按"Result"键，选择"Send Result"，仪器将自动传送结果。

6. 质量记录表

《××血气分析仪质控记录表》。

（王晓琴 张 宁）

全自动血气分析仪维护保养标准操作规程

××医院检验科临床化学组作业指导书	文件编号：××-JYK-HX-SOP-×××
版本： 生效日期：	共 页 第 页

1. 目的
建立规范标准的××血气分析仪的维护保养程序。

2. 仪器名称及型号
××（品牌）××（型号）血气分析仪。

3. 适用范围
适用于临床化学组经授权的检验技术人员。

4. 职责
由授权的检验技术人员操作，组长负责指导和监督仪器的维护和保养。

5. 维护保养操作程序
5.1·每日保养

5.1.1 执行保养之前，将仪器盖子打开。

5.1.2 检查仪器状态，检查测量包，检查定标大气压力，清洁仪器表面。

5.2·每周保养：执行 High G/L。

5.3·每2周保养：执行除蛋白程序，执行活化程序，检查电极填充液是否充足。

5.4·每2个月保养：更换血氧测量腔，更换过滤器（过滤棉）。

5.5·每季度保养：更换夹断阀管道，执行"Leak"测试。

5.6·每年保养：更换测量腔管道及压力感应器接头，更换血氧甬管及相关管道，更换液路合成板，更换全自动质控液路合成板。

6. 质量记录表
《××血气分析仪维护保养记录表》。

（王晓琴　张　宁）

全自动糖化血红蛋白分析仪标准操作规程

××医院检验科临床化学组作业指导书	文件编号：××-JYK-HX-SOP-×××
版本： 生效日期：	共 页 第 页

1. 目的
建立规范标准的××糖化血红蛋白分析仪的操作程序。

2. 仪器名称及型号
××(品牌)××(型号)糖化血红蛋白分析仪。

3. 适用范围
适用于临床化学组经授权的检验技术人员。

4. 仪器简介和测试原理
4.1·仪器简介：××(品牌)××(型号)糖化血红蛋白分析仪是根据基于离子交换的高效液相色谱法的原理,对血液中的血红蛋白成分,通过柱内具有阳离子交换基团的非多孔性充填剂,根据所带电荷差异进行分离,并根据其成分比例来获得糖化血红蛋白 HbA1c 百分含量(%)的测定仪器。

4.2·测试原理

4.2.1 糖化血红蛋白分析仪根据高效液相色谱法(HPLC)的原理,利用其电荷差异通过阳离子交换柱对血红蛋白类物质进行分离,对 HbA1c 等血红蛋白各成分,以一个样本 1 min 的高速,按共计 6 个组分进行分离测定。利用 3 种不同盐浓度的缓冲液(××洗脱液第 1 液、第 2 液、第 3 液)进行梯度洗脱的方法从而达到分离的目的。

4.2.2 洗脱液通过各自连接的排气装置进行排气。另外利用电磁阀进行适当的切换后,用输液泵经过注射阀-过滤器向分析化验柱输送液体。样品,是通过穿刺针从采血管中吸取约 3 µl 全血,在仪器内的溶血,稀释部件中,用溶血清洗液进行稀释。接着,再用吸样针从稀释槽中吸取预稀释的试样,通过注射阀注入输送洗脱液的分析管向柱输送。

4.2.3 对在柱内分离的血红蛋白的各成分,用检测器分别测定其吸光度,根据吸光度计算出各组分的百分比(%)。分析结束后,有内置的打印机打印出色谱图和各血红蛋白组分的百分比(%)。

5. 仪器开展检测项目
糖化血红蛋白(HbA1c)。

6. 仪器环境要求
6.1·空间安装要求：仪器应安装在稳固平整的地面。仪器两侧各保留至少 10 cm 的空间,后部至少要有 10 cm 的空间,以方便维护保养和仪器热气的排放。仪器放置位置避免电压变化大、温度变化大、风直接吹到、灰尘较多的场所。

6.2·环境条件要求：温度 18～30℃。相对湿度 40%～80%。电源电压要求：输入电压

220 V(±10%)50 Hz(±3%)。在附近没有会产生电磁波的仪器。

6.3·供水要求：无需外接供水。

6.4·仪器安全：在仪器周围不可使用可燃性危险品，避免引起火灾和爆炸。仪器处于运行状态，禁止打开仪器前面、侧面和背面面板，以免损害仪器线路和管道。

6.5·人员安全：仪器设备中所有与患者的样品接触或有潜在性接触可能的表面与零件都视为污染物。在操作、维护仪器设备时需穿戴保护性的手套和外套。在仪器运转过程中，勿触及移动的所有装置，避免人身伤害。

7. 操作

7.1·开机前准备：见图8-7。

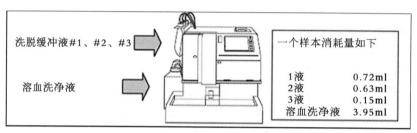

图8-7　开机前准备操作图

7.1.1　确保洗脱缓冲液、溶血洗净液充足，否则会得不到结果。可能会出现以下错误：溶血空洗、吸不到样本、面积低下等错误。

7.1.2　打印纸充足。

7.1.3　废液桶是否为空，保证中途不会溢出。

7.1.4　为保证层析柱的保存温度，位于仪器左侧后方的总电源开关可长期处于"ON"状态。

7.2·开机：见图8-8。

7.2.1　按右边的电源键。

7.2.2　仪器进入自检流程：仪器进行管路冲洗；过滤器、层析柱次数检查；压力检测。

7.2.3　仪器启动完成后，自动进入待机状态。

7.2.4　检查供应瓶中的系统液和缓冲液的液量水平是否满足仪器初始化和检测的需求。

7.3·检测程序

7.3.1　样本号输入：仪器开机默认0001，后续累加；或进入"Paramer"界面，修改"Sample No."，输入需要的样本号。

7.3.2　测试过程：见图8-9。

7.3.3　测试结果查看：见图8-10。

7.3.4　数据传送：糖化血红蛋白分析仪利用双向通信功能与实验室管理系统(LIS)进行无缝连接，结果自动传输到LIS。

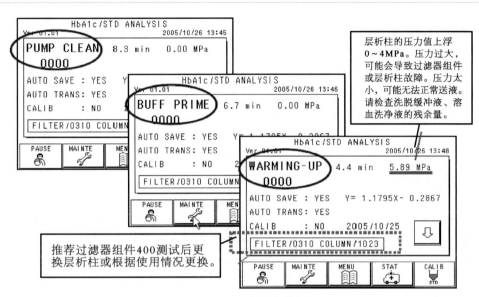

图8-8　开机后仪器自检流程

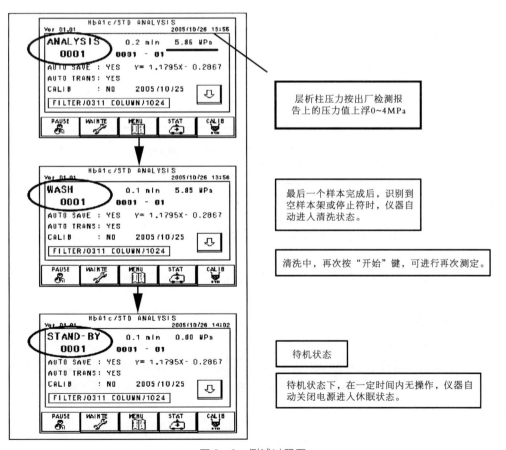

图8-9　测试过程图

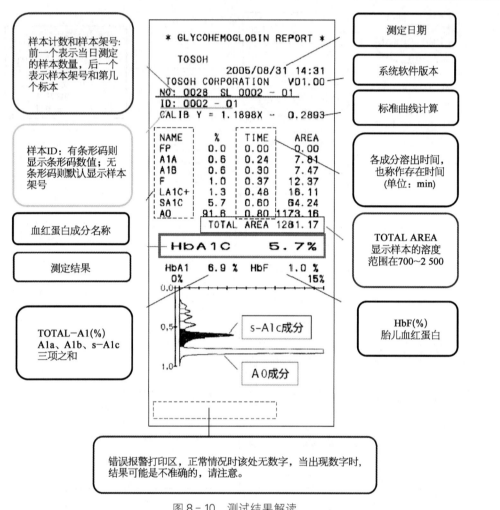

图 8-10　测试结果解读

7.3.5　结果备份：仪器主机存储器可以保存 800 个测定结果，所有结果传入 LIS 存储。

7.4·关机

7.4.1　实验结束，确认仪器处于"Stand By"状态，点击面板的电源键确认执行关机工作。

7.4.2　废液桶清理。

8. 试剂和耗材更换

8.1·安装新试剂

8.1.1　证实仪器处于"Stand By"状态，从试剂瓶上松开瓶帽并小心地将长试剂管线垂直拿出试剂瓶，去除新试剂瓶的瓶帽，将试剂管线放入新瓶，拧紧试剂瓶帽，将新瓶放在试剂瓶位置。

8.1.2　主界面上点击"Maintenance"，再点击"Reagent"，选择更换的试剂，点击"Change"，再点击"OK"，试剂更换完成。

8.2·过滤器更换

8.2.1　过滤器定期进行更换,更换周期为 400 个测试或压力值增大 2 MPa 时。

8.2.2　轻按右侧小门,逆时针旋转取下导管,再逆时针旋转取下固定块,去除旧的过滤器,用手按固定块上部按钮。

8.2.3　安装新的过滤器,灰面向上,白面向下。顺时针将固定块旋紧到原来位置,按"Pump"按钮,"⇩"泵进行灌注,检查有无漏液,若没有,再按"Pump"按钮,停止灌注。

8.2.4　主界面上点击"Maintenance",再点击"Reagent",选择"Filter",进行过滤器重置。

8.3·层析柱更换

8.3.1　定期对层析柱进行更换,更换周期为 1 500 个测试,或出现以下情况:色谱图出现 6 个波峰;出现未知的波峰,过滤器更换后,压力出现下降。

8.3.2　轻按右侧的小门,打开层析柱保温箱,从固定铝块上取下旧的层析柱,将新的层析柱左右的茶色固定管口去除,安装时注意新层析柱上的箭头方向。

8.3.3　先安装左侧层析柱端口,在主屏幕中按"⇩",打开第二画面,按"Pump"按钮,泵进行灌注,观察有无漏液,再停止灌注,再处理右侧端口。再按"Pump"按钮,灌注 5 min,检查层析柱压力(应在 0～4 MPa)。将层析柱固定在铝块上,扣上层析柱保温箱。

8.4.4　主界面上点击"Maintenance",再点击"Reagent",选择"Column",进行层析柱重置。

9. 报警及处理

9.1·如果发出了一项警报,则警报按钮将闪烁。选择"警报"(总览按钮),显示警报窗口。选择"关闭",可关闭警报窗口。

9.2·出现任何故障,可参考仪器操作手册"故障排除"一章。

参考文献

[1] 尚红,王毓三,申子瑜.全国临床检验操作规程[M].4 版.北京:人民卫生出版社,2015.

[2] 万学红,卢雪峰.诊断学[M].8 版.北京:人民卫生出版社,2013.

[3] 中国合格评定国家认可委员会.CNAS－CL02:医学实验室质量和能力认可准则(ISO15189:2012,IDT)[S].2015.

[4] 中国合格评定国家认可委员会.CNAS－CL02－A003:医学实验室质量和能力认可准则在临床化学检验领域的应用说明[S].2018.

(范列英　陆　柳)

全自动糖化血红蛋白分析仪校准标准操作规程

××医院检验科临床化学组作业指导书	文件编号：××-JYK-HX-SOP-×××
版本： 生效日期：	共　页　第　页

1. 目的

建立规范标准的××糖化血红蛋白分析仪校准的操作程序。

2. 仪器名称及型号

××（品牌）××（型号）糖化血红蛋白分析仪。

3. 适用范围

适用于临床化学组经授权的检验技术人员。

4. 职责

由授权的检验技术人员操作,组长负责指导和监督检验项目的日常校准,××工程师负责仪器的周期校准。

5. 校准操作程序

仪器在使用过程中,应按校准周期定期进行仪器校准和项目校准。

4.1·仪器校准程序

4.1.1　××糖化血红蛋白分析仪校准周期为一年。

4.1.2　校准方:仪器生产厂方或由其授权的单位。

4.1.3　校准方法:校准有效期将至时,由专业组组长联系××公司工程师上门校准。

4.1.4　校准内容:按《仪器校准符合性指标协议》内容进行。

4.1.4.1　一般检测,包括制造铭板、外壳、内部配线(电路)、内部配管(水路)等。

4.1.4.2　功能检测,包括电源、环境、显示屏、泵、Column温度确认、旋转阀阀芯等。

4.1.4.3　空白测试。

4.1.4.4　携带污染。

4.1.5　校准完成后,应当由××公司出具有签名盖章的校准合格证书,并注明有效期限,同时附有完整的校准记录,包括校准后的各种数据参数等内容。校准报告应当经过专业组组长的签字确认。

4.1.6　收到校准报告后,放置于仪器设备档案处,并保存至仪器退役。

4.2·项目校准程序

4.2.1　仪器检验项目:糖化血红蛋白(HbA1c)。

4.2.2　校准条件:下列情况下需要进行项目校准。

4.2.2.1　更换不同批号试剂时。

4.2.2.2　室内质控品测定结果失控,怀疑试剂原因时。

4.2.2.3　试剂使用时间达到需要校准的时间间隔。

4.2.2.4　更换新的分析柱需校准。

4.2.2.5　仪器重要部件的维修或更换,可能影响检测结果时,应当进行项目校准。

4.2.3　校准方:授权仪器操作人员。

4.2.4　校准方法:2点定标。

4.2.5　校准品的准备

4.2.5.1　配套校准品是将来自人体的血红蛋白成分的冷冻干燥品密封在瓶内。未开封的产品要冷藏保存。要在标示的有效期之前使用。使用时,打开瓶盖后要注入 4 ml 蒸馏水。充分溶解后,将其需要的量(1 次各为 400 μl 以上)置入样品杯中。溶解后应立即使用,避免长时间放置在室温条件下。

4.2.5.2　对于使用后的剩余溶液,应用橡胶塞和螺旋盖密封,冷藏保存。根据冷藏条件,虽有所不同,但溶解后大约可使用 1 周。

4.2.6　校准品参数设置:按显示屏右下侧"Calib"键,显示转变为翻转显示,显示校准品值输入画面,确认校准品值输入(图 8 - 11)。

4.2.7　自动校准状态确认

4.2.7.1　在主画面(第 1 画面)上,请确认"Calib"信息,其信息有以下几种。

4.2.7.1.1　Calib:"Yes",在样品测定之前,自动进行校准。

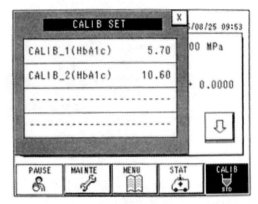

图 8 - 11　校准参数设定

4.2.7.1.2　Calib:"Completed",是自动校准完成的状态。进入该状态后,即使按下"Start"键,也不会进行自动校准。因此,请在一开始就将样品装好。用画面显示的系数进行校正。在主画面按下"Auto Calib"键后,显示变成了"Yes",可再次进行校准测定。另外,用电源开关或定时关闭电源后,其显示变成"NO"。

4.2.7.1.3　Calib:"NO",是没有选择"Calib"键的状态。不进行自动校准。用当前设定的校准系数校正测定值。

4.2.8　预约自动校准:按画面右下侧的"Calib"键。显示转变为翻转显示,显示校准品值输入画面。请确认校准品的值,在校准品的批号更换和校准品值出现错误时,请选择相应校准品,输入正确值。按"×"键,关闭输入画面。请确认在主画面的"Calib"键翻转显示,Calib信息为"Yes"。

4.2.9　校准测试

4.2.9.1　将校准品 Level 1、2 置入样品杯,并将样品杯放置于 1 号架的第 1、第 2 个位置(图 8 - 12)。按"Start"键。在检测样品之前,先进行自动校准。在自动校准结束后,Calib 信息将变为"Completed","Calib"键变为非翻转显示。此外,在画面上显示计算的校准系数。

4.2.9.2　校准系数的计算方法:在自动校准时,仪器默认 1 号架 No.1、No.2 的样品分别作为 Calib - 1、Calib - 2 处理。Calib - 1 用低值(约为 5.7%)、Calib - 2 用高值(约为 10.6%)对

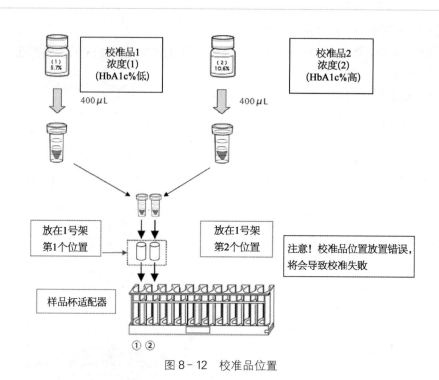

图 8 - 12 校准品位置

Calib - 1 测定 3 次，对 Calib - 2 测定 2 次，共测定 5 次。去除 Calib - 1 的初次测定结果，将第 2、3 次的 HbA1c％的平均值作为 Calib - 1 的测定结果，将第 4、5 次的 HbA1c％的平均值作为 Calib - 2 的测定结果。

根据下述公式从其测定结果和校准品的标示值中求出校准系数。

修正对象：HbA1c％。

修正公式：(修正后 HbA1c％) = A×(修正前 HbA1c％) + B

A = (Calib - 2 标准值 - Calib - 1 标准值)/(Calib - 2 测定值 - Calib - 1 测定值)

4.2.9.3　校准验证：通过检测室内质控品，如果测定结果在控，证明校准通过。如果结果失控或超出可接受范围，则应重新校准，必要时联系工程师协助解决。

参考文献

[1] 尚红,王毓三,申子瑜.全国临床检验操作规程[M].4 版.北京：人民卫生出版社,2015.

[2] 万学红,卢雪峰.诊断学[M].8 版.北京：人民卫生出版社,2013.

[3] 中国合格评定国家认可委员会.CNAS - CL02：医学实验室质量和能力认可准则(ISO15189：2012,IDT)[S].2015.

[4] 中国合格评定国家认可委员会.CNAS - CL02 - A003：医学实验室质量和能力认可准则在临床化学检验领域的应用说明[S].2018.

（范列英　陆　柳）

全自动糖化血红蛋白分析仪质控标准操作规程

××医院检验科临床化学组作业指导书	文件编号：××-JYK-HX-SOP-×××
版本： 生效日期：	共 页 第 页

1. 目的

建立规范标准的××糖化血红蛋白分析仪质控的操作程序。

2. 仪器名称及型号

××(品牌)××(型号)糖化血红蛋白分析仪。

3. 适用范围

适用于临床化学组经授权的检验技术人员。

4. 职责

4.1·组长负责质控工作的管理,并负责制定相关的质控程序,负责本专业组质控程序的实施、总结,并监督落实日常的质控程序执行情况。

4.2·实验室人员负责质控程序的完成和记录,并填写记录和分析报告。

5. 质控操作程序

5.1·质控品的准备：每天从-20℃冰箱取出5 μl分装质控品(两个水平),室温放置15 min左右,加入稀释液1 ml,轻轻颠倒混匀数次。转移到样品杯检测。

5.2·质控品分析的个数、浓度水平、频率及质控规则：每天使用2个浓度水平的质控品,检测标本时进行的质控品检测,在质控在控的情况下继续进行常规标本的检测。糖化血红蛋白分析仪的质控品使用情况,见表8-11。

表8-11 质控品分析的个数、浓度水平、频率及质控规则

项 目	质控品	检测频次	质控规则
HbA1C	××质控品2个水平	每天一次	1_{3S}、2_{2S}

5.3·质控的运行

5.3.1 添加质控品：仪器1号架9号位和10号位用样品杯加质控品,结果传输至LIS质控软件中。

5.3.2 质控运行：点击"Start",和常规样本一起检测。

5.4·查看质控结果：质控结果在质控软件中查看。

5.5·失控后的处理措施：失控后分析失控原因,从试剂状态是否良好、质控品、项目校准状态等方面考虑,若经上述处理后仍失控,应联系仪器技术支持协助处理。

参考文献

[1] 尚红,王毓三,申子瑜.全国临床检验操作规程[M].4版.北京：人民卫生出版社,2015.

［2］万学红,卢雪峰.诊断学［M］.8 版.北京：人民卫生出版社,2013.

［3］中国合格评定国家认可委员会.CNAS－CL02：医学实验室质量和能力认可准则(ISO15189：2012,IDT)［S］.2015.

［4］中国合格评定国家认可委员会.CNAS－CL02－A003：医学实验室质量和能力认可准则在临床化学检验领域的应用说明［S］.2018.

（范列英　陆　柳）

全自动糖化血红蛋白分析仪维护保养标准操作规程

××医院检验科临床化学组作业指导书	文件编号：××-JYK-HX-SOP-×××

版本：	生效日期：	共　页　第　页

1. 目的
建立规范标准的××糖化血红蛋白分析仪维护保养的操作程序。

2. 仪器名称及型号
××(品牌)××(型号)糖化血红蛋白分析仪。

3. 适用范围
适用于临床化学组经授权的检验技术人员。

4. 职责
由授权的检验技术人员操作,组长负责指导和监督仪器的维护和保养。

5. 维护保养操作程序
5.1 · 每日保养

5.1.1　检查每瓶试剂和废液瓶液面,必要时更换或倒空。

5.1.2　仪器前面的树脂部分(采样针盖等部分)脏污,请用含中性洗涤剂的布(拧干后)擦干净。仪器的树脂部分请不要用乙醇等有机溶液清洗,会造成树脂部分变形、变色。

5.1.3　金属部分的脏污,用含中性洗涤剂的布(拧干后)擦拭干净。脏污严重的,用含有乙醇的布擦拭干净。如果在仪器表面留有水分可能会造成生锈。

5.1.4　试样装填器的传送带、显示器、键盘密封面的脏污,请用含有乙醇的布轻轻擦拭。

5.2 · 定期保养：见表 8－12

表 8－12　糖化血红蛋白分析仪定期保养项目及次数

No	检查、更换项目	保 养 次 数
1	层析柱	每隔 1 500 个测定
2	过滤组件	每隔 400 个测定
3	吸液过滤器	每隔 6 个月
4	采样针	折断、弯曲时
5	针的"O"形环	每隔 1 年

5.3 · 每年保养：由厂家负责。

参考文献
[1] 尚红,王毓三,申子瑜.全国临床检验操作规程[M].4 版.北京：人民卫生出版社,2015.

[2] 万学红,卢雪峰.诊断学[M].8 版.北京：人民卫生出版社,2013.

[3] 中国合格评定国家认可委员会.CNAS-CL02：医学实验室质量和能力认可准则(ISO15189：2012，IDT)[S].2015.

[4] 中国合格评定国家认可委员会.CNAS-CL02-A003：医学实验室质量和能力认可准则在临床化学检验领域的应用说明[S].2018.

（范列英　陆　柳）

第九章
临床化学检验项目标准操作规程

总蛋白检测标准操作规程

××医院检验科临床化学组作业指导书	文件编号：××-JYK-HX-SOP-×××
版本： 生效日期：	共 页 第 页

1. 目的

规范总蛋白(TP)的检测实验,确保检测结果的准确性和重复性。

2. 方法和原理

2.1·方法：双缩脲法。

2.2·原理：

$$蛋白质 + Cu^{2+} \xrightarrow{\text{碱性溶液}} 铜\text{-}蛋白质螯合物$$

二价铜离子在碱性溶液中与蛋白质中的肽发生反应形成特征性的紫色的双缩脲复合物,所形成溶液颜色的深浅与蛋白质的浓度成正比。酒石酸钾钠可以阻止氢氧化铜沉淀的形成,碘化钾能够阻止铜的自身还原作用。络合物的颜色深浅与蛋白质的浓度成正比,可通过在540/660 nm处测定吸光度的上升来进行检测。

3. 标本要求与患者准备

3.1·类型：血清。建议空腹8~12 h静脉采血,尤以早晨空腹为佳。

3.2·容器：真空采血管中的红盖或黄盖管(添加剂为促凝剂)。

3.3·保存和运送：室温保存,及时送检。血清中总蛋白在室温(15~25℃)下可稳定1个星期,在2~8℃可稳定1个月,-20℃可稳定6个月。

3.4·采血量：静脉血2 ml。2 500~3 000 r/min离心6~10 min,分离血清,待上机。

4. 试剂和仪器

4.1·试剂

4.1.1 来源：××试剂。规格：见试剂说明书。代号：见试剂说明书。

4.1.2 试剂盒组成 R1：氢氧化钠 200 mmol/L。R2：酒石酸钠钾 32 mmol/L；碘化钾 30 mmol/L；硫酸铜 18.8 mmol/L。

4.1.3 储存和稳定性：未开封试剂2~25℃保存至有效期,保持竖直向上。开封后机上稳定期3个星期。

4.1.4 试剂的准备：试剂配套包装,打开包装后直接使用。试剂信息在装载时通过芯片自动读取。试剂应避免形成气泡。

4.2·校准品：多项生化校准品具体操作见《××生化分析仪校准程序》。

4.3·质控品：具体操作见《××生化分析仪质控程序》。

4.4·仪器：××生化分析仪。

5. 操作步骤

5.1·仪器操作参阅《××生化分析仪标准操作规程》。

5.2·分析参数：详见相关用户指南和仪器说明书。

6. 校准

6.1·校准品计量学溯源：溯源至××参考方法和××参考物质。

6.2·校准品准备与储存(见校准品说明书)：每瓶校准品准确加5.0 ml蒸馏水复溶,轻轻旋转摇匀,室温放置30 min待充分溶解后分装,－20℃冷冻可保存4个星期,复溶后2~8℃可稳定2天,室温稳定8 h(分装的标准品只允许冻融一次)。

6.3·校准条件：在室内质控失控、试剂批号更换后、影响检测的维修或者更换主要部件后等情况。

6.4·校准操作：具体操作见《××生化分析仪校准程序》。

7. 质控

具体操作见《××生化分析仪质控程序》。

8. 结果判断

仪器自动计算,结果传输到LIS检验系统。

9. 生物参考区间

9.1·成人：65~85 g/L(国标WS/T 404.2－2012)。

9.2·新生儿：46~70 g/L。

9.3·3~18岁：60~83 g/L。

9.4·建议各实验室建立适用于自己的参考区间。

10. 性能参数

10.1·精密度：批内精密度<3%,总精密度<5%。准确度：用待测试剂测试两个水平的质控,所得结果相对偏差≤10%。

10.2·测量区间：30.0~120 g/L。可报告区间：30.0~120 g/L,若超出测量区间,将标本稀释到测量区间内再次测定,结果自动乘以稀释倍数或人工换算。

10.3·干扰和交叉反应

10.3.1 黄疸：胆红素浓度在24 mg/dl以内时,干扰<10%。

10.3.2 脂血(脂肪乳)：乳糜浓度在1 000 mg/dl以内时,干扰<10%。

10.3.3 溶血：血红蛋白浓度在3 g/L以内时,干扰<10%。

10.3.4 在非常罕见的情况下,γ球蛋白特别是单克隆IgM(华氏巨球蛋白血症Waldenström's macroglobulinemia),可能导致不可靠结果。

11. 临床意义

11.1·总蛋白相对性增加：血浆中水分丢失,如水分摄入不足、腹泻、呕吐、糖尿病酸中毒、肠梗阻或穿孔、灼伤、急性传染病、外伤性休克等急性失水时;使用利尿剂、慢性肾上腺皮质功能减退者亦可出现血浆浓缩。

11.2·总蛋白绝对性增加：血清蛋白质合成增加,如多发性骨髓瘤、巨球蛋白血症等。

11.3·总蛋白相对性降低：血浆中水分增加导致血浆被稀释,如各种水钠潴留。

11.4·总蛋白绝对性减低：营养不良和消耗增加,如长期食物蛋白质供应不足、肠道疾病导致的吸收不良;严重结核病、甲状腺功能亢进症、长期发热和恶性肿瘤等导致蛋白质消耗增加;严重肝功能损伤导致的蛋白质合成障碍;肾病综合征、大出血、溃疡性结肠炎时大量的蛋白质丢失。

参考文献

[1] 尚红,王毓三,申子瑜.全国临床检验操作规程[M].4版.北京:人民卫生出版社,2015.

[2] 万学红,卢雪峰.诊断学[M].8版.北京:人民卫生出版社,2013.

[3] 中国合格评定国家认可委员会.CNAS-CL02:医学实验室质量和能力认可准则(ISO 15189:2012,IDT)[S].2012.

[4] 中国合格评定国家认可委员会.CNAS-CL02-A003:医学实验室质量和能力认可准则在临床化学检验领域的应用说明[S].2018.

(袁恩武)

白蛋白检测标准操作规程

××医院检验科临床化学组作业指导书	文件编号：××-JYK-HX-SOP-×××
版本： 生效日期：	共 页 第 页

1. 目的

规范白蛋白(Alb)的检测实验,确保检测结果的准确性和重复性。

2. 方法和原理

2.1 · 方法：溴甲酚绿法。

2.2 · 原理：

$$白蛋白＋溴甲酚绿 \xrightarrow{pH\ 4.2} 白蛋白\text{-}溴甲酚绿化合物$$

人白蛋白等电点(PI)为 4～5.8,在 pH 为 4.2 的缓冲液中带正电荷,在非离子型表面活性剂存在时,白蛋白可与阴离子染料溴甲酚绿形成蓝绿色复合物。这一复合物在双波长(600/800 nm)下有吸收峰,其吸光度与白蛋白的浓度成正比,据此可计算样本中白蛋白含量。

3. 标本要求与患者准备

3.1 · 类型：血清。建议空腹 8～12 h 静脉采血,尤以早晨空腹为佳。

3.2 · 容器：真空采血管中的红盖或黄盖管(添加剂为促凝剂)。

3.3 · 保存和运送：室温保存,及时送检。血清中白蛋白在室温(15～25℃)下可稳定 1 个星期,在 2～8℃可稳定 1 个月,-20℃可稳定 6 个月。

3.4 · 采血量：静脉血 2 ml。2 500～3 000 r/min 离心 6～10 min,分离血清,待上机。

4. 试剂和仪器

4.1 · 试剂

4.1.1 来源：××试剂。规格：见试剂说明书。代号：见试剂说明书。

4.1.2 试剂盒组成：R1：琥珀酸盐缓冲液(pH 为 4.2)100 mmol/L;溴甲酚绿 0.2 mmol/L。

4.1.3 储存和稳定性：未开封试剂 2～25℃保存至有效期,保持竖直向上。开封后机上稳定期 90 天。

4.1.4 试剂的准备：试剂配套包装,打开包装后直接使用。试剂信息在装载时通过芯片自动读取。试剂应避免形成气泡。

4.2 · 校准品：多项生化校准品具体操作见《××生化分析仪校准程序》。

4.3 · 质控品：具体操作见《××生化分析仪质控程序》。

4.4 · 仪器：××生化分析仪。

5. 操作步骤

5.1 · 仪器操作参阅《××生化分析仪标准操作规程》。

5.2 · 分析参数：详见相关用户指南和仪器说明书。

6. 校准

6.1·校准品计量学溯源：溯源至××参考方法和××参考物质。

6.2·校准品准备与储存（见校准品说明书）：每瓶校准品准确加 5.0 ml 蒸馏水复溶，轻轻旋转摇匀，室温放置 30 min 待充分溶解后分装，－20℃冷冻可保存 4 个星期，复溶后 2～8℃可稳定 2 天，室温稳定 8 h（分装的标准品只允许冻融一次）。

6.3·校准条件：在室内质控失控、试剂批号更换后、影响检测的维修或者更换主要部件后等情况。

6.4·校准操作：具体操作见《××生化分析仪校准程序》。

7. 质控

具体操作见《××生化分析仪质控程序》。

8. 结果判断

仪器自动计算，结果传输到 LIS 检验系统。

9. 生物参考区间

9.1·成人：40～55 g/L（国标 WS/T 404.2－2012）。

9.2·新生儿：28～42 g/L。

9.3·建议各实验室建立适用于自己的参考区间。

10. 性能参数

10.1·精密度：批内精密度≤2％，总精密度≤5％。准确度：用待测试剂测试两个水平的质控，所得结果相对偏差≤6％。

10.2·测量区间：15.0～60 g/L。可报告区间：15.0～60 g/L，若超出测量区间，将标本稀释到测量区间内再次测定，结果自动乘以稀释倍数或人工换算。

10.3·干扰和交叉反应

10.3.1 黄疸：胆红素浓度在 40 mg/dl 以内时，干扰＜10％。

10.3.2 脂血（脂肪乳）：乳糜浓度在 800 mg/dl 以内时，干扰＜10％。

10.3.3 溶血：血红蛋白浓度在 4.5 g/L 以内时，干扰＜10％。

11. 临床意义

11.1·Alb 降低的原因基本与总蛋白相同，常见 Alb 降低的疾病有以下几种。

11.1.1 合成减少：见于各种肝脏疾病，如重型肝炎、慢性肝炎、亚急性重症肝炎、肝硬化、肝癌、肝昏迷、阿米巴肝脓肿、肝脏慢性阻塞性充血等。

11.1.2 丢失过多：肾脏疾病，如各型肾炎、肾病综合征、糖尿病性肾病、系统性红斑狼疮等；大面积烧伤及渗出性皮炎；大出血等。

11.1.3 消耗过多：如严重结核病、甲状腺功能亢进症、恶性肿瘤、严重感染、严重贫血、恶病质等。

11.1.4 罕见的先天性白蛋白缺乏症患者。

11.2·血清 Alb 升高比较少见，主要见于严重失水，如严重呕吐、腹泻及高热等，对监测血液浓缩有诊断意义。

11.3·有时由于某种蛋白质浓度降低,同时其他种类蛋白质浓度升高,可使总蛋白的浓度没有变化,但 A/G 比值可有变化。肝硬化、肾小球肾炎、急性肝炎、系统性红斑狼疮以及一些急慢性感染时,A/G 会有明显变化。

11.4·肝脏、肾脏、骨髓、代谢性疾病及营养不良的诊断经常需要检测白蛋白。

11.5·使 Alb 测定降低的生理因素有：4～150 天新生儿、妊娠期妇女、60 岁以上老年人、吸烟及长期饮酒者。

参考文献

[1] 尚红,王毓三,申子瑜.全国临床检验操作规程[M].4 版.北京：人民卫生出版社,2015.

[2] 万学红,卢雪峰.诊断学[M].8 版.北京：人民卫生出版社,2013.

[3] 中国合格评定国家认可委员会.CNAS－CL02：医学实验室质量和能力认可准则(ISO15189；2012,IDT)[S].2015.

[4] 中国合格评定国家认可委员会.CNAS－CL02－A003：医学实验室质量和能力认可准则在临床化学检验领域的应用说明[S].2018.

(袁恩武)

总胆红素检测标准操作规程

××医院检验科临床化学组作业指导书	文件编号：××-JYK-HX-SOP-×××
版本： 生效日期：	共 页 第 页

1. 目的

规范总胆红素(TB)的检测实验,确保检测结果的准确性和重复性。

2. 方法和原理

2.1·方法：改良重氮法。

2.2·原理：

$$胆红素 + DPD \xrightarrow[表面活性剂]{咖啡因} 重氮胆红素$$

一种稳定的重氮盐 3,5 -对甲苯磺酸四氟硼酸重氮盐(DPD),直接与结合胆红素反应,形成重氮胆红素;在咖啡因和一种表面活性剂被用作反应加速剂的情况下,与非结合胆红素发生反应,形成重氮胆红素;重氮胆红素在 540 nm 吸光度最大。在 540/600 nm 时的吸光度与标本中胆红素的浓度成正比。

3. 标本要求与患者准备

3.1·类型：血清。患者无特殊要求,但以早晨空腹为佳。

3.2·容器：真空采血管中的红盖或黄盖管(添加剂为促凝剂)。

3.3·保存和运送：室温保存,及时送检。血清中总胆红素在室温(15～25℃)下避光可稳定 1 天,在 2～8℃避光可稳定 3 天,-20℃避光可稳定 3 个月。

3.4·采血量：静脉血 2 ml。2 500～3 000 r/min 离心 6～10 min,分离血清,待上机。

4. 试剂和仪器

4.1·试剂

4.1.1　来源：××试剂。规格：见试剂说明书。代号：见试剂说明书。

4.1.2　试剂盒组成：R1B：咖啡因 2.4 g/L;十二烷基硫酸锂 42 g/L。R1C：3,5 -对甲苯磺酸四氟硼酸重氮盐 0.48 g/L;咖啡因 2.4 g/L;十二烷基硫酸锂 42 g/L。

4.1.3　储存和稳定性：未开封试剂 2～8℃保存至有效期,保持竖直向上。开封后机上稳定期 90 天。

4.1.4　试剂的准备：试剂配套包装,打开包装后直接使用。试剂信息在装载时通过芯片自动读取。试剂应避免形成气泡。

4.2·校准品：多项生化校准品具体操作见《××生化分析仪校准程序》。

4.3·质控品：具体操作见《××生化分析仪质控程序》。

4.4·仪器：××生化分析仪。

5. 操作步骤

5.1·仪器操作参阅《××生化分析仪标准操作规程》。

5.2·分析参数：详见相关用户指南和仪器说明书。

6. 校准

6.1·校准品计量学溯源：溯源至××参考方法和××参考物质。

6.2·校准品准备与储存(见校准品说明书)：每瓶校准品准确加 5.0 ml 蒸馏水复溶,轻轻旋转摇匀,室温放置 30 min 待充分溶解后分装,－20℃冷冻可保存 4 个星期,复溶后 2～8℃可稳定 2 天,室温稳定 8 h(分装的标准品只允许冻融一次)。

6.3·校准条件：在室内质控失控、试剂批号更换后、影响检测的维修或者更换主要部件后等情况。

6.4·校准操作：具体操作见《××生化分析仪校准程序》。

7. 质控

具体操作见《××生化分析仪质控程序》。

8. 结果判断

仪器自动计算,结果传输到 LIS 检验系统。

9. 生物参考区间

9.1·成年男性(20～79 岁)：≤26.0 μmol/L(国标 WS/T404.4 - 2018)。

9.2·成年女性(20～79 岁)：≤21.0 μmol/L(国标 WS/T404.4 - 2018)。

9.3·男/女：≤23.0 μmol/L(国标 WS/T404.4 - 2018)。

10. 性能参数

10.1·精密度：批内精密度<5%,总精密度<10%。准确度：用待测试剂测试两个水平的质控,所得结果相对偏差≤10%。

10.2·测量区间：0.5～513 μmol/L。可报告区间：0.5～513 μmol/L,若超出测量区间,将标本稀释到测量区间内再次测定,结果自动乘以稀释倍数或人工换算。

10.3·干扰和交叉反应

10.3.1　脂血(脂肪乳)：乳糜浓度在 900 mg/dl 以内时,干扰<6%。

10.3.2　溶血：血红蛋白浓度在 0.45 g/dl 以内时,干扰<10%。

10.3.3　叠氮钠或抗坏血酸：浓度达到 40 g/L 以上时,能破坏重氮试剂,终止偶氮反应。

11. 临床意义

11.1·用于判断黄疸的程度及变化。血清总胆红素 TB 在 17.1～34.2 μmol/L 时,肉眼不能观察,称为隐性黄疸;TB>34.2 μmol/L 时,肉眼可观察到皮肤、巩膜、黏膜的黄染,称为显性黄疸。其中 TB 在 34.2～171 μmol/L 称为轻度黄疸,在 171～342 μmol/L 称为中度黄疸,>342 μmol/L 称为重度黄疸。

11.2·用于判断黄疸的病因和类型。黄疸按病因分为溶血性、肝细胞性及梗阻性黄疸;按血中升高的胆红素的类型分高未结合性胆红素黄疸和高结合性胆红素黄疸。

11.3·血清 TB 降低见于急性黄疸型肝炎恢复期、癌症或慢性肾炎所致贫血、再生障碍性贫血及血液病等。

参考文献

[1] 尚红,王毓三,申子瑜.全国临床检验操作规程[M].4版.北京:人民卫生出版社,2015.

[2] 万学红,卢雪峰.诊断学[M].8版.北京:人民卫生出版社,2013.

[3] 中国合格评定国家认可委员会.CNAS-CL02:医学实验室质量和能力认可准则(ISO15189:2012,IDT)[S].2015.

[4] 中国合格评定国家认可委员会.CNAS-CL02-A003:医学实验室质量和能力认可准则在临床化学检验领域的应用说明[S].2018.

（袁恩武）

直接胆红素检测标准操作规程

××医院检验科临床化学组作业指导书	文件编号：××-JYK-HX-SOP-×××
版本：	生效日期：	共 页 第 页

1. 目的

规范直接胆红素(DB)的检测实验,确保检测结果的准确性和重复性。

2. 方法和原理

2.1·方法：改良重氮法。

2.2·原理：

$$胆红素 + DPD \longrightarrow 重氮胆红素$$

一种稳定的重氮盐 3,5-对甲苯磺酸四氟硼酸重氮盐(DPD),直接与结合胆红素反应,形成重氮胆红素；它在 540 nm 吸光度最大。在 540/600 nm 时的吸光度与标本中结合胆红素的浓度成正比。结合胆红素(CB)又称为直接胆红素(DB)。

3. 标本要求与患者准备

3.1·类型：血清。患者无特殊要求,但以早晨空腹为佳。

3.2·容器：真空采血管中的红盖或黄盖管(添加剂为促凝剂)。

3.3·保存和运送：室温保存,及时送检。血清中直接胆红素在室温(15～25℃)下避光可稳定 1 天,在 2～8℃避光可稳定 3 天,-20℃避光可稳定 3 个月。

3.4·采血量：静脉血 2 ml。2 500～3 000 r/min 离心 6～10 min,分离血清,待上机。

4. 试剂和仪器

4.1·试剂

4.1.1 来源：××试剂。规格：见试剂说明书。代号：见试剂说明书。

4.1.2 试剂盒组成：R1B：磷酸二氢钠、磷酸氢二钠、乙二胺四乙酸二钠、氯化钠、氨基磺酸。R1C：3,5-二氯苯基重氮盐 0.07 mmol/L、盐酸、乙二胺四乙酸二钠。

4.1.3 储存和稳定性：未开封试剂 2～25℃保存至有效期,保持竖直向上。开封后机上稳定期 21 天。

4.1.4 试剂的准备：试剂配套包装,打开包装后直接使用。试剂信息在装载时通过芯片自动读取。试剂应避免形成气泡。

4.2·校准品：多项生化校准品具体操作见《××生化分析仪校准程序》。

4.3·质控品：具体操作见《××生化分析仪质控程序》。

4.4·仪器：××生化分析仪。

5. 操作步骤

5.1·仪器操作参阅《××生化分析仪标准操作规程》。

5.2·分析参数：详见相关用户指南和仪器说明书。

6. 校准

6.1·校准品计量学溯源：溯源至××标准物质。

6.2·校准品准备与储存（见校准品说明书）：每瓶校准品准确加 5.0 ml 蒸馏水复溶，轻轻旋转摇匀，室温放置 30 min 待充分溶解后分装，－20℃ 冷冻可保存 4 个星期，复溶后 2～8℃ 可稳定 2 天，室温稳定 8 h（分装的标准品只允许冻融一次）。

6.3·校准条件：在室内质控失控、试剂批号更换后、影响检测的维修或者更换主要部件后等情况。

6.4·校准操作：具体操作见《××生化分析仪校准程序》。

7. 质控

具体操作见《××生化分析仪质控程序》。

8. 结果判断

仪器自动计算，结果传输到 LIS 检验系统。

9. 生物参考区间

9.1·罗氏配套系统：≤8 μmol/L（国标 WS/T404.4－2018）。

9.2·贝克曼 DXC 系列和 AU 系列配套系统：≤4 μmol/L（国标 WS/T404.4－2018）。

9.3·建议各实验室建立适用于自己的参考区间。

10. 性能参数

10.1·精密度：批内精密度＜5％，总精密度＜10％。准确度：用待测试剂测试两个水平的质控，所得结果相对偏差≤10％。

10.2·测量区间：0～171 μmol/L。可报告区间：0～171 μmol/L，若超出测量区间，将标本稀释到测量区间内再次测定，结果自动乘以稀释倍数或人工换算。

10.3·干扰和交叉反应

10.3.1　脂血（脂肪乳）：乳糜浓度在 300 mg/dl 以内时，干扰＜10％。

10.3.2　叠氮钠或抗坏血酸：浓度达到 40 g/L 以上时，能破坏重氮试剂，终止偶氮反应。

11. 临床意义

11.1·判断肝脏损伤程度：在某些肝脏轻微损伤疾病，血清总胆红素尚在正常范围内，结合胆红素已有明显升高，因此可作为肝功能早期损害的依据。在肝硬化时肝细胞损伤程度与血清 TB 和 CB 水平呈平行关系。

11.2·用于黄疸性质的鉴别（表 9－1）：根据结合胆红素与总胆红素比值，可协助鉴别黄疸类型，如在 TB 浓度≤51 μmol/L 条件下，CB/TB＜0.2 提示为溶血性黄疸；比值在 0.2～0.5 之间为肝细胞性黄疸；比值＞0.5 为胆汁淤积性黄疸。

11.3·用于诊断先天性非溶血性黄疸，如 Dubin－Johnson 综合征（慢性特发性黄疸）、Rotor 综合征。

11.4·协助诊断未结合胆红素升高症。

表 9 - 1　三种类型黄疸的实验室鉴别诊断

类　　型	CB	UB	CB／TB	尿胆红素	尿胆素原	类胆素
正常	正常	正常	0.2～0.4	无	少量	阳性
溶血性黄疸	正常或轻微升高	明显升高	<0.2	无	显著升高	强阳性
肝细胞性黄疸	中度升高	中度升高	0.2～0.5	阳性	不定	阴性或弱阳性
梗阻性黄疸	明显升高	正常或轻微升高	>0.5	强阳性	阴性	阴性

11.5 · 结合胆红素升高而总胆红素正常：见于肝炎黄疸前期、无黄疸型肝炎、失代偿期肝硬化、肝癌等。

参考文献

[1] 尚红,王毓三,申子瑜.全国临床检验操作规程[M].4版.北京：人民卫生出版社,2015.

[2] 万学红,卢雪峰.诊断学[M].8版.北京：人民卫生出版社,2013.

[3] 中国合格评定国家认可委员会.CNAS－CL02：医学实验室质量和能力认可准则(ISO15189：2012,IDT)[S].2015.

[4] 中国合格评定国家认可委员会.CNAS－CL02－A003：医学实验室质量和能力认可准则在临床化学检验领域的应用说明[S].2018.

（袁恩武）

前白蛋白检测标准操作规程

××医院检验科临床化学组作业指导书	文件编号：××-JYK-HX-SOP-×××
版本： 生效日期：	共 页 第 页

1. 目的

规范前白蛋白(PA)的检测实验,确保检测结果的准确性和重复性。

2. 方法和原理

2.1·方法：免疫透射比浊法。

2.2·原理：抗人 PA 抗体加入样本血清中,通过抗原抗体反应与血清中 PA 特异性结合,形成抗原-抗体复合物,并形成一定的浊度,浊度的增加与免疫复合物微粒数及 PA 含量相关,与通过同样处理的校准血清相比较,即可计算出样本中前白蛋白的含量。

3. 标本要求与患者准备

3.1·类型：血清。患者无特殊要求,但以早晨空腹为佳。

3.2·容器：真空采血管中的红盖或黄盖管(添加剂为促凝剂)。

3.3·保存和运送：室温保存,及时送检。采血后及时分离血清,于 2～8℃密封保存可稳定 7 天。

3.4·采血量：静脉血 2 ml。2 500～3 000 r/min 离心 6～10 min,分离血清,待上机。

4. 试剂和仪器

4.1·试剂

4.1.1 来源：××试剂。规格：见试剂说明书。代号：见试剂说明书。

4.1.2 试剂盒组成：R1：Tris 缓冲液 0.05 mol/L、PEG6000 0.15 mol/L、表面活性剂＜0.1％。R2：PA 抗体适量。

4.1.3 储存和稳定性：未开封试剂 2～25℃保存至有效期,保持竖直向上。开封后机上稳定期 30 天。

4.1.4 试剂的准备：试剂配套包装,打开包装后直接使用。试剂信息在装载时通过芯片自动读取。试剂应避免形成气泡。

4.2·校准品：多项生化校准品具体操作见《××生化分析仪校准程序》。

4.3·质控品：具体操作见《××生化分析仪质控程序》。

4.4·仪器：××生化分析仪。

5. 操作步骤

5.1·仪器操作参阅《××生化分析仪标准操作规程》。

5.2·分析参数：详见相关用户指南和仪器说明书。

6. 校准

6.1·校准品计量学溯源：溯源至××参考物质。

6.2·校准品准备与储存(见校准品说明书)：每瓶校准品准确加 5.0 ml 蒸馏水复溶,轻轻旋转摇匀,室温放置 30 min 待充分溶解后分装,−20℃冷冻可保存 4 个星期,复溶后 2～8℃可稳定 2 天,室温稳定 8 h(分装的标准品只允许冻融一次)。

6.3·校准条件:在室内质控失控、试剂批号更换后、影响检测的维修或者更换主要部件后等情况。

6.4·校准操作:具体操作见《××生化分析仪校准程序》。

7. 质控

具体操作见《××生化分析仪质控程序》。

8. 结果判断

仪器自动计算,结果传输到 LIS 检验系统。

9. 生物参考区间

9.1·成人:250～400 mg/L(4.55～7.28 μmol/L),儿童约为成人的一半。

9.2·建议各实验室建立适用于自己的参考区间。

10. 性能参数

10.1·精密度:批内精密度<8%,总精密度<10%。准确度:用待测试剂测试两个水平的质控,所得结果相对偏差≤18%。

10.2·测量区间:30～600 mg/L。可报告区间:30～600 mg/L,若超出测量区间,将标本稀释到测量区间内再次测定,结果自动乘以稀释倍数或人工换算。

10.3·干扰和交叉反应

10.3.1 抗坏血酸≤0.5 g/L,不影响测定结果。

10.3.2 胆红素≤500 μmol/L,不影响测定结果。

10.3.3 血红蛋白≤5 g/L,不影响测定结果。

10.3.4 血脂≤10 g/L,不影响测定结果。

11. 临床意义

11.1·前白蛋白升高:见于霍奇金病。

11.2·前白蛋白降低:见于营养不良、肝功能损伤、急性肝炎、肝硬化、急性炎症、恶性肿瘤、创伤。

参考文献

[1] 尚红,王毓三,申子瑜.全国临床检验操作规程[M].4 版.北京:人民卫生出版社,2015.

[2] 万学红,卢雪峰.诊断学[M].8 版.北京:人民卫生出版社,2013.

[3] 中国合格评定国家认可委员会.CNAS−CL02:医学实验室质量和能力认可准则(ISO15189:2012,IDT)[S].2015.

[4] 中国合格评定国家认可委员会.CNAS−CL02−A003:医学实验室质量和能力认可准则在临床化学检验领域的应用说明[S].2018.

(袁恩武)

丙氨酸氨基转移酶检测标准操作规程

××医院检验科临床化学组作业指导书	文件编号：××-JYK-HX-SOP-×××
版本： 生效日期：	共 页 第 页

1. 目的

规范丙氨酸氨基转移酶（ALT）的检测实验，确保检测结果的准确性和重复性。

2. 方法和原理

2.1·方法：乳酸脱氢酶法。

2.2·原理：

$$L-谷氨酸 + \alpha-酮戊二酸 \xrightarrow{ALT} L 谷氨酸 + 丙酮酸$$

$$丙酮酸 + NADH + H \xrightarrow{LDH} L 乳酸 + NAD$$

反应中丙氨酸氨基转移酶催化将丙氨酸上的氨基转移至 α-酮戊二酸，形成丙酮酸和谷氨酸。丙酮酸盐与还原型烟酰胺腺嘌呤二核苷酸（NADH）在乳酸脱氢酶（LDH）的催化作用下发生反应，生成乳酸和氧化型烟酰胺腺嘌呤二核苷酸（NAD）。引起 340 nm 处的测定吸光度下降，吸光度变化率与样本中丙氨酸氨基转移酶的活性成正比。

3. 标本要求与患者准备

3.1·类型：血清。空腹采血，尤以早晨空腹为佳。

3.2·容器：真空采血管中的红盖或黄盖管（添加剂为促凝剂）。

3.3·保存和运送：室温保存，及时送检。血清中丙氨酸氨基转移酶在室温可稳定 3 天，在 2～8℃可稳定稳定 7 天。

3.4·采血量：静脉血 2 ml。2 500～3 000 r/min 离心 6～10 min，分离血清，待上机。

4. 试剂和仪器

4.1·试剂

4.1.1 来源：××试剂。规格：见试剂说明书。代号：见试剂说明书。

4.1.2 试剂盒组成：R1：乳酸脱氢酶 21 Thousand Unit/Liter（kU/L）、L-丙氨酸 118 g/L。R2：α-酮戊二酸 14.5 g/L、NADH 0.9 g/L。

4.1.3 储存和稳定性：未开封试剂 2～25℃保存至有效期，保持竖直向上。开封后机上稳定期 30 天。

4.1.4 试剂的准备：试剂配套包装，打开包装后直接使用。试剂信息在装载时通过芯片自动读取。试剂应避免形成气泡。

4.2·校准品：多项生化校准品具体操作见《××生化分析仪校准程序》。

4.3·质控品：具体操作见《××生化分析仪质控程序》。

4.4·仪器：××生化分析仪。

5. 操作步骤

5.1·仪器操作参阅《××生化分析仪标准操作规程》。

5.2·分析参数：详见相关用户指南和仪器说明书。

6. 校准

6.1·校准品计量学溯源：溯源至××参考物质。

6.2·校准品准备与储存（见校准品说明书）：每瓶校准品准确加 5.0 ml 蒸馏水复溶，轻轻旋转摇匀，室温放置 30 min 待充分溶解后分装，－20℃冷冻可保存 4 个星期，复溶后 2～8℃可稳定 2 天，室温稳定 8 h（分装的标准品只允许冻融一次）。

6.3·校准条件：在室内质控失控、试剂批号更换后、影响检测的维修或者更换主要部件后等情况。

6.4·校准操作：具体操作见《××生化分析仪校准程序》。

7. 质控

具体操作见《××生化分析仪质控程序》。

8. 结果判断

仪器自动计算，结果传输到 LIS 检验系统。

9. 生物参考区间

9.1·成年男性：9～50 U/L（国标 WS/T404.1－2012）。

9.2·成年女性：7～40 U/L（国标 WS/T404.1－2012）。

9.3·建议各实验室建立适用于自己的参考区间。

10. 性能参数

10.1·精密度：批内精密度＜5％，总精密度＜10％。准确度：用待测试剂测试两个水平的质控，所得结果相对偏差≤10％。

10.2·测量区间：3～500 U/L。可报告区间：3～500 U/L，若超出测量区间，将标本稀释到测量区间内再次测定，结果自动乘以稀释倍数或人工换算。

10.3·干扰和交叉反应

10.3.1 黄疸：胆红素浓度在 40 mg/dl 以内时，干扰＜5％。

10.3.2 脂血（脂肪乳）：乳糜浓度在 300 mg/dl 以内时，干扰＜3％。

10.3.3 溶血：溶血标本不适于 ALT 测定。

10.3.4 丙酮酸：丙酮酸浓度在 1 mmol/L 以内时，干扰＜5％。

11. 临床意义

11.1·肝胆疾病：如急性病毒性肝炎 ALT 升高明显，ALT/AST＞1，是诊断病毒性肝炎的重要检测手段。慢性病毒性肝炎 ALT 轻度升高或正常，ALT/AST＜1；药物性肝炎、脂肪肝、肝硬化、肝癌、肝脓肿、胆石症、胆管炎、胆囊炎均升高。

11.2·心血管疾病：如心肌梗死、心肌炎、心功能不全时肝淤血、脑出血等 ALT 升高，但以血清 AST 升高为主。

11.3·其他疾病：如骨骼肌疾病（皮肌炎、进行性肌萎缩）、传染性单核细胞增多症、外伤、严重烧伤、肌营养不良等 ALT 也可升高。

11.4·毒物中毒：铅、汞、四氯化碳或有机磷中毒等 ALT 升高。

参考文献

[1] 尚红,王毓三,申子瑜.全国临床检验操作规程[M].4 版.北京：人民卫生出版社,2015.

[2] 万学红,卢雪峰.诊断学[M].8 版.北京：人民卫生出版社,2013.

[3] 中国合格评定国家认可委员会.CNAS－CL02：医学实验室质量和能力认可准则(ISO15189：2012,IDT)[S].2015.

[4] 中国合格评定国家认可委员会.CNAS－CL02－A003：医学实验室质量和能力认可准则在临床化学检验领域的应用说明[S].2018.

（袁恩武）

天门冬氨酸氨基转移酶检测标准操作规程

××医院检验科临床化学组作业指导书	文件编号：××-JYK-HX-SOP-×××
版本： 生效日期：	共 页 第 页

1. 目的

规范天门冬氨酸氨基转移酶(AST)的检测实验,确保检测结果的准确性和重复性。

2. 方法和原理

2.1·方法：苹果酸脱氢酶法。

2.2·原理：

$$L-天门冬氨酸 + \alpha-酮戊二酸 \xrightarrow{AST} L-谷氨酸 + 草酰乙酸$$

$$草酰乙酸 + NADH + H^+ \xrightarrow{MDH} L-苹果酸 + NAD^+$$

反应中 AST 催化 L-天门冬氨酸的氨基转移给 α-酮戊二酸,生成 L-谷氨酸和草酰乙酸。草酰乙酸被苹果酸脱氢酶(MDH)还原成 L-苹果酸,NADH 同时转换为 NAD$^+$。由于 NADH 被消耗引起在 340 nm 处吸光度下降,吸光度变化率与样本天门冬氨酸氨基转移酶的活性成正比,从而计算出 AST 的活性。内源性丙酮酸盐将在孵育期间通过 LDH 反应除去。

3. 标本要求与患者准备

3.1·类型：血清。空腹采血,尤以早晨空腹为佳。

3.2·容器：真空采血管中的红盖或黄盖管(添加剂为促凝剂)。

3.3·保存和运送：室温保存,及时送检。血清中天门冬氨酸氨基转移酶在室温(15～25℃)可稳定 4 天,在 2～8℃可稳定 7 天。

3.4·采血量：静脉血 2 ml。2 500～3 000 r/min 离心 6～10 min,分离血清,待上机。

4. 试剂和仪器

4.1·试剂

4.1.1 来源：××试剂。规格：见试剂说明书。代号：见试剂说明书。

4.1.2 试剂盒组成：R1：乳酸脱氢酶 50.0 kU/L、苹果酸脱氢酶 3.5 kU/L、L-天门冬氨酸 170.0 g/L。R2：α-酮戊二酸 14.5 g/L、NADH 0.9 g/L。

4.1.3 储存和稳定性：未开封试剂 2～25℃保存至有效期,保持竖直向上。开封后机上稳定期 30 天。

4.1.4 试剂的准备：试剂配套包装,打开包装后直接使用。试剂信息在装载时通过芯片自动读取。试剂应避免形成气泡。

4.2·校准品：多项生化校准品具体操作见《××生化分析仪校准程序》。

4.3·质控品：具体操作见《××生化分析仪质控程序》。

4.4·仪器：××生化分析仪。

5. 操作步骤

5.1·仪器操作参阅《××生化分析仪标准操作规程》。

5.2·分析参数：详见相关用户指南和仪器说明书。

6. 校准

6.1·校准品计量学溯源：溯源至××参考物质。

6.2·校准品准备与储存（见校准品说明书）：每瓶校准品准确加 5.0 ml 蒸馏水复溶，轻轻旋转摇匀，室温放置 30 min 待充分溶解后分装，−20℃冷冻可保存 4 个星期，复溶后 2～8℃可稳定 2 天，室温稳定 8 h（分装的标准品只允许冻融一次）。

6.3·校准条件：在室内质控失控、试剂批号更换后、影响检测的维修或者更换主要部件后等情况。

6.4·校准操作（具体操作见《××生化分析仪校准程序》）：使用 2 点定标。在主菜单下点击"User"用户菜单"Calibration"定标，进入定标工作表菜单。点击"Start Entry"或按"F4"键开始输入，点击所需定标的项目使其改变颜色，项目选择后点击"F4"或"Entry"键确认选择，点击"Exit"或"F2"键退出。空白放在蓝架子的第一位，按照"(P)—(B)—(I) Calibration Specific"（定标参数）菜单中"Cal No."的设定值，在黄架子的相应位置放置该项目的定标液试管，定标测定时蓝色样品架须放在左侧第一位置，黄色样品架紧跟蓝架子摆放。在"Stand By"状态，点击屏幕上"↗"（开始）图标或按"F9"键，仪器将自动完成定标操作。在"(R)—(C)—(S) Calibration Curve"菜单检查定标的结果。

7. 质控

具体操作见《××生化分析仪质控程序》。

8. 结果判断

仪器自动计算，结果传输到 LIS 检验系统。

9. 生物参考区间

9.1·成年男性：15～40 U/L（国标 WS/T404.1-2012）。

9.2·成年女性：13～35 U/L（国标 WS/T404.1-2012）。

9.3·建议各实验室建立适用于自己的参考区间。

10. 性能参数

10.1·精密度：批内精密度<5%，总精密度<10%。准确度：用待测试剂测试两个水平的质控，所得结果相对偏差≤10%。

10.2·测量区间：3～1 000 U/L。可报告区间：3～1 000 U/L，若超出测量区间，将标本稀释到测量区间内再次测定，结果自动乘以稀释倍数或人工换算。

10.3·干扰和交叉反应

10.3.1 黄疸：胆红素浓度在 40 mg/dl 以内时，干扰<10%。

10.3.2 脂血（脂肪乳）：乳糜浓度在 300 mg/dl 以内时，干扰<5%。

10.3.3 溶血：溶血标本不适于 AST 测定。

10.3.4 丙酮酸：丙酮酸浓度在 1 mmol/L 以内时，干扰<10%。

11. 临床意义

11.1·急性心肌梗死(AMI)发作后 AST 于6～8 h 开始升高,在48 h 达到高峰,3～5 天内恢复正常。但由于 AST 在 AMI 升高迟于 CK,恢复早于 LDH,故其对 AMI 的诊断价值越来越小。

11.2·各种肝病时 AST 随着 ALT 升高而上升,AST/ALT 比值测定对肝病的诊断有一定的意义。急性病毒性肝炎时,比值<1;慢性肝炎、肝硬化时,比值常>1;原发性肝癌时,比值常>3,故同时测定 ALT、AST 活性并观察其在病程中的变化,对肝病的鉴别诊断和病情监测有重要意义。

11.3·AST 升高还可见于肺栓塞、急性胰腺炎、肌肉挫伤、溶血性贫血、皮肌炎及骨骼肌疾病(如进行性肌营养不良)等。

参考文献

[1] 尚红,王毓三,申子瑜.全国临床检验操作规程[M].4 版.北京:人民卫生出版社,2015.
[2] 万学红,卢雪峰.诊断学[M].8 版.北京:人民卫生出版社,2013.
[3] 中国合格评定国家认可委员会.CNAS-CL02:医学实验室质量和能力认可准则(ISO15189:2012,IDT)[S].2015.
[4] 中国合格评定国家认可委员会.CNAS-CL02-A003:医学实验室质量和能力认可准则在临床化学检验领域的应用说明[S].2018.

(袁恩武)

L-γ-谷氨酰基转移酶检测标准操作规程

××医院检验科临床化学组作业指导书	文件编号：××-JYK-HX-SOP-×××
版本：	生效日期：	共　页　第　页

1. 目的

规范 L-γ-谷氨酰基转移酶（GGT）的检测实验，确保检测结果的准确性和重复性。

2. 方法和原理

2.1·方法：GCANA 底物法。

2.2·原理：

$$L-γ-谷氨酰-3-羧基-4-硝基苯胺＋甘氨酰替甘氨酸 \xrightarrow{GGT}$$
$$L-γ-谷氨酰甘氨酰替甘氨酸＋5-氨基-2-硝基苯甲酸盐$$

GGT 催化 γ-谷氨基从底物 L-γ-谷氨酰-3-羧基-4-硝基苯胺转移至甘氨酰替甘氨酸生成 5-氨基-2-硝基苯甲酸盐。在 410/480 nm 处吸光度的变化是由于 5-氨基 2-硝基苯酸构型并且与样品中 GGT 活性成正比。

3. 标本要求与患者准备

3.1·类型：血清。空腹采血，尤以早晨空腹为佳。

3.2·容器：真空采血管中的红盖或黄盖管（添加剂为促凝剂）。

3.3·保存和运送：室温保存，及时送检。血清中 L-γ-谷氨酰基转移酶在 2～25℃可保存稳定 7 天。

3.4·采血量：静脉血 2 ml。2 500～3 000 r/min 离心 6～10 min，分离血清，待上机。

4. 试剂和仪器

4.1·试剂

4.1.1　来源：××试剂。规格：见试剂说明书。代号：见试剂说明书。

4.1.2　试剂盒组成：R1：甘氨酰替甘氨酸 150 mmol/L。R2：L-γ-谷氨酰-3-羧基-4-硝基苯胺 6 mmol/L。

4.1.3　储存和稳定性：未开封试剂 2～8℃，其稳定性可达瓶子标签上所注明的有效期。开封后，在不超过有效期的情况下，在仪器上可保持稳定 30 天。

4.1.4　试剂的准备：试剂配套包装，打开包装后直接使用。试剂信息在装载时通过芯片自动读取。试剂应避免形成气泡。

4.2·校准品：多项生化校准品具体操作见《××生化分析仪校准程序》。

4.3·质控品：具体操作见《××生化分析仪质控程序》。

4.4·仪器：××生化分析仪。

5. 操作步骤

5.1 · 仪器操作参阅《××生化分析仪标准操作规程》。

5.2 · 分析参数：详见相关用户指南和仪器说明书。

6. 校准

6.1 · 校准品计量学溯源：溯源至××参考方法。

6.2 · 校准品准备与储存(见校准品说明书)：每瓶校准品准确加 5.0 ml 蒸馏水复溶，轻轻旋转摇匀，室温放置 30 min 待充分溶解后分装，−20℃冷冻可保存 4 个星期，复溶后 2～8℃可稳定 2 天，室温稳定 8 h(分装的标准品只允许冻融一次)。

6.3 · 校准条件：在室内质控失控、试剂批号更换后、影响检测的维修或者更换主要部件后等情况。

6.4 · 校准操作(具体操作见《××生化分析仪校准程序》)：使用 2 点定标。在主菜单下点击"User"用户菜单"Calibration"定标，进入定标工作表菜单。点击"Start Entry"或按"F4"键开始输入，点击所需定标的项目使其改变颜色，项目选择后点击"F4"或"Entry"键确认选择，点击"Exit"或"F2"键退出。空白放在蓝架子的第一位，按照"(P)—(B)—(I) Calibration Specific"(定标参数)菜单中"Cal No."的设定值，在黄架子的相应位置放置该项目的定标液试管，定标测定时蓝色样品架须放在左侧第一位置，黄色样品架紧跟蓝架子摆放。在"Stand By"状态，点击屏幕上"◁"(开始)图标或按"F9"键，仪器将自动完成定标操作。在"(R)—(C)—(S) Calibration Curve"菜单检查定标的结果。

7. 质控

具体操作见《××生化分析仪质控程序》。

8. 结果判断

仪器自动计算，结果传输到 LIS 检验系统。

9. 生物参考区间

9.1 · 成年男性：10～60 U/L(国标 WS/T404.1−2012)。

9.2 · 成年女性：7～45 U/L(国标 WS/T404.1−2012)。

10. 性能参数

10.1 · 精密度：批内精密度<3%，总精密度<5%。准确度：用待测试剂测试两个水平的质控，所得结果相对偏差≤10%。

10.2 · 测量区间：5～1 200 U/L，可报告区间：5～1 200 U/L，若超出测量区间，将标本稀释到测量区间内再次测定，结果自动乘以稀释倍数或人工换算，建议最大稀释倍数按照 1∶1 比例进行。

10.3 · 干扰和交叉反应

10.3.1 黄疸：胆红素浓度在 40 mg/dl 以内时，影响<3%。

10.3.2 脂血(脂肪乳)：乳糜浓度在 1 000 mg/dl 以内时，影响<5%。

10.3.3 溶血：血红蛋白浓度在 2.5 g/L 以内时，影响<5%。

10.3.4 在非常罕见的情况下，γ 球蛋白特别是单克隆 IgM(华氏巨球蛋白血症

Waldenström's macroglobulinemia），可能导致不可靠结果。

11. 临床意义

11.1·临床上主要用于肝胆疾病的占位性、实质损伤性病变的诊断。

11.2·血清 GGT 升高常见于胆道阻塞性疾病，如原发性胆汁性肝硬化、硬化性胆管炎所致的慢性胆汁淤积，原发性肝癌、肝外胆道癌 GGTT 升高明显，特别是在诊断恶性肿瘤患者有无肝转移和肝癌术后有无复发时，阳性率可达 90%。

11.3·急、慢性肝炎和肝硬化：急性肝炎时 GGT 中度升高，慢性肝炎、肝硬化时可正常，如持续升高表明病情活动或病情恶化。

11.4·急、慢性酒精性肝炎、药物性肝炎：血清 GGT 可明显升高或中度升高。

11.5·其他：如脂肪肝、胰腺炎、胰腺癌、壶腹癌轻度升高。

11.6·GGT 作为肝癌的特异性差，在许多肝胆疾病中都可以升高。

参考文献

[1] 尚红，王毓三，申子瑜.全国临床检验操作规程[M].4 版.北京：人民卫生出版社，2015.

[2] 万学红，卢雪峰.诊断学[M].8 版.北京：人民卫生出版社，2013.

[3] 中国合格评定国家认可委员会.CNAS‐CL02：医学实验室质量和能力认可准则(ISO15189：2012，IDT)[S].2015.

[4] 中国合格评定国家认可委员会.CNAS‐CL02‐A003：医学实验室质量和能力认可准则在临床化学检验领域的应用说明[S].2018.

（袁恩武）

碱性磷酸酶检测标准操作规程

××医院检验科临床化学组作业指导书	文件编号：××-JYK-HX-SOP-×××

版本：	生效日期：	共　页　第　页

1. 目的

规范血清碱性磷酸酶（ALP）的检测实验，确保检测结果的准确性和重复性。

2. 方法和原理

2.1·方法：NPP 底物-AMP 缓冲液法。

2.2·原理：

$$pNPP + AMP \xrightarrow{ALP} pNP + AMP - PO_4$$

在 pH = 10.4 的条件下，2-氨基-2-甲基-1-丙醇（AMP）作为磷酸酯受体，通过测定磷酸对硝基苯（pNPP）到对硝基苯酚（pNP）的转化率来判断碱性磷酸酶的活性。在 410/480 nm 处，使用双色分析仪测定因形成 pNP 而导致的吸光率变化的比率，它与样本中碱性磷酸酶的活性成正比。

3. 标本要求与患者准备

3.1·类型：血清。建议空腹 8～12 h 静脉采血，尤以早晨空腹为佳。

3.2·容器：真空采血管中的红盖管。添加剂为促凝剂。

3.3·保存和运送：室温保存，及时送检。2～25℃可稳定 7 天。

3.4·采血量：静脉血 2 ml。2 500～3 000 r/min 离心 6～10 min，分离血清，待上机。

4. 试剂和仪器

4.1·试剂

4.1.1　来源：××试剂。规格：见试剂说明书。代号：见试剂说明书。

4.1.2　试剂盒组成：R1：2-氨基-2-甲基-1-丙醇（AMP）126.4 g/L、四水合醋酸镁 1.736 g/L。R2：4-硝基苯磷酸二钠（pNPP）24.05 g/L。

4.1.3　储存和稳定性：未开封试剂 2～8℃，其稳定性可达瓶子标签上所注明的有效期。开封后，在不超过有效期的情况下，在仪器上可保持稳定 14 天。

4.1.4　试剂的准备：试剂配套包装，打开包装后直接使用。试剂信息在装载时通过芯片自动读取。试剂应避免形成气泡。

4.2·校准品：多项生化校准品具体操作见《××生化分析仪校准程序》。

4.3·质控品：具体操作见《××生化分析仪质控程序》。

4.4·仪器：××生化分析仪。

5. 操作步骤

5.1·仪器操作参阅《××生化分析仪标准操作规程》。

5.2·分析参数：详见相关用户指南和仪器说明书。

6. 校准

6.1·校准品计量学溯源：溯源至××参考物质。

6.2·校准品准备与储存（见校准品说明书）：每瓶校准品准确加 5.0 ml 蒸馏水复溶，轻轻旋转摇匀，室温放置 30 min 待充分溶解后分装，−20℃冷冻可保存 4 个星期，复溶后 2～8℃可稳定 2 天，室温稳定 8 h（分装的标准品只允许冻融一次）。

6.3·校准条件：在室内质控失控、试剂批号更换后、影响检测的维修或者更换主要部件后等情况。

6.4·校准操作（具体操作见《××生化分析仪校准程序》）：使用 2 点定标。在主菜单下点击"User"用户菜单"Calibration"定标，进入定标工作表菜单。点击"Start Entry"或按"F4"键开始输入，点击所需定标的项目使其改变颜色，项目选择后点击"F4"或"Entry"键确认选择，点击"Exit"或"F2"键退出。空白放在蓝架子的第一位，按照"（P）—（B）—（I）Calibration Specific"（定标参数）菜单中"Cal No."的设定值，在黄架子的相应位置放置该项目的定标液试管，定标测定时蓝色样品架放在左侧第一位置，黄色样品架紧跟蓝架子摆放。在"Stand By"状态，点击屏幕上"▷"（开始）图标或按"F9"键，仪器将自动完成定标操作。在"（R）—（C）—（S）Calibration Curve"菜单检查定标的结果。

7. 质控

具体见《××生化分析仪质控程序》。

8. 结果判断

仪器自动计算，结果传输到 LIS 检验系统。

9. 生物参考区间

9.1·成年男性：45～125 U/L（国标 WS/T404.1‑2012）。

9.2·成年女性（20～49 岁）：35～100 U/L（国标 WS/T404.1‑2012）。

9.3·成年女性（50～79 岁）：50～135 U/L（国标 WS/T404.1‑2012）。

10. 性能参数

10.1·精密度：批内精密度＜5％，总精密度＜10％。准确度：用待测试剂测试两个水平的质控，所得结果相对偏差≤10％。

10.2·测量区间：5～1 500 U/L。可报告区间：5～1 500 U/L，若超出测量区间，将标本稀释到测量区间内再次测定，结果自动乘以稀释倍数或人工换算。

10.3·干扰和交叉反应

10.3.1 黄疸：胆红素浓度在 28 mg/dl 以内时，干扰＜10％。

10.3.2 溶血：血红蛋白浓度在 4.5 g/L 以内时，干扰＜10％。

10.3.3 脂血：脂肪乳浓度在 1 000 g/L 以内时，干扰＜3％。

10.3.4 草酸、柠檬酸、EDTA 等抗凝剂通过络合金属离子抑制 ALP 活性。

11. 临床意义

11.1·ALP升高常见于肝胆系统疾病，如阻塞性黄疸、急慢性肝炎、肝癌、肝硬化等。

11.2·黄疸的鉴别：ALP 和血清胆红素、转氨酶同时测定有助于黄疸的鉴别诊断。胆汁淤积性黄疸：ALP 和血清胆红素明显升高,转氨酶轻度升高;肝细胞性黄疸：ALP 正常或稍高,血清胆红素中度升高,转氨酶明显升高。肝内局限性胆道阻塞（原发性及继发性肝癌、肝脓肿）ALP 明显升高,ALT 稍高,血清胆红素大多正常。

11.3·骨骼疾病：ALP 主要由成骨细胞产生,由肝脏排泄,故在骨骼疾病,特别是新生骨生成时如佝偻病、骨折愈合期升高明显;另外还见于纤维性骨炎、骨软化骨病、骨转移癌、甲状腺功能亢进等。

11.4·ALP 降低常见于心脏外科手术后、蛋白质热能营养不良、低镁血症、甲状腺功能低下、恶性贫血、低锌血症、坏血病、积极性肝病、糖尿病、心血管疾病及急慢性肾功能衰竭等疾病。

参考文献

［1］尚红,王毓三,申子瑜.全国临床检验操作规程[M].4 版.北京：人民卫生出版社,2015.

［2］万学红,卢雪峰.诊断学[M].8 版.北京：人民卫生出版社,2013.

［3］中国合格评定国家认可委员会.CNAS－CL02：医学实验室质量和能力认可准则(ISO15189；2012,IDT)[S].2015.

［4］中国合格评定国家认可委员会.CNAS－CL02－A003：医学实验室质量和能力认可准则在临床化学检验领域的应用说明[S].2018.

（袁恩武）

乳酸脱氢酶检测标准操作规程

××医院检验科临床化学组作业指导书	文件编号：××-JYK-HX-SOP-×××
版本： 生效日期：	共 页 第 页

1. 目的

规范血清乳酸脱氢酶(LDH)的检测实验,确保检测结果的准确性和重复性。

2. 方法和原理

2.1·方法：乳酸底物法。

2.2·原理：

$$乳酸 + NAD^+ \xrightarrow{LDH} 丙酮酸盐 + NADH + H^+$$

乳酸脱氢酶测定试剂盒可催化乳酸盐氧化为丙酮酸盐,这一反应伴有 NAD^+ 的还原反应(还原为 NADH)。在 340 nm 处,测定 NADH 的增加量,增加量与样本中酶的活性成正比。

3. 标本要求与患者准备

3.1·类型：血清。建议空腹 8～12 h 静脉采血,尤以早晨空腹为佳。

3.2·容器：真空采血管中的红盖管。添加剂为促凝剂。

3.3·保存和运送：室温保存,及时送检。2～8℃可稳定 4 天,15～25℃可稳定 7 天。

3.4·采血量：静脉血 2 ml。2 500～3 000 r/min 离心 6～10 min,分离血清,待上机。

4. 试剂和仪器

4.1·试剂

4.1.1 来源：××试剂。规格：见试剂说明书。代号：见试剂说明书。

4.1.2 试剂盒组成：R1：甲基葡萄糖胺 127.0 g/L、乳酸锂 9.60 g/L。R2：β-烟酰胺腺嘌呤二核苷酸 26.5 g/L。

4.1.3 储存和稳定性：未开封试剂 2～8℃,其稳定性可达瓶子标签上所注明的有效期。开封后,在不超过有效期的情况下,在仪器上可保持稳定 30 天。

4.1.4 试剂的准备：试剂配套包装,打开包装后直接使用。试剂信息在装载时通过芯片自动读取。试剂应避免形成气泡。

4.2·校准品：多项生化校准品具体操作见《××生化分析仪校准程序》。

4.3·质控品：具体操作见《××生化分析仪质控程序》。

4.4·仪器：××生化分析仪。

5. 操作步骤

5.1·仪器操作参阅《××生化分析仪标准操作规程》。

5.2·分析参数：详见相关用户指南和仪器说明书。

6. 校准

6.1·校准品计量学溯源：溯源至××参考物质。

6.2·校准品准备与储存(见校准品说明书)：每瓶校准品准确加 5.0 ml 蒸馏水复溶，轻轻旋转摇匀，室温放置 30 min 待充分溶解后分装，－20℃冷冻可保存 4 个星期，复溶后 2～8℃可稳定 2 天，室温稳定 8 h(分装的标准品只允许冻融一次)。

6.3·校准条件：在室内质控失控、试剂批号更换后、影响检测的维修或者更换主要部件后等情况。

6.4·校准操作(具体操作见《××生化分析仪校准程序》)：使用 2 点定标。在主菜单下点击"User"用户菜单"Calibration"定标，进入定标工作表菜单。点击"Start Entry"或按"F4"键开始输入，点击所需定标的项目使其改变颜色，项目选择后点击"F4"或"Entry"键确认选择，点击"Exit"或"F2"键退出。空白放在蓝架子的第一位，按照"(P)—(B)—(I)Calibration Specific"(定标参数)菜单中"Cal No."的设定值，在黄架子的相应位置放置该项目的定标液试管，定标测定时蓝色样品架须放在左侧第一位置，黄色样品架紧跟蓝架子摆放。在"Stand By"状态，点击屏幕上"↑"(开始)图标或按"F9"键，仪器将自动完成定标操作。在"(R)—(C)—(S)Calibration Curve"菜单检查定标的结果。

7. 质控

具体见《××生化分析仪质控程序》。

8. 结果判断

仪器自动计算，结果传输到 LIS 检验系统。

9. 生物参考区间

成年男性/女性(20～79 岁)：120～250 U/L(国标 WS/T404.7－2015)。

10. 性能参数

10.1·精密度：批内精密度＜5％，总精密度＜10％。准确度：用待测试剂测试两个水平的质控，所得结果相对偏差≤10％。

10.2·测量区间：25～1 200 U/L。可报告区间：25～1 200 U/L，若超出测量区间，将标本稀释到测量区间内再次测定，结果自动乘以稀释倍数或人工换算。

10.3·干扰和交叉反应

10.3.1　黄疸：胆红素浓度在 40 mg/dl 以内时，干扰＜3％。

10.3.2　脂血：脂肪乳浓度在 1 000 g/L 以内时，干扰＜3％。

10.3.3　溶血标本不可使用。

11. 临床意义

血清 LDH 升高主要见于：急性心肌梗死、充血性心力衰竭、心肌炎等心脏疾病。急、慢性肝炎及肝硬化等肝脏疾病。骨骼肌疾病、肺梗死、急性淋巴细胞白血病、恶性贫血、肾脏疾病、糖尿病、进行性肌营养不良及某些恶性肿瘤等。

参考文献

［1］尚红,王毓三,申子瑜.全国临床检验操作规程［M］.4 版.北京：人民卫生出版社,2015.

［2］万学红,卢雪峰.诊断学［M］.8 版.北京：人民卫生出版社,2013.

［3］中国合格评定国家认可委员会.CNAS－CL02：医学实验室质量和能力认可准则（ISO15189：2012,IDT）［S］.2015.

［4］中国合格评定国家认可委员会.CNAS－CL02－A003：医学实验室质量和能力认可准则在临床化学检验领域的应用说明［S］.2018.

（袁恩武）

总胆汁酸检测标准操作规程

××医院检验科临床化学组作业指导书	文件编号：××-JYK-HX-SOP-×××
版本：　　　　生效日期：	共　页　第　页

1. 目的
规范血清总胆汁酸(TBA)的检测实验,确保检测结果的准确性和重复性。

2. 方法和原理
2.1·方法：酶循环法。

2.2·原理：

$$胆汁酸 + THIO - NAD^+ \xrightarrow{3a - HSD} 3 -酮类固醇 + THIO - NADH$$

检测吸光度的变化,即能计算出胆汁酸的浓度。

3. 标本要求与患者准备
3.1·类型：血清。建议空腹 $8\sim12\,h$ 静脉采血,尤以早晨空腹为佳。

3.2·容器：真空采血管中的红盖管。添加剂为促凝剂。

3.3·保存和运送：室温保存,及时送检。$2\sim8℃$ 可稳定 2 天,$-20℃$ 可稳定 6 个月。

3.4·采血量：静脉血 2 ml。$2\,500\sim3\,000\,r/min$ 离心 $6\sim10\,min$,分离血清,待上机。

4. 试剂和仪器
4.1·试剂

4.1.1　来源：××试剂。规格：见试剂说明书。代号：见试剂说明书。

4.1.2　试剂盒组成：R1：磷酸缓冲液、β-烟酰胺腺嘌呤二核苷酸氧化型 950 mg/dl。R2：β-烟酰胺腺嘌呤二核苷酸还原型 6 g/L,3α-羟类固醇脱氢酶 12.5 kU/L。

4.1.3　储存和稳定性：未开封试剂 $2\sim8℃$,其稳定性可达瓶子标签上所注明的有效期。开封后,在不超过有效期的情况下,在仪器上可保持稳定 60 天。

4.1.4　试剂的准备：试剂配套包装,打开包装后直接使用。试剂信息在装载时通过芯片自动读取。试剂应避免形成气泡。

4.2·校准品：多项生化校准品具体操作见《××生化分析仪校准程序》。

4.3·质控品：具体操作见《××生化分析仪质控程序》。

4.4·仪器：××生化分析仪。

5. 操作步骤
5.1·仪器操作参阅《××生化分析仪标准操作规程》。

5.2·分析参数：详见相关用户指南和仪器说明书。

6. 校准
6.1·校准品计量学溯源：溯源至××参考物质。

6.2·校准品准备与储存(见校准品说明书):每瓶校准品准确加 5.0 ml 蒸馏水复溶,轻轻旋转摇匀,室温放置 30 min 待充分溶解后分装,−20℃冷冻可保存 4 个星期,复溶后 2~8℃可稳定 2 天,室温稳定 8 h(分装的标准品只允许冻融一次)。

6.3·校准条件:在室内质控失控、试剂批号更换后、影响检测的维修或者更换主要部件后等情况。

6.4·校准操作:具体操作见《××生化分析仪校准程序》。

7. 质控

具体见《××生化分析仪质控程序》。

8. 结果判断

仪器自动计算,结果传输到 LIS 检验系统。

9. 生物参考区间

9.1·0~10 μmol/L。

9.2·建议各实验室建立适用于自己的参考区间。

10. 性能参数

10.1·精密度:批内精密度<5%,总精密度<10%。准确度:用待测试剂测试两个水平的质控,所得结果相对偏差≤10%。

10.2·测量区间:1~150 μmol/L。可报告区间:1~150 μmol/L,若超出测量区间,将标本稀释到测量区间内再次测定,结果自动乘以稀释倍数或人工换算。

10.3·干扰和交叉反应

10.3.1 LDH 等脱氢酶:含量高时,影响大。

10.3.2 黄疸:胆红素浓度达 40 mg/dl 以上时,干扰较大。

10.3.3 溶血:血红蛋白浓度超过 5 g/L 时,干扰较大。

11. 临床意义

11.1·血清总胆汁酸升高:常见于以下情况。

11.1.1 肝细胞损害,如急慢性肝炎、肝硬化、肝癌、脂肪肝及中毒性肝病等肝脏疾病。特别在慢性肝病、肝硬化时,早于血清胆红素升高,其诊断价值更大。

11.1.2 胆汁淤积,如肝内、外的胆管梗阻。

11.1.3 门脉分流、药物中毒性肝炎早期、肠道重吸收胆汁酸障碍和甲状腺功能亢进、慢性肾功能不全、新生儿窒息、高脂蛋白血症。

11.2·血清总胆汁酸降低:严重肝功能衰竭时,肝细胞大量坏死。

参考文献

[1] 尚红,王毓三,申子瑜.全国临床检验操作规程[M].4 版.北京:人民卫生出版社,2015.

[2] 万学红,卢雪峰.诊断学[M].8 版.北京:人民卫生出版社,2013.

[3] 中国合格评定国家认可委员会.CNAS-CL02:医学实验室质量和能力认可准则(ISO15189:2012,IDT)[S].2015.

[4] 中国合格评定国家认可委员会.CNAS－CL02－A003：医学实验室质量和能力认可准则在临床化学检验领域的应用说明 [S].2018.

（袁恩武）

尿素氮检测标准操作规程

××医院检验科临床化学组作业指导书	文件编号：××-JYK-HX-SOP-×××
版本：	生效日期：	共 页 第 页

1. 目的

规范血清尿素氮(BUN)的检测实验，确保检测结果的准确性和重复性。

2. 方法和原理

2.1·方法：尿素酶-谷氨酸脱氢酶法。

2.2·原理：

$$尿素氮 + 2H_2O \xrightarrow{\text{尿素酶}} 2NH_4^+ + CO_3^{2-}$$

$$\alpha\text{-酮戊二酸} + NH_4^+ + NADH \xrightarrow{\text{GLDH}} L\text{-谷氨酸} + NAD^+ + H_2O$$

在尿素酶催化下尿素氮被水解成氨和二氧化碳。在 L-谷氨酸脱氢酶(GLDH)的催化下，氨和 α-酮戊二酸转化为谷氨酸。NADH 的减少，在 340/380 nm 处的吸光度变化率与标本中 BUN 浓度成正比。

3. 标本要求与患者准备

3.1·类型：血清。建议空腹 8~12 h 静脉采血，尤以早晨空腹为佳。

3.2·容器：真空采血管中的红盖管，添加剂为促凝剂。

3.3·保存和运送：室温保存，及时送检，血清 2~25℃可以稳定 7 天(避免溶血和乳糜的样品)。

3.4·采血量：静脉血 2 ml。全血 2 500~3 000 r/min 离心 6~10 min，分离血清，待上机。

4. 试剂和仪器

4.1·试剂

4.1.1 来源：××试剂。规格：见试剂说明书。代号：见试剂说明书。

4.1.2 试剂盒组成：R1：NADH≥0.26 mmol/L、α-酮戊二酸≥9.8 mmol/L。R2：Tris 缓冲液 100 mmol/L，脲酶≥17.76 kU/L，GLDH≥0.16 kU/L。

4.1.3 储存和稳定性：未开封试剂 2~8℃，其稳定性可达瓶子标签上所注明的有效期。开封后，在不超过有效期的情况下，在仪器上可保持稳定 30 天。

4.1.4 试剂的准备：试剂配套包装，打开包装后直接使用。试剂信息在装载时通过芯片自动读取。试剂应避免形成气泡。

4.2·校准品：多项生化校准品具体操作见《××生化分析仪校准程序》。

4.3·质控品：具体操作见《××生化分析仪质控程序》。

4.4·仪器：××生化分析仪。

5. 操作步骤

5.1·仪器操作参阅《××生化分析仪标准操作规程》。

5.2·分析参数：详见相关用户指南和仪器说明书。

6. 校准

6.1·校准品计量学溯源：溯源至××参考物质。

6.2·校准品准备与储存（见校准品说明书）：每瓶校准品准确加 5.0 ml 蒸馏水复溶，轻轻旋转摇匀，室温放置 30 min 待充分溶解后分装，－20℃冷冻可保存 4 个星期，复溶后 2～8℃可稳定 2 天，室温稳定 8 h（分装的标准品只允许冻融一次）。

6.3·校准条件：在室内质控失控、试剂批号更换后、影响检测的维修或者更换主要部件后等情况。

6.4·校准操作（具体操作见《××生化分析仪校准程序》）：使用 2 点定标。在主菜单下点击"User"用户菜单"Calibration"定标，进入定标工作表菜单。点击"Start Entry"或按"F4"键开始输入，点击所需定标的项目使其改变颜色，项目选择后点击"F4"或"Entry"键确认选择，点击"Exit"或"F2"键退出。空白放在蓝架子的第一位，再按"(P)—(B)—(I)Calibration Specific"（定标参数）菜单中"Cal No."的设定值，在黄架子的相应位置放置该项目的定标液试管，定标测定时蓝色样品架须放在左侧第一位置，黄色样品架紧跟蓝架子摆放。在"Stand By"状态，点击屏幕上"▷"（开始）图标或按"F9"键，仪器将自动完成定标操作。在"(R)—(C)—(S)Calibration Curve"菜单检查定标的结果。

7. 质控

具体见《××生化分析仪质控程序》。

8. 结果判断

仪器自动计算，结果传输到 LIS 检验系统。

9. 生物参考区间

9.1·成年男性：20～59 岁：3.1～8.0 mmol/L（国标 WS/T404.5－2015）；60～79 岁：3.6～9.5 mmol/L（国标 WS/T404.5－2015）。

9.2·成年女性：20～59 岁：2.6～7.5 mmol/L（国标 WS/T404.5－2015）；60～79 岁：3.1～8.8 mmol/L（国标 WS/T404.5－2015）。

10. 性能参数

10.1·精密度：批内精密度＜3％，总精密度＜5％。准确度：用待测试剂测试两个水平的质控，所得结果相对偏差≤10％。

10.2·测量区间：0.8～50 mmol/L（5～300 mg/dl）。可报告区间：0.8～50 mmol/L（5～300 mg/dl），若超出测量区间，将标本稀释到测量区间内再次测定，结果自动乘以稀释倍数或人工换算。

10.3·干扰和交叉反应

10.3.1 黄疸：胆红素浓度在 20 mg/dl 以内时，干扰＜10％。

10.3.2 溶血：血红蛋白浓度在 2.5 g/L 以内时，干扰＜10％。

10.3.3　脂血：脂肪乳浓度在 500 mg/dl 以内时，干扰＜3％。

11. 临床意义

11.1·BUN 升高见于以下情况。

11.1.1　生理性增高见于高蛋白质饮食后。

11.1.2　器质性的肾功能损害：如各种原因的肾小球肾炎、肾盂肾炎、间质性肾炎、肾肿瘤等所致的慢性肾功能衰竭。

11.1.3　急、慢性肾功能衰竭，尤其是慢性肾功能衰竭、尿毒症时其增高程度与病情严重性一致。

11.1.4　肾前性少尿：如严重脱水、大量腹水、心功能不全、肝肾综合征。

11.1.5　肾后性因素：如尿道结石、前列腺肿大、尿道狭窄、膀胱肿瘤等。

11.1.6　蛋白质分解或摄入过多：如急性传染病、高热、上消化道大出血、大面积烧伤、严重创伤、大手术后、甲状腺功能亢进等。

11.1.7　血 BUN 作为肾衰竭透析充分性指标。

11.2·血尿素氮降低见于妊娠、严重肝病、肝坏死。

参考文献

[1] 尚红,王毓三,申子瑜.全国临床检验操作规程[M].4 版.北京：人民卫生出版社,2015.

[2] 万学红,卢雪峰.诊断学[M].8 版.北京：人民卫生出版社,2013.

[3] 中国合格评定国家认可委员会.CNAS－CL02：医学实验室质量和能力认可准则(ISO15189：2012,IDT)[S].2015.

[4] 中国合格评定国家认可委员会.CNAS－CL02－A003：医学实验室质量和能力认可准则在临床化学检验领域的应用说明[S].2018.

（袁恩武）

尿酸检测标准操作规程

××医院检验科临床化学组作业指导书	文件编号：××-JYK-HX-SOP-×××
版本：	生效日期：	共 页 第 页

1. 目的

规范血清尿酸(UA)的检测实验,确保检测结果的准确性和重复性。

2. 方法和原理

2.1·方法：尿酸酶-过氧化物酶法。

2.2·原理：

$$尿酸 + O_2 + 2H_2O \xrightarrow{尿酸酶} 尿囊素 + CO_2 + H_2O_2$$

$$2H_2O_2 + MADB + 4-AAP \xrightarrow{过氧化物酶} 蓝色染料 + OH^- + 3H_2O$$

尿酸被尿酸酶转化为尿囊素和过氧化氢。通过 Trinder 反应测定 H_2O_2。在过氧化物酶(POD)的作用下,所形成的 H_2O_2 与 4-氨基比林和 N,N-二(4-磺丁基)-3,5-二甲苯胺二钠盐(MADB)以及 4-氨基比林发生反应,生成发色团,该物质可通过双色分析仪在 660/800 nm 处测定。所生成的染料量与样本中的尿酸浓度成正比。

3. 标本要求与患者准备

3.1·类型：血清。建议空腹 8～12 h 静脉采血,尤以早晨空腹为佳。

3.2·容器：真空采血管中的红盖管,添加剂为促凝剂。

3.3·保存和运送：室温保存,及时送检,血清 2～8℃可以稳定 7 天;在 15～25℃下储藏可保持稳定 3 天。

3.4·采血量：静脉血 2 ml。静脉血 2 500～3 000 r/min 离心 6～10 min,分离血清,待上机。

4. 试剂和仪器

4.1·试剂

4.1.1　来源：××试剂。规格：见试剂说明书。代号：见试剂说明书。

4.1.2　试剂盒组成：R1：磷酸氢二钾 6.8 g/L、3,5-二甲苯胺二钠盐(MADB) 0.175 g/L、抗坏血酸氧化酶 5.0 kU/L。R2：尿酸酶 1.8 kU/L、过氧化物酶(POD) 45.6 kU/L、4-氨基安替吡啉 0.46 g/L。

4.1.3　储存和稳定性：未开封试剂 2～8℃,其稳定性可达瓶子标签上所注明的有效期。开封后,在不超过有效期的情况下,在仪器上可保持稳定 30 天。

4.1.4　试剂的准备：试剂配套包装,打开包装后直接使用。试剂信息在装载时通过芯片自动读取。试剂应避免形成气泡。

4.2·校准品：多项生化校准品具体操作见《××生化分析仪校准程序》。

4.3·质控品：具体操作见《××生化分析仪质控程序》。

4.4·仪器：××生化分析仪。

5. 操作步骤

5.1·仪器操作参阅《××生化分析仪标准操作规程》。

5.2·分析参数：详见相关用户指南和仪器说明书。

6. 校准

6.1·校准品计量学溯源：溯源至××参考方法或参考物质。

6.2·校准品准备与储存（见校准品说明书）：每瓶校准品准确加 5.0 ml 蒸馏水复溶，轻轻旋转摇匀，室温放置 30 min 待充分溶解后分装，−20℃冷冻可保存 4 个星期，复溶后 2～8℃可稳定 2 天，室温稳定 8 h（分装的标准品只允许冻融一次）。

6.3·校准条件：在室内质控失控、试剂批号更换后、影响检测的维修或者更换主要部件后等情况。

6.4·校准操作（具体操作见《××生化分析仪校准程序》）：使用 2 点定标。在主菜单下点击"User"用户菜单"Calibration"定标，进入定标工作表菜单。点击"Start Entry"或按"F4"键开始输入，点击所需定标的项目使其改变颜色，项目选择后点击"F4"或"Entry"键确认选择，点击"Exit"或"F2"键退出。空白放在蓝架子的第一位，按照"（P）—（B）—（I）Calibration Specific"（定标参数）菜单中"Cal No."的设定值，在黄架子的相应位置放置该项目的定标液试管，定标测定时蓝色样品架须放在左侧第一位置，黄色样品架紧跟蓝架子摆放。在"Stand By"状态，点击屏幕上"▷"（开始）图标或按"F9"键，仪器将自动完成定标操作。在"（R）—（C）—（S）Calibration Curve"菜单检查定标的结果。

7. 质控

具体见《××生化分析仪质控程序》。

8. 结果判断

仪器自动计算，结果传输到 LIS 检验系统。

9. 生物参考区间

9.1·成年男性血清 UA：208～428 μmol/L。

9.2·成年女性血清 UA：155～357 μmol/L。

9.3·建议各实验室建立适用于自己的参考区间。

10. 性能参数

10.1·精密度：批内精密度＜5％，总精密度＜10％。准确度：用待测试剂测试两个水平的质控，所得结果相对偏差≤10％。

10.2·测量区间：89～1 785 μmol/L（1.5～30 mg/dl）。可报告区间：血清：89～1 785 μmol/L（1.5～30 mg/dl），若超出测量区间，将标本稀释到测量区间内再次测定，结果自动乘以稀释倍数或人工换算。

10.3·干扰和交叉反应

10.3.1 抗坏血酸：抗坏血酸浓度在 20 mg/dl 以内时，干扰＜5％。

10.3.2　黄疸：未结合胆红素浓度在 40 mg/dl 以内时，干扰<5％。

10.3.3　溶血：血红蛋白浓度在 5 g/L 以内时，干扰<5％。

10.3.4　脂血：脂肪乳浓度在 1 000 g/L 以内时，干扰<5％。

11. 临床意义

11.1·高尿酸血症，主要见于以下情况。

11.1.1　痛风患者：血尿素氮对痛风的诊断最有价值。

11.1.2　白血病、多发性骨髓瘤、真性红细胞增多症等核酸代谢增加时，血尿酸升高。

11.1.3　急、慢性肾小球肾炎等肾功能减退时。

11.1.4　严重肝病、铅及氯仿中毒、子痫、妊娠反应、糖尿病酮症酸中毒及食用富含核酸的食物引起血中尿酸含量升高。

11.2·低尿酸血症，见于以下情况。

11.2.1　尿酸排泄亢进，如家族性低尿酸血症、恶性疾病等。

11.2.2　尿酸产生低下，如黄嘌呤尿症、严重肝脏疾病及别嘌呤治疗后。

11.2.3　肾小管重吸收功能缺陷或过度使用降血尿酸药物。

参考文献

[1] 尚红，王毓三，申子瑜.全国临床检验操作规程[M].4 版.北京：人民卫生出版社，2015.

[2] 万学红，卢雪峰.诊断学[M].8 版.北京：人民卫生出版社，2013.

[3] 中国合格评定国家认可委员会.CNAS－CL02：医学实验室质量和能力认可准则(ISO15189：2012，IDT)[S].2015.

[4] 中国合格评定国家认可委员会.CNAS－CL02－A003：医学实验室质量和能力认可准则在临床化学检验领域的应用说明[S].2018.

（袁恩武）

肌酐检测标准操作规程

××医院检验科临床化学组作业指导书	文件编号：××-JYK-HX-SOP-×××
版本： 生效日期：	共 页 第 页

1. 目的

规范血清肌酐(Cr)的检测实验,确保检测结果的准确性和重复性。

2. 方法和原理

2.1·方法：肌氨酸氧化酶法。

2.2·原理：

$$肌酐 + H_2O \xrightarrow{肌酐酶} 肌酸$$

$$肌酸 + H_2O + O_2 \xrightarrow{肌酸脱氢酶} 肌胺酸 + 尿素氮$$

$$肌胺酸 + H_2O + O_2 \xrightarrow{肌氨酸氧化酶} 甘氨酸 + H_2O_2 + 甲醛$$

$$2H_2O_2 + 4-AAP + ESPAS \xrightarrow{过氧化物酶} 紫红色醌亚胺 + 4H_2O$$

样品中的肌酐在肌酐酶的催化下水解生成肌酸,在肌酸酶的作用下催化肌酸水解生成肌氨酸和尿素氮,肌氨酸在肌氨酸氧化酶的催化下氧化成甘氨酸、甲醛和过氧化氢,最后耦联Trinder反应,比色法测定,反应形成的色素与肌酐的含量成正比。

3. 标本要求与患者准备

3.1·类型：血清。建议空腹8～12 h静脉采血,尤以早晨空腹为佳。

3.2·容器：真空采血管中的红盖管,添加剂为促凝剂。

3.3·保存和运送：室温保存,及时送检,血清2～25℃可以稳定7天。

3.4·采血量：静脉血2 ml。静脉血2 500～3 000 r/min离心6～10 min,分离血清,待上机。

4. 试剂和仪器

4.1·试剂

4.1.1　来源：××试剂。规格：见试剂说明书。代号：见试剂说明书。

4.1.2　试剂盒组成：R1：肌酐酰基水解酶＞40 kU/L、抗坏血酸氧化酶＞2 kU/L、肌氨酸氧化酶＞8 kU/L、过氧化氢酶＞110 kU/L、ESPAS 1.5 mmol/L。R2：肌酐氨基水解酶＞450 kU/L、4-AA 2.5 mmol/L、过氧化物酶＞55 kU/L。

4.1.3　储存和稳定性：未开封试剂2～8℃,其稳定性可达瓶子标签上所注明的有效期。开封后,在不超过有效期的情况下,在仪器上可保持稳定30天。

4.1.4　试剂的准备：试剂配套包装,打开包装后直接使用。试剂信息在装载时通过芯片自动读取。试剂应避免形成气泡。

4.2·校准品：多项生化校准品具体操作见《××生化分析仪校准程序》。

4.3·质控品：具体操作见《××生化分析仪质控程序》。

4.4·仪器：××生化分析仪。

5. 操作步骤

5.1·仪器操作参阅《××生化分析仪标准操作规程》。

5.2·分析参数：详见相关用户指南和仪器说明书。

6. 校准

6.1·校准品计量学溯源：溯源至××参考方法或参考物质。

6.2·校准品准备与储存（见校准品说明书）：每瓶校准品准确加5.0 ml蒸馏水复溶，轻轻旋转摇匀，室温放置30 min待充分溶解后分装，−20℃冷冻可保存4个星期，复溶后2～8℃可稳定2天，室温稳定8 h（分装的标准品只允许冻融一次）。

6.3·校准条件：在室内质控失控、试剂批号更换后、影响检测的维修或者更换主要部件后等情况。

6.4·校准操作（具体操作见《××生化分析仪校准程序》）：使用2点定标。在主菜单下点击"User"用户菜单"Calibration"定标，进入定标工作表菜单。点击"Start Entry"或按"F4"键开始输入，点击所需定标的项目使其改变颜色，项目选择后点击"F4"或"Entry"键确认选择，点击"Exit"或"F2"键退出。空白放在蓝架子的第一位，按照"（P）—（B）—（I）Calibration Specific"（定标参数）菜单中"Cal No."的设定值，在黄架子的相应位置放置该项目的定标液试管，定标测定时蓝色样品架须放在左侧第一位置，黄色样品架紧跟蓝架子摆放。在"Stand By"状态，点击屏幕上" "（开始）图标或按"F9"键，仪器将自动完成定标操作。在"（R）—（C）—（S）Calibration Curve"菜单检查定标的结果。

7. 质控

具体见《××生化分析仪质控程序》。

8. 结果判断

仪器自动计算，结果传输到LIS检验系统。

9. 生物参考区间

9.1·成年男性：20～59岁：57～97 μmol/L。60～79岁：57～111 μmol/L（国标WS/T404.5‑2015）。

9.2·成年女性：20～59岁：41～73 μmol/L。60～79岁：41～81 μmol/L（国标WS/T404.5‑2015）。

10. 性能参数

10.1·精密度：批内精密度＜5％，总精密度＜10％。准确度：用待测试剂测试两个水平的质控，所得结果相对偏差≤10％。

10.2·测量区间：30～2 500 μmol/L。可报告区间：30～2 500 μmol/L，若超出测量区间，将标本稀释到测量区间内再次测定，结果自动乘以稀释倍数或人工换算。

10.3·干扰和交叉反应

10.3.1　抗坏血酸：浓度在 20 mg/dl 以内时，干扰<5%。

10.3.2　肌酸：浓度在 30 mg/dl 以内时，干扰<5%。

10.3.3　黄疸：胆红素浓度在 40 mg/dl 以内时，干扰<7%。

10.3.4　溶血：血红蛋白浓度在 5 g/L 以内时，干扰<5%。

10.3.5　脂血：脂肪乳浓度在 1 000 mg/dl 以内时，干扰<10%。

11. 临床意义

11.1·临床上血 Cr 升高见于各种原因引起的肾小球滤过功能减退，具体如下。

11.1.1　急性肾衰竭：血 Cr 明显地进行性升高为器质性损害指标。

11.1.2　慢性肾衰竭：血 Cr 升高的程度与病变的严重性一致。肾衰竭代偿期，血 Cr<178 μmol/L；肾衰竭失代偿期，血 Cr>178 μmol/L；肾衰竭期，血 Cr 明显升高，>445 μmol/L。

11.1.3　鉴别肾前性和肾实质性少尿：器质性肾衰竭，血 Cr 常>200 μmol/L；肾前性少尿，如心力衰竭、脱水、肝肾总综合征、肾病综合征所致有效血容量减少，使肾血流量下降，血 Cr 上升多不超过 200 μmol/L。

11.1.4　其他疾病：如充血性心力衰竭、休克、肢端肥大症、巨人症等情况。

11.2·血肌酐是一项比尿素氮、尿酸更特异的肾功能指标，通常血肌酐的浓度与疾病的严重程度呈平行关系。

参考文献

[1] 尚红,王毓三,申子瑜.全国临床检验操作规程[M].4 版.北京：人民卫生出版社,2015.

[2] 万学红,卢雪峰.诊断学[M].8 版.北京：人民卫生出版社,2013.

[3] 中国合格评定国家认可委员会.CNAS - CL02：医学实验室质量和能力认可准则(ISO15189；2012,IDT)[S].2015.

[4] 中国合格评定国家认可委员会.CNAS - CL02 - A003：医学实验室质量和能力认可准则在临床化学检验领域的应用说明[S].2018.

（袁恩武）

总二氧化碳检测标准操作规程

××医院检验科临床化学组作业指导书	文件编号：××-JYK-HX-SOP-×××
版本： 生效日期：	共 页 第 页

1. 目的

规范血清总二氧化碳（$T-CO_2$）的检测实验，确保检测结果的准确性和重复性。

2. 方法和原理

2.1·方法：PEPC 酶法。

2.2·原理：

$$磷酸烯醇式丙酮酸 + HCO_3^- \xrightarrow{PEPC\ Mg^{2+}} 草酰乙酸 + H_2PO^{4-}$$

$$草酰乙酸 + NADH\ 类似物 + H^+ \xrightarrow{MDH} 苹果酸 + NAD^+\ 类似物$$

上述反应会破坏下列平衡，促使 CO_2 向 H_2CO_3 向 HCO_3^- 的转换

$$CO_2 + H_2O \longleftrightarrow H_2CO_3 \longleftrightarrow H^+ + HCO_3^-$$

3. 标本要求与患者准备

3.1·类型：血清。患者准备：建议空腹 8～12 h 静脉采血，尤以早晨空腹为佳。

3.2·容器：真空采血管中的红盖管，添加剂为促凝剂。

3.3·保存和运送：室温保存，及时送检，不得将标本暴露于空气，采血后尽快分离血样并密闭保存，在最短时间内完成检测。

3.4·采血量：静脉血 2 ml。静脉血 2 500～3 000 r/min 离心 6～10 min，分离血清，待上机。

4. 试剂和仪器

4.1·试剂

4.1.1　来源：××试剂。规格：见试剂说明书。代号：见试剂说明书。

4.1.2　试剂盒组成：R1：磷酸盐缓冲液 66 mmol/L、磷酸烯醇式丙酮酸（PEP）8.0 mmol/L。R2：磷酸烯醇式丙酮酸羧化酶（PEPC）≥1.2 kU/L、苹果酸脱氢酶（MDH）≥1.25 kU/L、NADH≥1.6 kU/L、$MgSO_4$ 10 mmol/L、稳定剂和防腐剂适量。

4.1.3　储存和稳定性：未开封试剂 2～8℃，其稳定性可达瓶子标签上所注明的有效期。开封后，在不超过效期的情况下，在仪器上可保持稳定 30 天。

4.1.4　试剂的准备：试剂配套包装，打开包装后直接使用。试剂信息在装载时通过芯片自动读取。试剂应避免形成气泡。

4.2·校准品：多项生化校准品具体操作见《××生化分析仪校准程序》。

4.3·质控品：具体操作见《××生化分析仪质控程序》。

4.4·仪器：××生化分析仪。

5. 操作步骤

5.1·仪器操作参阅《××生化分析仪标准操作规程》。

5.2·分析参数：详见相关用户指南和仪器说明书。

6. 校准

6.1·校准品计量学溯源：溯源至××参考物质。

6.2·校准品准备与储存(见校准品说明书)：每瓶校准品准确加 5.0 ml 蒸馏水复溶,轻轻旋转摇匀,室温放置 30 min 待充分溶解后分装,－20℃冷冻可保存 4 个星期,复溶后 2～8℃可稳定 2 天,室温稳定 8 h(分装的标准品只允许冻融一次)。

6.3·校准条件：在室内质控失控、试剂批号更换后、影响检测的维修或者更换主要部件后等情况。

6.4·校准操作(具体操作见《××生化分析仪校准程序》)：使用 2 点定标。在主菜单下点击"User"用户菜单"Calibration"定标,进入定标工作表菜单。点击"Start Entry"或按"F4"键开始输入,点击所需定标的项目使其改变颜色,项目选择后点击"F4"或"Entry"键确认选择,点击"Exit"或"F2"键退出。空白放在蓝架子的第一位,按照"(P)—(B)—(I)Calibration Specific"(定标参数)菜单中"Cal No."的设定值,在黄架子的相应位置放置该项目的定标液试管,定标测定时蓝色样品架须放在左侧第一位置,黄色样品架紧跟蓝架子摆放。在"Stand By"状态,点击屏幕上"▷"(开始)图标或按"F9"键,仪器将自动完成定标操作。在"(R)—(C)—(S)Calibration Curve"菜单检查定标的结果。

7. 质控

具体见《××生化分析仪质控程序》。

8. 结果判断

仪器自动计算,结果传输到 LIS 检验系统。

9. 生物参考区间

动脉血：3.2～4.27 kPa(24～32 mmHg)。

10. 性能参数

10.1·精密度：批内精密度<8％,总精密度<10％。准确度：用待测试剂测试两个水平的质控,所得结果相对偏差≤10％。

10.2·测量区间：2.0～50.0 μmol/L。可报告区间：2.0～50.0 μmol/L,若超出测量区间,将标本稀释到测量区间内再次测定,结果自动乘以稀释倍数或人工换算。

10.3·干扰和交叉反应

10.3.1 黄疸：胆红素浓度达 600 μmol/L 以上时,产生明显干扰。

10.3.2 溶血：血红蛋白浓度达 1.25 g/L 以上时,产生明显干扰。

11. 临床意义

代谢性酸中毒时明显下降,碱中毒时明显上升。

参考文献

[1] 尚红,王毓三,申子瑜.全国临床检验操作规程[M].4 版.北京：人民卫生出版社,2015.

［2］ 万学红,卢雪峰.诊断学［M］.8 版.北京：人民卫生出版社,2013.

［3］ 中国合格评定国家认可委员会.CNAS‐CL02：医学实验室质量和能力认可准则(ISO15189：2012,IDT)［S］.2015.

［4］ 中国合格评定国家认可委员会.CNAS‐CL02‐A003：医学实验室质量和能力认可准则在临床化学检验领域的应用说明［S］.2018.

（袁恩武）

β₂－微球蛋白检测标准操作规程

××医院检验科临床化学组作业指导书	文件编号：××-JYK-HX-SOP-×××
版本：	生效日期：	共　页　第　页

1. 目的

规范血清/尿液 $β_2$-微球蛋白($β_2$-MG)的检测实验,确保检测结果的准确性和重复性。

2. 方法和原理

2.1·方法：胶乳免疫比浊法。

2.2·原理：样本中的 $β_2$-MG 与试剂中的抗人 $β_2$-MG 抗体相结合,人 $β_2$ 微球蛋白特异地与包被在乳胶颗粒上的抗人 $β_2$ 抗体起反应形成不溶性抗原抗体复合物,用 546 nm 波长测定反应液浊度,浊度高低与样本中的 $β_2$-MG 浓度成正比。

3. 标本要求与患者准备

3.1·类型：血清/尿液。建议空腹 8～12 h 静脉采血,尤以早晨空腹为佳;尿液不宜采用晨尿(晨尿 pH 偏低易使 $β_2$-MG 变性),宜收集白天随机尿标本。

3.2·容器：真空采血管中的红盖管,添加剂为促凝剂。

3.3·保存和运送：血清标本最好尽快测定,否则应分离血清,放冰箱保存,在 2～25℃ 下储藏,可在血清和血浆中保持稳定 3 天;尿液样本应尽快检测,不能冻存。

3.4·样本量：静脉血/尿液 2 ml。静脉血 2 500～3 000 r/min 离心 6～10 min,分离血清,待上机;尿液检测前必须离心,浑浊标本可干扰结果。

4. 试剂和仪器

4.1·试剂

4.1.1　来源：××试剂。规格：见试剂说明书。代号：见试剂说明书。

4.1.2　试剂盒组成：R1：磷酸盐缓冲液(pH 6.5) 22 mmol/L。R2：包被有抗人 $β_2$-MG 抗体的乳胶颗粒适量。

4.1.3　储存和稳定性：未开封试剂 2～8℃,其稳定性可达瓶子标签上所注明的有效期。开封后,在不超过有效期的情况下,在仪器上可保持稳定 90 天。

4.1.4　试剂的准备：试剂配套包装,打开包装后直接使用。试剂信息在装载时通过芯片自动读取。试剂应避免形成气泡。

4.2·校准品：多项生化校准品具体操作见《××生化分析仪校准程序》。

4.3·质控品：具体操作见《××生化分析仪质控程序》。

4.4·仪器：××生化分析仪。

5. 操作步骤

5.1·仪器操作参阅《××生化分析仪标准操作规程》。

5.2·分析参数：详见相关用户指南和仪器说明书。

6. 校准

6.1·校准品计量学溯源：溯源至××参考物质。

6.2·校准品准备与储存(见校准品说明书)：每瓶校准品准确加 5.0 ml 蒸馏水复溶,轻轻旋转摇匀,室温放置 30 min 待充分溶解后分装, −20℃ 冷冻可保存 4 个星期,复溶后 2～8℃ 可稳定 2 天,室温稳定 8 h(分装的标准品只允许冻融一次)。

6.3·校准条件：在室内质控失控、试剂批号更换后、影响检测的维修或者更换主要部件后等情况。

6.4·校准操作(具体操作见《××生化分析仪校准程序》)：使用 2 点定标。在主菜单下点击"User"用户菜单"Calibration"定标,进入定标工作表菜单。点击"Start Entry"或按"F4"键开始输入,点击所需定标的项目使其改变颜色,项目选择后点击"F4"或"Entry"键确认选择,点击"Exit"或"F2"键退出。空白放在蓝架子的第一位,按照"(P)—(B)—(I)Calibration Specific"(定标参数)菜单中"Cal No."的设定值,在黄架子的相应位置放置该项目的定标液试管,定标测定时蓝色样品架须放在左侧第一位置,黄色样品架紧跟蓝架子摆放。在"Stand By"状态,点击屏幕上"▶"(开始)图标或按"F9"键,仪器将自动完成定标操作。在"(R)—(C)—(S)Calibration Curve"菜单检查定标的结果。

7. 质控

具体见《××生化分析仪质控程序》。

8. 结果判断

仪器自动计算,结果传输到 LIS 检验系统。

9. 生物参考区间

9.1·成年人血清：<60 岁：0.8～2.4 mg/L;>60 岁：≤3.0 mg/L。

9.2·成年人尿液：<0.2 mg/L。

9.3·建议各实验室建立适用于自己的参考区间。

10. 性能参数

10.1·精密度：批内精密度<3%,总精密度<3%。准确度：用待测试剂测试两个水平的质控,所得结果相对偏差≤10%。

10.2·测量区间：0.5～16.0 mg/L。可报告区间：0.5～16.0 mg/L,若超出测量区间,将标本稀释到测量区间内再次测定,结果自动乘以稀释倍数或人工换算。

10.3·干扰和交叉反应

10.3.1　黄疸：胆红素浓度在 40 mg/dl(合 684 μmol/L)以内时,干扰<5%。

10.3.2　溶血：血红蛋白浓度在 5 g/L 以内时,干扰<3%。

10.3.3　脂血：脂肪乳浓度在 500 mg/dl 以内时,干扰<10%。

11. 临床意义

11.1·血 β_2-MG 升高而尿 β_2-MG 正常,主要是肾小球滤过功能下降,见于急性肾炎、肾功能衰竭;血 β_2-MG 正常而尿 β_2-MG 升高,主要是肾小管重吸收功能明显受损,见于先天性近曲小管功能缺陷、范科尼综合征、肾移植排斥。

11.2·恶性肿瘤：如肝癌、肺癌、胃癌、直肠癌、结肠癌、多发性骨髓瘤、慢性淋巴细胞白血病、非霍奇金淋巴瘤，血、尿中 β_2-MG 都可升高，可作为恶性肿瘤病情发展的监测指标。

11.3·尿中 β_2-MG 升高提示有肾移植排斥反应。

11.4·β_2-MG 可作为判断多发性骨髓瘤预后和治疗效果的简单而可靠的指标。

参考文献

[1] 尚红,王毓三,申子瑜.全国临床检验操作规程[M].4 版.北京：人民卫生出版社,2015.

[2] 万学红,卢雪峰.诊断学[M].8 版.北京：人民卫生出版社,2013.

[3] 中国合格评定国家认可委员会.CNAS-CL02：医学实验室质量和能力认可准则(ISO15189：2012,IDT)[S].2015.

[4] 中国合格评定国家认可委员会.CNAS-CL02-A003：医学实验室质量和能力认可准则在临床化学检验领域的应用说明[S].2018.

（袁恩武）

三酰甘油检测标准操作规程

××医院检验科临床化学组作业指导书	文件编号：××-JYK-HX-SOP-×××
版本： 生效日期：	共 页 第 页

1. 目的

规范血清三酰甘油(TG)的检测实验,确保检测结果的准确性和重复性。

2. 方法和原理

2.1·方法：GPO-PAP法。

2.2·原理：

$$三酰甘油 + 3H_2O \xrightarrow{\text{脂肪酶}} 甘油 + 3 脂肪酸$$

$$甘油 + ATP \xrightarrow{\text{GK,Mg}^{2+}} 甘油-3-磷酸 + ADP$$

$$甘油-3-磷酸 + O_2 \xrightarrow{\text{GPO}} H_2O_2 + 磷酸二羟丙酮$$

$$2H_2O_2 + 4-氯酚 + 4AAP \xrightarrow{\text{过氧化物酶}} 醌亚胺 + 4H_2O_2 + HCl$$

样本中的三酰甘油被微生物的脂肪酶水解,形成甘油和脂肪酸。在甘油激酶(GK)的作用下,甘油被三磷酸腺苷(ATP)磷酸化,产生甘油-3-磷酸酯。在GPO(磷酸甘油酯氧化酶)的作用下,甘油-3-磷酸酯被分子氧氧化,产生过氧化氢(H_2O_2)和磷酸二羟丙酮。在过氧化物酶(POD)的作用下,所形成的 H_2O_2 与4-氨基比林和N,N-二(4-磺丁基)-3,5-二甲苯胺二钠盐(MADB)发生反应,生成发色团,该物质可在660/800 nm处测定。660/800处的吸光率升高与样本中的三酰甘油含量成正比。

3. 标本要求与患者准备

3.1·类型：血清。建议空腹8～12 h静脉采血,尤以早晨空腹为佳。

3.2·容器：真空采血管中的红盖管。添加剂为促凝剂。

3.3·保存和运送：在2～8℃下储藏,可在血清和血浆中保持稳定7天;在15～25℃下储藏,可保持稳定2天。

3.4·采血量：静脉血2 ml。2 500～3 000 r/min离心6～10 min,分离血清,待上机。

4. 试剂和仪器

4.1·试剂

4.1.1 来源：××试剂。规格：见试剂说明书。代号：见试剂说明书。

4.1.2 试剂盒组成：R1：PIPES缓冲液(pH 7.5) 50 mmol/L;镁离子4.6 mmol/L;甘油激酶0.5 kU/L;N,N-二(4-磺丁基)-3,5-二甲苯胺二钠盐(MADB) 0.25 mmol/L;过氧化物酶0.98 kU/L;甘油-3-磷酸酯氧化酶1.48 kU/L;三磷酸腺苷1.4 mmol/L;抗坏血酸氧化酶1.48 kU/L。R2：4-氨基安替比林0.5 mmol/L;脂蛋白脂肪酶1.5 kU/L;缓

冲液。

4.1.3　储存和稳定性：未开封试剂 2～8℃，其稳定性可达瓶子标签上所注明的有效期。开封后，在不超过有效期的情况下，在仪器上可保持稳定 30 天。

4.1.4　试剂的准备：试剂配套包装，打开包装后直接使用。试剂信息在装载时通过芯片自动读取。试剂应避免形成气泡。

4.2·校准品：多项生化校准品具体操作见《××生化分析仪校准程序》。

4.3·质控品：具体操作见《××生化分析仪质控程序》。

4.4·仪器：××生化分析仪。

5. 操作步骤

5.1·仪器操作参阅《××生化分析仪标准操作规程》。

5.2·分析参数：详见相关用户指南和仪器说明书。

6. 校准

6.1·校准品计量学溯源：溯源至××参考物质。

6.2·校准品准备与储存（见校准品说明书）：每瓶校准品准确加 5.0 ml 蒸馏水复溶，轻轻旋转摇匀，室温放置 30 min 待充分溶解后分装，－20℃冷冻可保存 4 个星期，复溶后 2～8℃可稳定 2 天，室温稳定 8 h（分装的标准品只允许冻融一次）。

6.3·校准条件：在室内质控失控、试剂批号更换后、影响检测的维修或者更换主要部件后等情况。

6.4·校准操作（具体操作见《××生化分析仪校准程序》）：使用 2 点定标。在主菜单下点击"User"用户菜单"Calibration"定标，进入定标工作表菜单。点击"Start Entry"或按"F4"键开始输入，点击所需定标的项目使其改变颜色，项目选择后点击"F4"或"Entry"键确认选择，点击"Exit"或"F2"键退出。空白放在蓝架子的第一位，按照"(P)—(B)—(I) Calibration Specific"（定标参数）菜单中"Cal No."的设定值，在黄架子的相应位置放置该项目的定标液试管，定标测定时蓝色样品架须放在左侧第一位置，黄色样品架紧跟蓝架子摆放。在"Stand By"状态，点击屏幕上" "（开始）图标或按"F9"键，仪器将自动完成定标操作。在"(R)—(C)—(S) Calibration Curve"菜单检查定标的结果。

7. 质控

具体见《××生化分析仪质控程序》。

8. 结果判断

仪器自动计算，结果传输到 LIS 检验系统。

9. 生物参考区间

9.1·我国《中国成人血脂异常防治指南》（2016 年修订版）提出的标准为：理想范围：<1.7 mmol/L（<150 mg/dl）。升高：>1.7 mmol/L（>150 mg/dl）。

9.2·NCEP 成人治疗组第三次报告（ATP Ⅲ）提出的医学绝对水平：理想范围：<1.7 mmol/L（<150 mg/dl）。边缘增高：1.7～2.25 mmol/L（150～199 mg/dl）。增高：2.26～5.64 mmol/L（200～499 mg/dl）。很高：≥5.65 mmol/L（≥500 mg/dl）。

10. 性能参数

10.1・精密度：批内精密度<3%，总精密度<3%。准确度：用待测试剂测试两个水平的质控，所得结果相对偏差≤10%。

10.2・测量区间：0.1~11.3 mmol/L(10~1 000 mg/dl)。可报告区间：0.1~11.3 mmol/L(10~1 000 mg/dl)，若超出测量区间，将标本稀释到测量区间内再次测定，结果自动乘以稀释倍数或人工换算。

10.3・干扰和交叉反应

10.3.1 抗坏血酸：浓度在 20 mg/dl 以内时，干扰<5%。

10.3.2 黄疸：胆红素浓度在 40 mg/dl 以内时，干扰<3%。

10.3.3 溶血：血红蛋白浓度在 5 g/L 以内时，干扰<3%。

11. 临床意义

11.1・血清三酰甘油升高主要有以下几种。

11.1.1 原发性高三酰甘油血症：如家族性高三酰甘油血症与家族性混合型高脂(蛋白)血症等。

11.1.2 继发性高三酰甘油血症：主要继发于糖尿病、糖原累积病、甲状腺功能减退、皮质醇增多症、肾病综合征、尿毒症、急慢性胰腺炎、急性病毒性肝炎初期、脂肪肝、慢性肝炎、酒精性肝炎。

11.2・血清三酰甘油降低主要有以下几种。

11.2.1 重症肝病，如肝功能严重障碍。

11.2.2 内分泌疾病，如甲状腺功能亢进、肾上腺皮质功能减退。

11.2.3 无 α 或 β 脂蛋白血症、脑梗死、营养不良、恶病质、癌症晚期、心功能不全等。

参考文献

[1] 尚红,王毓三,申子瑜.全国临床检验操作规程[M].4 版.北京：人民卫生出版社,2015.

[2] 万学红,卢雪峰.诊断学[M].8 版.北京：人民卫生出版社,2013.

[3] 中国合格评定国家认可委员会.CNAS-CL02：医学实验室质量和能力认可准则(ISO15189：2012,IDT)[S].2015.

[4] 中国合格评定国家认可委员会.CNAS-CL02-A003：医学实验室质量和能力认可准则在临床化学检验领域的应用说明[S].2018.

(袁恩武)

总胆固醇检测标准操作规程

××医院检验科临床化学组作业指导书	文件编号：××-JYK-HX-SOP-×××
版本：	生效日期：	共 页 第 页

1. 目的

规范血清总胆固醇(TC)的检测实验,确保检测结果的准确性和重复性。

2. 方法和原理

2.1·方法：酶比色法。

2.2·原理：

$$胆固醇脂 + H_2O \xrightarrow{\text{胆固醇脂酶}} 胆固醇 + 脂肪酸$$

$$胆固醇 + O_2 \xrightarrow{\text{胆固醇氧化酶}} 胆烯酮 + H_2O_2$$

$$H_2O_2 + 4-AAP + 苯酚 \xrightarrow{\text{过氧化物酶}} 醌亚胺 + H_2O$$

利用酶比色法测定血清或血浆中胆固醇的含量。血清或血浆中的胆固醇被胆固醇酯酶(CHE)水解,产生的游离的胆固醇被胆固醇氧化酶氧化,同时产生胆烯酮和 H_2O_2。所产生的 H_2O_2 与 4-氨基安替比林和苯酚在过氧化物酶(POD)形成醌亚胺,产生的红色化合物在 540/600 nm 处的吸光度变化与胆固醇的含量成正比。

3. 标本要求与患者准备

3.1·类型：血清。建议空腹 8～12 h 静脉采血,尤以早晨空腹为佳。

3.2·容器：真空采血管中的红盖管。添加剂为促凝剂。

3.3·保存和运送：2～8℃可稳定 7 天。

3.4·采血量：静脉血 2 ml。2 500～3 000 r/min 离心 6～10 min,分离血清,待上机。

4. 试剂和仪器

4.1·试剂

4.1.1 来源：××试剂。规格：见试剂说明书。代号：见试剂说明书。

4.1.2 试剂盒组成：R1：磷酸盐缓冲液(pH 6.5) 103 mmol/L;苯酚 5.2 mmol/L。R2：胆固醇酯酶 ≥0.2 kU/L;胆固醇氧化酶 ≥0.2 kU/L;过氧化物酶 ≥10 kU/L;4-氨基安替比林 0.31 mmol/L。

4.1.3 储存和稳定性：未开封试剂 2～8℃,其稳定性可达瓶子标签上所注明的有效期。开封后,在不超过效期的情况下,在仪器上可保持稳定 90 天。

4.1.4 试剂的准备：试剂配套包装,打开包装后直接使用。试剂信息在装载时通过芯片自动读取。试剂应避免形成气泡。

4.2·校准品：多项生化校准品具体操作见《××生化分析仪校准程序》。

4.3 · 质控品：具体操作见《××生化分析仪质控程序》。

4.4 · 仪器：××生化分析仪。

5. 操作步骤

5.1 · 仪器操作参阅《××生化分析仪标准操作规程》。

5.2 · 分析参数：详见相关用户指南和仪器说明书。

6. 校准

6.1 · 校准品计量学溯源：溯源至××参考物质。

6.2 · 校准品准备与储存(见校准品说明书)：每瓶校准品准确加 5.0 ml 蒸馏水复溶，轻轻旋转摇匀，室温放置 30 min 待充分溶解后分装，−20℃冷冻可保存 4 个星期，复溶后 2～8℃可稳定 2 天，室温稳定 8 h(分装的标准品只允许冻融一次)。

6.3 · 校准条件：在室内质控失控、试剂批号更换后、影响检测的维修或者更换主要部件后等情况。

6.4 · 校准操作(具体操作见《××生化分析仪校准程序》)：使用 2 点定标。在主菜单下点击"User"用户菜单"Calibration"定标，进入定标工作表菜单。点击"Start Entry"或按"F4"键开始输入，点击所需定标的项目使其改变颜色，项目选择后点击"F4"或"Entry"键确认选择，点击"Exit"或"F2"键退出。空白放在蓝架子的第一位，按照"(P)—(B)—(I) Calibration Specific"(定标参数)菜单中"Cal No."的设定值，在黄架子的相应位置放置该项目的定标液试管，定标测定时蓝色样品架须放在左侧第一位置，黄色样品架紧跟蓝架子摆放。在"Stand By"状态，点击屏幕上"▶"(开始)图标或按"F9"键，仪器将自动完成定标操作。在"(R)—(C)—(S)Calibration Curve"菜单检查定标的结果。

7. 质控

具体见《××生化分析仪质控程序》。

8. 结果判断

仪器自动计算，结果传输到 LIS 检验系统。

9. 生物参考区间

9.1 · 我国《中国成人血脂异常防治指南》(2016 年修订版)提出的标准为：合适水平：<5.2 mmol/L(<200 mg/dl)。边缘升高：5.2～6.2 mmol/L(200～239 mg/dl)。升高：≥6.2 mmol/L(≥240 mg/dl)。

9.2 · 美国胆固醇教育计划(NCEP)，成人治疗组 1994 年提出的医学决定水平：理想范围：<5.1 mmol/L(<200 mg/dl)。边缘增高：5.2～6.5 mmol/L(200～239 mg/dl)。升高：≥6.21 mmol/L(≥240 mg/dl)。

10. 性能参数

10.1 · 精密度：批内精密度<3%，总精密度<3%。准确度：用待测试剂测试两个水平的质控，所得结果相对偏差≤10%。

10.2 · 测量区间：0.5～18.0 mmol/L(20～700 mg/dl)。可报告区间：0.5～18.0 mmol/L(20～700 mg/dl)，若超出测量区间，将标本稀释到测量区间内再次测定，结果自动乘以稀释倍数或人工换算。

10.3·干扰和交叉反应

10.3.1 乳糜：乳糜浓度在 1 000 mg/dl 以内时，干扰<3%。

10.3.2 溶血：血红蛋白浓度在 500 mg/dl 以内时，干扰<10%。

10.3.3 胆红素：胆红素浓度在 8 mg/dl 以内时，干扰<10%。

10.3.4 抗坏血酸：抗坏血酸浓度在 8 mg/dl 以内时，干扰<10%。

11. 临床意义

11.1·血清总胆固醇增高见于以下几种。

11.1.1 生理性增高：如精神紧张、高胆固醇、高热量、高能和高脂肪酸饮食后，饮酒、妊娠后期等。

11.1.2 原发性高胆固醇血症：如家族性高胆固醇血症、家族性 ApoB 缺乏症、多源性高胆固醇血症、混合性高脂蛋白血症。

11.1.3 继发性高胆固醇血症：如动脉粥样硬化、肾病综合征、甲状腺功能减退、糖尿病、肢端肥大症、肥胖病等。

11.1.4 肝胆疾病：如脂肪肝、肝胆肿瘤、胆道梗阻、胆道结石、胰头癌等。

11.2·血清总胆固醇降低见于以下几种。

11.2.1 原发性低总胆固醇血症：如家族性 α-脂蛋白缺乏症、低 β-脂蛋白及无 β-脂蛋白血症、低胆固醇血症。

11.2.2 继发性低总胆固醇血症：如甲状腺功能亢进、Addison 病、严重贫血、严重肝功能衰竭、急性感染、慢性消耗性疾病、心力衰竭、营养不良等。

11.3·胆固醇增高发生冠心病(CHD)和动脉粥样硬化(AS)的危险性也增加，如同时合并高血压的患者，其脑出血的危险性也大大增加。胆固醇降低、显示蛋白质热量营养不良，其发生感染或肿瘤的概率会增加。

参考文献

[1] 尚红,王毓三,申子瑜.全国临床检验操作规程[M].4 版.北京：人民卫生出版社,2015.

[2] 万学红,卢雪峰.诊断学[M].8 版.北京：人民卫生出版社,2013.

[3] 中国合格评定国家认可委员会.CNAS-CL02：医学实验室质量和能力认可准则(ISO15189：2012,IDT)[S].2015.

[4] 中国合格评定国家认可委员会.CNAS-CL02-A003：医学实验室质量和能力认可准则在临床化学检验领域的应用说明[S].2018.

（袁恩武）

高密度脂蛋白胆固醇检测标准操作规程

××医院检验科临床化学组作业指导书	文件编号：××-JYK-HX-SOP-×××
版本： 生效日期：	共 页 第 页

1. 目的
规范血清高密度脂蛋白胆固醇（HDL-C）的检测实验，确保检测结果的准确性和重复性。

2. 方法和原理
2.1·方法：酶法。

2.2·原理：

$$LDL，VLDL 和乳糜微粒 \xrightarrow{抗人-\beta-脂蛋白抗体} 抗原抗体结合物$$

$$高密度胆固醇 + H_2O + O_2 \xrightarrow{CHE 和 CHO} 胆甾-4-烯-3-酮 + 脂肪 + H_2O_2$$

$$H_2O_2 + 4-AA + F-DAOS \xrightarrow{POD} 蓝色染料 + H_2O$$

R1 中抗人-β-脂蛋白抗体与除 HDL 外的脂蛋白结合，当加入 R2 时，形成的抗原抗体结合物阻止酶反应，高密度胆固醇可由酶色原系统的显色定量测定。

3. 标本要求与患者准备
3.1·类型：血清。建议空腹 8～12 h 静脉采血，尤以早晨空腹为佳。

3.2·容器：真空采血管中的红盖管。添加剂为促凝剂。

3.3·保存和运送：在 2～8℃可以稳定 7 天，15～25℃稳定 2 天。

3.4·采血量：静脉血 2 ml。2 500～3 000 r/min 离心 6～10 min，分离血清，待上机。

4. 试剂和仪器
4.1·试剂

4.1.1 来源：××试剂。规格：见试剂说明书。代号：见试剂说明书。

4.1.2 试剂盒组成：R1：缓冲液（pH 7.0）30 mmol/L；抗人-β-脂蛋白抗体：不定量；胆固醇氧化酶 4.4 U/ml；胆固醇酯酶 0.8 U/ml；4-氨基安替比林 0.67 mmol/L。R2：N-乙基-N-(2-羟基-3-磺丙基)-3,5-二甲氧基-4 对氟苯胺（F-DAOS）0.20 mmol/L；过氧化物酶 1.7 U/ml；抗坏血酸氧化酶 2.0 U/ml。

4.1.3 储存和稳定性：未开封试剂 2～8℃，其稳定性可达瓶子标签上所注明的有效期。开封后，在不超过效期的情况下，在仪器上可保持稳定 30 天。

4.1.4 试剂的准备：试剂配套包装，打开包装后直接使用。试剂信息在装载时通过芯片自动读取。试剂应避免形成气泡。

4.2·校准品：多项生化校准品具体操作见《××生化分析仪校准程序》。

4.3·质控品：具体操作见《××生化分析仪质控程序》。

4.4·仪器：××生化分析仪。

5. 操作步骤

5.1·仪器操作参阅《××生化分析仪标准操作规程》。

5.2·分析参数：详见相关用户指南和仪器说明书。

6. 校准

6.1·校准品计量学溯源：溯源至××参考物质。

6.2·校准品准备与储存（见校准品说明书）：每瓶校准品准确加 5.0 ml 蒸馏水复溶，轻轻旋转摇匀，室温放置 30 min 待充分溶解后分装，−20℃冷冻可保存 4 个星期，复溶后 2～8℃可稳定 2 天，室温稳定 8 h（分装的标准品只允许冻融一次）。

6.3·校准条件：在室内质控失控、试剂批号更换后、影响检测的维修或者更换主要部件后等情况。

6.4·校准操作（具体操作见《××生化分析仪校准程序》）：使用 2 点定标。在主菜单下点击"User"用户菜单"Calibration"定标，进入定标工作表菜单。点击"Start Entry"或按"F4"键开始输入，点击所需定标的项目使其改变颜色，项目选择后点击"F4"或"Entry"键确认选择，点击"Exit"或"F2"键退出。空白放在蓝架子的第一位，按照"（P）—（B）—（I）Calibration Specific"（定标参数）菜单中"Cal No."的设定值，在黄架子的相应位置放置该项目的定标液试管，定标测定时蓝色样品架须放在左侧第一位置，黄色样品架紧跟蓝架子摆放。在"Stand By"状态，点击屏幕上"▱"（开始）图标或按"F9"键，仪器将自动完成定标操作。在"（R）—（C）—（S）Calibration Curve"菜单检查定标的结果。

7. 质控

具体见《××生化分析仪质控程序》。

8. 结果判断

仪器自动计算，结果传输到 LIS 检验系统。

9. 生物参考区间

9.1·成年男性：1.16～1.42 mmol/L（45～55 mg/dl）；成年女性：1.29～1.55 mmol/L（50～60 mg/dl）；正常人 HDL−C 占 TC 的 25%～30%。

9.2·我国《中国成人血脂异常防治指南》（2016 年修订版）提出的标准为：理想范围：＞1.0 mmol/L（＞40 mg/dl）；降低：＜1.0 mmol/L（＜40 mg/dl）。

9.3·美国胆固醇教育计划（NCEP），成人治疗组 1994 年提出的医学决定水平：＜1.03 mmol/L（＜40 mg/dl）为降低，冠心病（CHD）发生风险增高；≥1.55 mmol/L（≥60 mg/dl），冠心病（CHD）发生风险降低。

10. 性能参数

10.1·精密度：批内精密度＜3%，总精密度＜3%。准确度：用待测试剂测试两个水平的质控，所得结果相对偏差≤10%。

10.2·测量区间：0.05～4.65 mmol/L（2～180 mg/dl）。可报告区间：0.05～4.65 mmol/L（2～180 mg/dl），若超出测量区间，将标本稀释到测量区间内再次测定，结果自动乘以稀释倍数或人工换算。

10.3·干扰和交叉反应

10.3.1　抗坏血酸：浓度在 20 mg/dl 以内时，产生的干扰<3％。

10.3.2　黄疸：胆红素浓度在 40 mg/dl 或 684 mol/L 以内时，产生的干扰<3％。

10.3.3　溶血：血红蛋白浓度在 5 g/L 以内时，产生的干扰<3％。

11. 临床意义

11.1·血清高密度脂蛋白胆固醇增高见于胆固醇脂转移蛋白（CETP）缺乏症、慢性阻塞性疾病（COPD）及原发性胆汁性肝硬化等。

11.2·血清高密度脂蛋白胆固醇降低见于以下几种。

11.2.1　心脑血管疾病：心肌梗死、冠心病、动脉粥样硬化、脑梗死、脑血栓等。

11.2.2　肝脏疾病：肝炎、肝硬化、肝癌、梗阻性黄疸、急性胰腺炎等。

11.2.3　异常脂蛋白血症：高脂蛋白血症、家族性低脂蛋白血症、ApoAI 和 ApoA 缺乏症。

11.2.4　其他疾病：如慢性肾功能不全、肾病综合征、慢性贫血、严重营养不良、甲状腺功能亢进症等。

参考文献

［1］尚红，王毓三，申子瑜.全国临床检验操作规程［M］.4 版.北京：人民卫生出版社，2015.
［2］万学红，卢雪峰.诊断学［M］.8 版.北京：人民卫生出版社，2013.
［3］中国合格评定国家认可委员会.CNAS‐CL02：医学实验室质量和能力认可准则（ISO15189：2012，IDT）［S］.2015.
［4］中国合格评定国家认可委员会.CNAS‐CL02‐A003：医学实验室质量和能力认可准则在临床化学检验领域的应用说明［S］.2018.

（袁恩武）

低密度脂蛋白胆固醇检测标准操作规程

××医院检验科临床化学组作业指导书	文件编号：××-JYK-HX-SOP-×××
版本：	生效日期：	共 页 第 页

1. 目的

规范血清低密度脂蛋白胆固醇（LDL-C）的检测实验，确保检测结果的准确性和重复性。

2. 方法和原理

2.1·方法：酶法。

2.2·原理：

$$2\text{低密度胆固醇} + 2H_2O_2 + 2O_2 \xrightarrow[\text{保护剂}]{\text{CHE,CHO}} 2\text{胆甾}-4-\text{烯}-3-\text{酮} + 2\text{脂肪酸} + 2H_2O_2$$

$$2H_2O_2 + 4-AA + HDAOS \xrightarrow{POD} \text{蓝色染料}^+ + OH^- + 3H_2O$$

R1 中的保护剂阻止 LDL 发生酶反应，所有非 LDL 的脂蛋白（HDL，VLDL，CM）被胆固醇酯酶（CHE）和胆固醇氧化酶（CHO）降解，产生的过氧化氢被 R1 中的过氧化物酶分解。加入 R2，保护剂释放 LDL，过氧化物酶被叠氮钠抑制，LDL 可由 CHO/PAP 系统进行定量测定。

3. 标本要求与患者准备

3.1·类型：血清。建议空腹 8～12 h 静脉采血，尤以早晨空腹为佳。

3.2·容器：真空采血管中的红盖管。添加剂为促凝剂。

3.3·保存和运送：在 2～8℃可以稳定 7 天，15～25℃稳定 1 天。

3.4·采血量：静脉血 2 ml。2 500～3 000 r/min 离心 6～10 min，分离血清，待上机。

4. 试剂和仪器

4.1·试剂

4.1.1 来源：××试剂。规格：见试剂说明书。代号：见试剂说明书。

4.1.2 试剂盒组成：R1：缓冲液（pH 6.8）25 mmol/L；胆固醇酯酶 3.7 U/ml；胆固醇氧化酶 3.7 U/ml；叠氮钠 0.1％；4-氨基安替比林 0.8 mmol/L。R2：过氧化物酶 4.9 U/ml；过氧化氢酶 743 U/ml；N-(2-羟基-3-磺丙基)-3,5-二甲氧苯胺钠盐（HDAOS）0.47 mmol/L。

4.1.3 储存和稳定性：未开封试剂 2～8℃，其稳定性可达瓶子标签上所注明的有效期。开封后，在不超过有效期的情况下，在仪器上可保持稳定 30 天。

4.1.4 试剂的准备：试剂配套包装，打开包装后直接使用。试剂信息在装载时通过芯片自动读取。试剂应避免形成气泡。

4.2·校准品：多项生化校准品具体操作见《××生化分析仪校准程序》。

4.3·质控品：具体操作见《××生化分析仪质控程序》。

4.4·仪器：××生化分析仪。

5. 操作步骤

5.1·仪器操作参阅《××生化分析仪标准操作规程》。

5.2·分析参数：详见相关用户指南和仪器说明书。

6. 校准

6.1·校准品计量学溯源：溯源至××参考物质。

6.2·校准品准备与储存(见校准品说明书)：每瓶校准品准确加 5.0 ml 蒸馏水复溶，轻轻旋转摇匀，室温放置 30 min 待充分溶解后分装，−20℃冷冻可保存 4 个星期，复溶后 2~8℃可稳定 2 天，室温稳定 8 h(分装的标准品只允许冻融一次)。

6.3·校准条件：在室内质控失控、试剂批号更换后、影响检测的维修或者更换主要部件后等情况。

6.4·校准操作(具体操作见《××生化分析仪校准程序》)：使用 2 点定标。在主菜单下点击"User"用户菜单"Calibration"定标，进入定标工作表菜单。点击"Start Entry"或按"F4"键开始输入，点击所需定标的项目使其改变颜色，项目选择后点击"F4"或"Entry"键确认选择，点击"Exit"或 F2 键退出。空白放在蓝架子的第一位，按照"(P)—(B)—(I)Calibration Specific"(定标参数)菜单中"Cal No."的设定值，在黄架子的相应位置放置该项目的定标液试管，定标测定时蓝色样品架须放在左侧第一位置，黄色样品架紧跟蓝架子摆放。在"Stand By"状态，点击屏幕上"▶"(开始)图标或按"F9"键，仪器将自动完成定标操作。在"(R)—(C)—(S)Calibration Curve"菜单检查定标的结果。

7. 质控

具体见《××生化分析仪质控程序》。

8. 结果判断

仪器自动计算，结果传输到 LIS 检验系统。

9. 生物参考区间

9.1·我国《中国成人血脂异常防治指南》(2016 年修订版)提出的标准为：理想范围：<2.6 mmol/L(<100 mg/dl)；合适水平：<3.4 mmol/L(<130 mg/dl)；边缘升高：3.4~4.1 mmol/L(130~160 mg/dl)；升高：>4.1 mmol/L(>160 mg/dl)。

9.2·美国胆固醇教育计划(NCEP)，成人治疗组 1994 年提出的医学决定水平：理想水平：<2.58 mmol/L(100 mg/dl)；接近理想：2.58~3.33 mmol/L(100~129 mg/dl)；边缘增高：3.64~4.11 mmol/L(130~159 mg/dl)；增高：4.13~4.88 mmol/L(160~189 mg/dl)；很高：≥4.91 mmol/L(≥190 mg/dl)。

10. 性能参数

10.1·精密度：批内精密度<3%，总精密度<3%。准确度：用待测试剂测试两个水平的质控，所得结果相对偏差≤10%。

10.2·测量区间：0.26~10.3 mmol/L(10~400 mg/dl)。可报告区间：0.26~10.3 mmol/L(10~400 mg/dl)，若超出测量区间，将标本稀释到测量区间内再次测定，结果自动乘以稀释倍数或人工换算。

10.3·干扰和交叉反应

10.3.1 黄疸：胆红素浓度在 40 mg/dl 或 684 mmol/L 以内时，产生的干扰 $<5\%$。

10.3.2 溶血：血红蛋白浓度在 5 g/L 以内时，产生的干扰 $<5\%$。

10.3.3 抗坏血酸：浓度在 20 mg/dl 以内时，产生的干扰 $<3\%$。

10.3.4 三酰甘油：浓度在 11.3 mmol/L 以内时，产生的干扰 $<10\%$。

11. 临床意义

11.1·低密度脂蛋白胆固醇升高主要是胆固醇的增多，表现为Ⅱa和Ⅱb型高脂蛋白血症，可见于以下几种。

11.1.1 低甲状腺素血症、肾病综合征、糖尿病、肝脏疾病、阻塞性黄疸、高 ApoB 血症、冠心病、动脉粥样硬化、心肌梗死等。

11.1.2 血卟啉病、神经性畏食等。

11.2·低密度脂蛋白胆固醇降低见于以下几种。

11.2.1 低脂蛋白血症：如遗传性无 β-脂蛋白血症等。

11.2.2 高甲状腺素血症、严重肝脏疾病、急性心肌梗死、骨髓瘤、创伤。

11.2.3 营养不良、慢性贫血者。

参考文献

[1] 尚红,王毓三,申子瑜.全国临床检验操作规程[M].4 版.北京：人民卫生出版社,2015.

[2] 万学红,卢雪峰.诊断学[M].8 版.北京：人民卫生出版社,2013.

[3] 中国合格评定国家认可委员会.CNAS-CL02：医学实验室质量和能力认可准则(ISO15189：2012,IDT)[S].2015.

[4] 中国合格评定国家认可委员会.CNAS-CL02-A003：医学实验室质量和能力认可准则在临床化学检验领域的应用说明[S].2018.

(袁恩武)

葡萄糖检测标准操作规程

××医院检验科临床化学组作业指导书	文件编号：××-JYK-HX-SOP-×××
版本： 生效日期：	共 页 第 页

1. 目的

规范血清/血浆葡萄糖(GLU)的检测实验,确保检测结果的准确性和重复性。

2. 方法和原理

2.1·方法：己糖激酶法。

2.2·原理：

$$\text{葡萄糖} + \text{ATP} \xrightarrow{\text{HK, Mg}^{2+}} \text{G-6-P} + \text{ADP}$$

$$\text{G-6-P} + \text{NAD} \xrightarrow{\text{G6P-DH}} \text{6-磷酸葡萄糖} + \text{NADH} + \text{H}^+$$

葡萄糖在三磷酸腺苷(ATP)和镁离子存在的情况下被己糖激酶(HK)磷酸化,产生葡萄糖6-磷酸(G-6-P)和二磷酸腺苷(ADP)。葡萄糖6磷酸脱氢酶(G-6-PDH)使G-6-P氧化为6-磷酸葡萄糖,同时使烟酰胺腺嘌呤二核苷酸(NAD^+)还原为烟酰胺腺嘌呤二核苷酸,还原(NADH)。在340 nm处的吸光度变化与标本中存在的葡萄糖数量成正比。

3. 标本要求与患者准备

3.1·类型：血清或血浆。建议空腹8~12 h静脉采血,尤以早晨空腹为佳。

3.2·容器：真空采血管中的红盖管,添加剂为促凝剂。

3.3·保存和运送：血清、EDTA或肝素化血浆,为了防止糖酵解而造成葡萄糖的缺失,应尽快分离红细胞。标本中如果含有氟化物、单碘乙酸和甘露糖不要快速分离。葡萄糖在溶血液和血浆在2~8℃可以稳定7天,在15~25℃可以稳定7天;应避免黄疸和轻度乳糜标本。

3.4·采血量：静脉血2 ml。静脉血2 500~3 000 r/min离心6~10 min,分离血清或血浆,待上机。

4. 试剂和仪器

4.1·试剂

4.1.1 来源：××试剂。规格：见试剂说明书。代号：见试剂说明书。

4.1.2 试剂盒组成：R1：三磷酸腺苷 ≥2.0 mmol/L; NAD^+ ≥1.32 mmol/L; Mg^{2+} 2.37 mmol/L。R2：己糖激酶 ≥0.59 kU/L;6-磷酸葡萄糖 ≥1.58 kU/L。

4.1.3 储存和稳定性：未开封试剂2~8℃,其稳定性可达瓶子标签上所注明的有效期。开封后,在不超过有效期的情况下,在仪器上可保持稳定90天。

4.1.4 试剂的准备：试剂配套包装,打开包装后直接使用。试剂信息在装载时通过芯片自动读取。试剂应避免形成气泡。

4.2·校准品：多项生化校准品具体操作见《××生化分析仪校准程序》。

4.3·质控品：具体操作见《××生化分析仪质控程序》。

4.4·仪器：××生化分析仪。

5. 操作步骤

5.1·仪器操作参阅《××生化分析仪标准操作规程》。

5.2·分析参数：详见相关用户指南和仪器说明书。

6. 校准

6.1·校准品计量学溯源：溯源××参考物质。

6.2·校准品准备与储存（见校准品说明书）：每瓶校准品准确加 5.0 ml 蒸馏水复溶，轻轻旋转摇匀，室温放置 30 min 待充分溶解后分装，－20℃冷冻可保存 4 个星期，复溶后 2~8℃可稳定 2 天，室温稳定 8 h（分装的标准品只允许冻融一次）。

6.3·校准条件：在室内质控失控、试剂批号更换后、影响检测的维修或者更换主要部件后等情况。

6.4·校准操作（具体操作见《××生化分析仪校准程序》）：使用 2 点定标。在主菜单下点击"User"用户菜单"Calibration"定标，进入定标工作表菜单。点击"Start Entry"或按"F4"键开始输入，点击所需定标的项目使其改变颜色，项目选择后点击"F4"或"Entry"键确认选择，点击"Exit"或"F2"键退出。空白放在蓝架子的第一位，按照"（P）—（B）—（I）Calibration Specific"（定标参数）菜单中"Cal No."的设定值，在黄架子的相应位置放置该项目的定标液试管，定标测定时蓝色样品架须放在左侧第一位置，黄色样品架紧跟蓝架子摆放。在"Stand By"状态，点击屏幕上" ▷ "（开始）图标或按"F9"键，仪器将自动完成定标操作。在"（R）—（C）—（S）Calibration Curve"菜单检查定标的结果。

7. 质控

具体见《××生化分析仪质控程序》。

8. 结果判断

仪器自动计算，结果传输到 LIS 检验系统。

9. 生物参考区间

成人空腹血浆（清）葡萄糖：3.9~6.1 mmol/L（70~110 mg/dl）。

10. 性能参数

10.1·精密度：批内精密度＜3%，总精密度＜5%。准确度：用待测试剂测试两个水平的质控，所得结果相对偏差≤10%。

10.2·测量区间：0.6~45.0 mmol/L（10~800 mg/dl）。可报告区间：血清/血浆：0.6~45.0 mmol/L（10~800 mg/dl），若超出测量区间，将标本稀释到测量区间内再次测定，结果自动乘以稀释倍数或人工换算。

10.3·干扰和交叉反应

10.3.1 抗坏血酸：浓度在 20 mg/dl 以内时，干扰＜3%。

10.3.2 黄疸：胆红素浓度在 40 mg/dl 以内时，干扰＜10%。

10.3.3 溶血：血红蛋白浓度在 5 g/L 以内时,干扰<3％。

10.3.4 脂血：脂肪乳浓度在 700 mg/dl 以内时,干扰<10％。

11. 临床意义

11.1·血糖增高见于以下几种。

11.1.1 生理性高血糖：餐后 1～2 h,摄入高糖食物、情绪紧张、剧烈运动后、肾上腺分泌增加、注射生长激素、肾上腺皮质激素等。

11.1.2 内分泌疾病：如糖尿病、生长激素瘤、肢端肥大症、巨人症、库欣综合征、嗜铬细胞瘤、皮质醇增多症、甲状腺功能亢进等。

11.1.3 胰腺疾病：急、慢性胰腺炎、胰腺癌等。

11.1.4 肝胆疾病：急性黄疸性病毒性肝炎、部分肝硬化患者。

11.1.5 心脑血管疾病：急性心肌梗死、脑血管意外。

11.1.6 其他：如维生素 B_1 缺乏症、烧伤、败血症、缺氧窒息等。

11.2·血糖降低见于以下几种。

11.2.1 生理性降低：如妊娠、哺乳、饥饿、长时间剧烈运动等。

11.2.2 内分泌疾病：糖皮质激素减少、腺垂体功能减退、甲状腺功能减退、Addison 病。

11.2.3 胰腺疾病：胰岛 B 细胞瘤、胰岛外肿瘤、功能性胰岛素分泌过多。

11.2.4 遗传性肝内酶类缺乏疾病：糖原酶类合成酶缺乏病、VonGlerke 病、半乳糖血症、遗传性果糖耐受不全症等。

11.2.5 肝胆疾病：重症肝炎、肝衰竭、肝坏死、慢性肝炎、门脉性肝硬化等肝胆疾病。

11.2.6 胃切除、自主神经功能紊乱等。

11.3·口服葡萄糖耐量测定(OGTT)

11.3.1 正常糖耐量：空腹血糖≤6.1 mmol/L,同时 2 h 血糖≤7.8 mmol/L。

11.3.2 空腹血糖受损：空腹血糖≥6.1 mmol/L,但<7.0 mmol/L;2 h 血糖<7.8 mmol/L。

11.3.3 糖耐量受损：空腹血糖<7.0 mmol/L 且 2 h 血糖≥7.8 mmol/L,但≤11.1 mmol/L。

11.3.4 糖尿病：空腹血糖≥7.0 mmol/L,2 h 血糖≥11.1 mmol/L。

11.3.5 糖耐量降低：表现为空腹血糖增高幅度高于正常人,回复到空腹水平的时间延长。见于糖尿病、甲状腺功能亢进、垂体功能亢进、肾上腺功能亢进、胰腺炎、严重肝病等。

11.3.6 糖耐量增高：空腹血糖值正常或偏低,口服糖后血糖值上升不明显,耐量曲线平坦,多见于内分泌功能低下的疾病,如甲状腺功能低下、肾上腺皮质功能低下及垂体功能低下患者。

11.3.7 迟滞性耐量曲线：口服糖后在正常时间可回复到空腹血糖水平,但有一个明显的血糖峰值,有时超过 10 mmol/L,这种情况可能会发展为糖尿病。

参考文献

[1] 尚红,王毓三,申子瑜.全国临床检验操作规程[M].4 版.北京：人民卫生出版社,2015.

[2] 万学红,卢雪峰.诊断学[M].8 版.北京：人民卫生出版社,2013.

［3］中国合格评定国家认可委员会.CNAS－CL02：医学实验室质量和能力认可准则(ISO15189：2012，IDT)［S］.2015.

［4］中国合格评定国家认可委员会.CNAS－CL02－A003：医学实验室质量和能力认可准则在临床化学检验领域的应用说明［S］.2018.

（袁恩武）

肌酸激酶检测标准操作规程

××医院检验科临床化学组作业指导书	文件编号：××-JYK-HX-SOP-×××
版本： 生效日期：	共 页 第 页

1. 目的

规范血清肌酸激酶(CK)的检测实验,确保检测结果的准确性和重复性。

2. 方法和原理

2.1·方法：酶耦联速率法。

2.2·原理：

$$磷酸肌酸 + ADP \xrightarrow{CK} 肌酸 + ATP$$

$$ATP + 葡萄糖 \xrightarrow{HK} ADP + 6\text{-}磷酸葡萄糖$$

$$6\text{-}磷酸葡萄糖 + NADP \xrightarrow{G\text{-}6\text{-}PDH} 6\text{-}磷酸葡萄糖酸酯 + NADPH + H^+$$

CK 能使磷酸肌酸和 ADP 中的磷酸键转移生成肌酸和 ATP。ATP 与葡萄糖在 HK 己糖激酶与镁离子的作用下生成 6-磷酸-葡萄糖。6-磷酸-葡萄糖与 NADP 在 6-磷酸-葡萄糖脱氢酶作用下生成 6-磷酸-葡萄糖酸和 NADPH。在 340/660 nm 处测定 NADPH 形成的速率来测定 CK 的活性。

3. 标本要求与患者准备

3.1·类型：血清。建议空腹 8~12 h 静脉采血,尤以早晨空腹为佳。

3.2·容器：真空采血管中的红盖管。添加剂为促凝剂。

3.3·标本保存和运送：在血清中稳定,避光,在 2~8℃可以稳定 8~12 h,在 15~25℃可以稳定 4 h。

3.4·采血量：静脉血 2 ml。2 500~3 000 r/min 离心 6~10 min,分离血清,待上机。

4. 试剂和仪器

4.1·试剂

4.1.1 来源：××试剂。规格：见试剂说明书。代号：见试剂说明书。

4.1.2 试剂盒组成：R1：咪唑缓冲液(pH 6.5) 100 mmol/L；葡萄糖 20 mmol/L；Mg^{2+} 10 mmol/L；乙二胺四乙酸(EDTA) 2.0 mmol/L。R2：ADP 2.0 mmol/L；AMP 5.0 mmol/L；磷酸腺苷 0.01 mmol/L；N-乙酰半胱氨酸 0.2 mmol/L；磷酸肌酸 30 mmol/L；烟酰胺腺嘌呤二核苷酸磷酸(NADP) 2.0 mmol/L；葡萄糖-6-磷酸脱氢酶(G-6-PDH) ≥2.8 kU/L；己糖激酶(HK) ≥4.0 kU/L。

4.1.3 储存和稳定性：未开封试剂 2~8℃,其稳定性可达瓶子标签上所注明的有效期。开封后,在不超过有效期的情况下,在仪器上可保持稳定 30 天。

4.1.4 试剂的准备：试剂配套包装，打开包装后直接使用。试剂信息在装载时通过芯片自动读取。试剂应避免形成气泡。

4.2·校准品：多项生化校准品具体操作见《××生化分析仪校准程序》。

4.3·质控品：具体操作见《××生化分析仪质控程序》。

4.4·仪器：××生化分析仪。

5. 操作步骤

5.1·仪器操作参阅《××生化分析仪标准操作规程》。

5.2·分析参数：详见相关用户指南和仪器说明书。

6. 校准

6.1·校准品计量学溯源：溯源至××参考物质。

6.2·校准品准备与储存（见校准品说明书）：每瓶校准品准确加 5.0 ml 蒸馏水复溶，轻轻旋转摇匀，室温放置 30 min 待充分溶解后分装，−20℃冷冻可保存 4 个星期，复溶后 2～8℃可稳定 2 天，室温稳定 8 h（分装的标准品只允许冻融一次）。

6.3·校准条件：在室内质控失控、试剂批号更换后、影响检测的维修或者更换主要部件后等情况。

6.4·校准操作（具体操作见《××生化分析仪校准程序》）：使用 2 点定标。在主菜单下点击"User"用户菜单"Calibration"定标，进入定标工作表菜单。点击"Start Entry"或按"F4"键开始输入，点击所需定标的项目使其改变颜色，项目选择后点击"F4"或"Entry"键确认选择，点击"Exit"或"F2"键退出。空白放在蓝架子的第一位，按照"(P)—(B)—(I)Calibration Specific"（定标参数）菜单中"Cal No."的设定值，在黄架子的相应位置放置该项目的定标液试管，定标测定时蓝色样品架须放在左侧第一位置，黄色样品架紧跟蓝架子摆放。在"Stand By"状态，点击屏幕上"▷"（开始）图标或按"F9"键，仪器将自动完成定标操作。在"(R)—(C)—(S)Calibration Curve"菜单检查定标的结果。

7. 质控

具体见《××生化分析仪质控程序》。

8. 结果判断

仪器自动计算，结果传输到 LIS 检验系统。

9. 生物参考区间

9.1·成年男性：50～310 U/L（国标 WS/T404.7‐2015）。

9.2·成年女性：40～200 U/L（国标 WS/T404.7‐2015）。

10. 性能参数

10.1·精密度：批内精密度＜3％，总精密度＜5％。准确度：用待测试剂测试两个水平的质控，所得结果相对偏差≤10％。

10.2·测量区间：10～2 000 U/L。可报告区间：10～2 000 U/L，若超出测量区间，将标本稀释到测量区间内再次测定，结果自动乘以稀释倍数或人工换算。

10.3·干扰和交叉反应

10.3.1　黄疸：胆红素浓度在 40 mg/dl 以内时，产生的干扰＜3％。

10.3.2　溶血：血红蛋白浓度在 1 g/L 以内时，干扰＜10％。

10.3.3　脂血：脂肪乳浓度在 1 000 mg/dl 以内时，产生的干扰＜3％。

11. 临床意义

血清肌酸激酶主要存在于心肌、骨骼肌和脑组织，是心肌中重要的能量调节酶，其升高见于以下几种。

11.1·急性心肌梗死：发病 2～4 h 开始升高，可达正常上限的 10～12 倍，2～4 天恢复正常。对心肌梗死的诊断特异性优于 AST 和 LDH。

11.2·病毒性心肌炎、进行性肌萎缩、多发性肌炎。

11.3·脑血管意外、脑膜炎、甲状腺功能低下等。

参考文献

[1] 尚红,王毓三,申子瑜.全国临床检验操作规程[M].4 版.北京：人民卫生出版社,2015.

[2] 万学红,卢雪峰.诊断学[M].8 版.北京：人民卫生出版社,2013.

[3] 中国合格评定国家认可委员会.CNAS－CL02：医学实验室质量和能力认可准则(ISO15189；2012,IDT)[S].2015.

[4] 中国合格评定国家认可委员会.CNAS－CL02－A003：医学实验室质量和能力认可准则在临床化学检验领域的应用说明[S].2018.

（袁恩武）

肌酸激酶同工酶检测标准操作规程

××医院检验科临床化学组作业指导书	文件编号：××-JYK-HX-SOP-×××
版本： 生效日期：	共 页 第 页

1. 目的

规范血清肌酸激酶同工酶(CK-MB)的检测实验,确保检测结果的准确性和重复性。

2. 方法和原理

2.1·方法：酶促免疫抑制法。

2.2·原理：

$$磷酸肌酸 + ADP \xrightarrow{CK} 肌酸 + ATP$$

$$ATP + 葡萄糖 \xrightarrow{HK,Mg^{2+}} ADP + 葡萄糖\text{-}6\text{-}磷酸(G\text{-}6\text{-}P)$$

$$G\text{-}6\text{-}P + NADP^+ \xrightarrow{G6P\text{-}DH} 6\text{-}磷酸葡萄糖酸酯 + NADPH + H^+$$

抗 M 亚单位抗体抑制血清样本中 CK 的 M 亚单位的活性。酶的 B 亚单位仍然游离,能够作用于 R2 中存在的底物。CK 能够可逆地催化磷酸基从磷酸肌酸转移到二磷酸腺苷(ADP),产生肌酸和三磷酸腺苷(ATP)。所形成的 ATP 用于使葡萄糖转化为葡萄糖-6-磷酸和 ADP。这一反应由己糖激酶(HK)催化,需要镁离子才能达到最大活性。在葡萄糖-6-磷酸脱氢酶(G6-PDH)的作用下,葡萄糖-6-磷酸被氧化,同时还原辅酶烟酰胺腺嘌呤二核苷酸磷酸(NADP),产生 NADPH 和 6-磷酸葡萄糖酸酯。由于 NADPH 形成导致的 340 nm 处吸光率的增长与样本中 CK-MB 的活性成正比。

3. 标本要求与患者准备

3.1·类型：血清。建议空腹 8~12 h 静脉采血,尤以早晨空腹为佳。

3.2·容器：真空采血管中的红盖管。添加剂为促凝剂。

3.3·保存和运送：2~8℃下避光储藏,CK/CK-MB 在血清中可保持稳定 7 天;在 20~25℃下避光储藏,可保持稳定 2 天;在 -20℃下避光储藏,可保持稳定达 1 年。

3.4·采血量：静脉血 2 ml。标本处理：2 500~3 000 r/min 离心 6~10 min,分离血清,待上机。

4. 试剂和仪器

4.1·试剂

4.1.1 来源：××试剂。规格：见试剂说明书。代号：见试剂说明书。

4.1.2 试剂盒组成：R1：咪唑缓冲液(pH 6.7) 100 mmol/L；肌酸激酶 M 亚单位抗体：不定量；醋酸镁 100 mmol/L；烟酰胺腺嘌呤二核苷酸磷酸(NADP) 2 mmol/L；葡萄糖 20 mmol/L；N-乙酰半胱氨酸 0.2 mmol/L。R2：己糖激酶(HK)≥4.0 kU/L；二磷酸腺苷(ADP)

2.0 mmol/L；葡萄糖-6-磷酸脱氢酶(G6-PDH)≥2.8 kU/L；磷酸肌酸 30 mmol/L；乙二胺四乙酸二钠(EDTA) 2.0 mmol/L；五磷酸二腺苷 0.01 mmol/L；一磷酸腺苷(AMP) 5.0 mmol/L；激活剂 26 mmol/L。

4.1.3 储存和稳定性：未开封试剂 2～8℃，其稳定性可达瓶子标签上所注明的有效期。开封后，在不超过有效期的情况下，在仪器上可保持稳定 30 天。

4.1.4 试剂的准备：试剂配套包装，打开包装后直接使用。试剂信息在装载时通过芯片自动读取。试剂应避免形成气泡。

4.2·校准品：多项生化校准品具体操作见《××生化分析仪校准程序》。

4.3·质控品：具体操作见《××生化分析仪质控程序》。

4.4·仪器：××生化分析仪。

5. 操作步骤

5.1·仪器操作参阅《××生化分析仪标准操作规程》。

5.2·分析参数：详见相关用户指南和仪器说明书。

6. 校准

6.1·校准品计量学溯源：溯源至××参考物质。

6.2·校准品准备与储存(见校准品说明书)：每瓶校准品准确加 5.0 ml 蒸馏水复溶，轻轻旋转摇匀，室温放置 30 min 待充分溶解后分装，-20℃冷冻可保存 4 个星期，复溶后 2～8℃可稳定 2 天，室温稳定 8 h(分装的标准品只允许冻融一次)。

6.3·校准条件：在室内质控失控、试剂批号更换后、影响检测的维修或者更换主要部件后等情况。

6.4·校准操作(具体操作见《××生化分析仪校准程序》)：使用 2 点定标。在主菜单下点击"User"用户菜单"Calibration"定标，进入定标工作表菜单。点击"Start Entry"或按"F4"键开始输入，点击所需定标的项目使其改变颜色，项目选择后点击"F4"或"Entry"键确认选择，点击"Exit"或"F2"键退出。空白放在蓝架子的第一位，按照"(P)—(B)—(I)Calibration Specific"(定标参数)菜单中"Cal No."的设定值，在黄架子的相应位置放置该项目的定标液试管，定标测定时蓝色样品架须放在左侧第一位置，黄色样品架紧跟蓝架子摆放。在"Stand By"状态，点击屏幕上" "(开始)图标或按"F9"键，仪器将自动完成定标操作。在"(R)—(C)—(S)Calibration Curve"菜单检查定标的结果。

7. 质控

具体见《××生化分析仪质控程序》。

8. 结果判断

仪器自动计算，结果传输到 LIS 检验系统。

9. 生物参考区间

成人：<24 U/L。

10. 性能参数

10.1·精密度：批内精密度<5%，总精密度<10%。准确度：用待测试剂测试两个水平

的质控,所得结果相对偏差≤10%。

10.2 · 测量区间:10～2 000 U/L。可报告区间:10～2 000 U/L,若超出测量区间,将标本稀释到测量区间内再次测定,结果自动乘以稀释倍数或人工换算。

10.3 · 干扰和交叉反应

10.3.1　黄疸:胆红素浓度在 40 mg/dl 以内时,干扰<10%。

10.3.2　脂血:脂肪乳浓度在 900 mg/dl 以内时,干扰<20%。

11. 临床意义

血清肌酸激酶同工酶根据分子结构分 CK - MM(主要存在骨骼肌)、CK - MB(主要存在于心肌)和 CK - BB(主要存在脑组织)三种同工酶,其中 CK - MB 以心肌含量最多,是公认的诊断急性心肌梗死和确定有无心肌坏死的重要指标。特别对于心电图无 Q 波的急性心肌梗死和再发性心肌梗死血清中 CK - MB 升高具有决定性诊断作用。在急性心肌梗死 3～6 h,CK - MB 即升高,早于 CK。12～24 h 达高峰,48～72 h 后消失。CK - MB>15 U/L,且有其他临床表现提示心肌梗死。CK - MB>90 U/L 多为非心肌性释放,如恶性肿瘤。

参考文献

[1] 尚红,王毓三,申子瑜.全国临床检验操作规程[M].4 版.北京:人民卫生出版社,2015.

[2] 万学红,卢雪峰.诊断学[M].8 版.北京:人民卫生出版社,2013.

[3] 中国合格评定国家认可委员会.CNAS - CL02:医学实验室质量和能力认可准则(ISO15189:2012,IDT)[S].2015.

[4] 中国合格评定国家认可委员会.CNAS - CL02 - A003:医学实验室质量和能力认可准则在临床化学检验领域的应用说明[S].2018.

(袁恩武)

肌红蛋白检测标准操作规程

××医院检验科临床化学组作业指导书	文件编号：××-JYK-HX-SOP-×××
版本： 生效日期：	共 页 第 页

1. 目的

规范肌红蛋白(MYO)的检测实验,确保检测结果的准确性和重复性。

2. 方法和原理

2.1 · 方法：免疫比浊法。

2.2 · 原理：将特异抗体结合于胶乳颗粒表面,标本与胶乳试剂在缓冲液中混合,标本中的 MYO 与胶乳颗粒表面的抗体结合,使相邻的胶乳颗粒彼此交联,在 500 nm 处(附近)测量溶液浊度的增加,其增加的程度与标本中 MYO 含量成正比。

3. 标本要求与患者准备

3.1 · 类型：血清。建议空腹 8～12 h 静脉采血,尤以早晨空腹为佳。

3.2 · 容器：真空采血管中的红盖管。添加剂为促凝剂。

3.3 · 保存和运送：采集后立即送检,避免溶血及时分离血清。

3.4 · 采血量：静脉血 2 ml。2 500～3 000 r/min 离心 6～10 min,分离血清,待上机。

4. 试剂和仪器

4.1 · 试剂

4.1.1 来源：××试剂。规格：见试剂说明书。代号：见试剂说明书。

4.1.2 试剂盒组成：R1：甘氨酸缓冲液 50 mmol/L；PEG6000 3％；吐温 20 0.10％。R2：甘氨酸缓冲液 50 mmol/L；PEG6000 3％；抗人肌红蛋白抗体包裹的聚苯乙烯颗粒：按效价确定。

4.1.3 储存和稳定性：未开封试剂 2～8℃,其稳定性可达瓶子标签上所注明的有效期。开封后,在不超过有效期的情况下,在仪器上可保持稳定 30 天。

4.1.4 试剂的准备：试剂配套包装,打开包装后直接使用。试剂信息在装载时通过芯片自动读取。试剂应避免形成气泡。

4.2 · 校准品：多项生化校准品具体操作见《××生化分析仪校准程序》。

4.3 · 质控品：具体操作见《××生化分析仪质控程序》。

4.4 · 仪器：××生化分析仪。

5. 操作步骤

5.1 · 仪器操作参阅《××生化分析仪标准操作规程》。

5.2 · 分析参数：详见相关用户指南和仪器说明书。

6. 校准

6.1 · 校准品计量学溯源：溯源至××参考物质。

6.2·校准品准备与储存(见校准品说明书):每瓶校准品准确加 5.0 ml 蒸馏水复溶,轻轻旋转摇匀,室温放置 30 min 待充分溶解后分装,−20℃ 冷冻可保存 4 个星期,复溶后 2～8℃ 可稳定 2 天,室温稳定 8 h(分装的标准品只允许冻融一次)。

6.3·校准条件:在室内质控失控、试剂批号更换后、影响检测的维修或者更换主要部件后等情况。

6.4·校准操作(具体操作见《××生化分析仪校准程序》):使用 2 点定标。在主菜单下点击"User"用户菜单"Calibration"定标,进入定标工作表菜单。点击"Start Entry"或按"F4"键开始输入,点击所需定标的项目使其改变颜色,项目选择后点击"F4"或"Entry"键确认选择,点击"Exit"或"F2"键退出。空白放在蓝架子的第一位,按照"(P)—(B)—(I)Calibration Specific"(定标参数)菜单中"Cal No."的设定值,在黄架子的相应位置放置该项目的定标液试管,定标测定时蓝色样品架须放在左侧第一位置,黄色样品架紧跟蓝架子摆放。在"Stand By"状态,点击屏幕上" ⬀ "(开始)图标或按"F9"键,仪器将自动完成定标操作。在"(R)—(C)—(S)Calibration Curve"菜单检查定标的结果。

7. 质控

具体见《××生化分析仪质控程序》。

8. 结果判断

仪器自动计算,结果传输到 LIS 检验系统。

9. 生物参考区间

成人:$<70\ \mu g/L$。

10. 性能参数

10.1·精密度:批内精密度$<10\%$,总精密度$<15\%$。准确度:用待测试剂测试两个水平的质控,所得结果相对偏差$\leqslant10\%$。

10.2·测量区间:5.0～480 ng/ml。可报告区间:5.0～480 ng/ml,若超出测量区间,将标本稀释到测量区间内再次测定,结果自动乘以稀释倍数或人工换算。

10.3·干扰和交叉反应

10.3.1 白蛋白:浓度在 3 000 mg/dl 以内时,干扰$<10\%$。

10.3.2 γ球蛋白:浓度在 3 000 mg/dl 以内时,干扰$<10\%$。

10.3.3 脂血:三酰甘油浓度在 125 mg/dl 以内时,干扰$<10\%$。

11. 临床意义

11.1·MYO 升高:见于心肌损伤、横纹肌溶解症等。

11.2·MYO 水平在心脏病发作或其他肌肉损伤后的 0.5～1 h 内开始升高,早于其他心肌损伤标志物,其水平可维持 5～12 h。

11.3·MYO 阴性可有效排除心脏病发作。

11.4·有助于观察急性心肌梗死有无再梗死发生及梗死有无扩展。

11.5·在溶栓治疗中评价有无再灌注的较为敏感和准确的指标。

参考文献

[1] 尚红,王毓三,申子瑜.全国临床检验操作规程[M].4 版.北京：人民卫生出版社,2015.

[2] 万学红,卢雪峰.诊断学[M].8 版.北京：人民卫生出版社,2013.

[3] 中国合格评定国家认可委员会.CNAS‐CL02：医学实验室质量和能力认可准则(ISO15189：2012,IDT)[S].2015.

[4] 中国合格评定国家认可委员会.CNAS‐CL02‐A003：医学实验室质量和能力认可准则在临床化学检验领域的应用说明[S].2018.

（袁恩武）

高敏肌钙蛋白 T 检测标准操作规程

××医院检验科临床化学组作业指导书	文件编号：××-JYK-HX-SOP-×××
版本：	生效日期：	共 页 第 页

1. 目的
规范高敏肌钙蛋白 T(hs-cTNT)的检测实验,确保检测结果的准确性和重复性。

2. 方法和原理
2.1·方法：电化学发光法。

2.2·原理：人血清中血清/血浆高敏肌钙蛋白 T 与其相应抗体(生物素标记和三联吡啶钌标记的抗 HS-TNT 单抗)在反应池中相遇,形成双抗体复合物。加入链霉素包被的微粒子后,这个抗体复合物与微粒子结合。当输入到流动池后,由于磁性的作用,微粒子被捕获到电极表面,未结合的抗体等物质被洗去。化学发光剂三联吡啶钌和电子供体三丙胺(TPA)在电极表面发生电化学发光反应,通过测定发出的光强度,换算出待测标本中抗原的浓度。

3. 标本要求与患者准备
3.1·类型：EDTA-K_2抗凝血浆。要求患者在安静状态下,抽取肘部静脉血。

3.2·容器：真空采血管中的紫盖管。添加剂为 EDTA-K_2。

3.3·保存和运送：采集后立即送检；待检标本若当天无法检测,吸取血浆后于 2～8℃可稳定 1 天,-20℃可稳定 12 个月。

3.4·采血量：静脉血 2 ml。3 000 r/min 离心 15 min,分离血浆,待上机。

4. 试剂和仪器
4.1·试剂

4.1.1 来源：××试剂。规格：见试剂说明书。代号：见试剂说明书。

4.1.2 试剂盒组成

4.1.2.1 R1(灰色瓶盖)：生物素化的抗 cTNT 单克隆抗体(小鼠) 2.5 mg/L,磷酸盐缓冲液 0.1mol/L,pH 6.0,含防腐剂和抑制剂。

4.1.2.2 R2(黑色瓶盖)：钌复合物标记的抗 cTNT 单抗(小鼠) 2.5 mg/L,磷酸盐缓冲液 0.1 mol/L,pH 6.0,含防腐剂。

4.1.2.3 M(透明瓶盖)：包被链霉亲和素的磁珠微粒 0.72 mg/ml,含防腐剂。

4.1.3 储存和稳定性：请将试剂盒直立保存,以确保试剂在使用前仪器自动混匀后,微粒能充分可用。未开封试剂盒放置于 2～8℃,各成分可稳定至所标示的有效期；开启后放至 2～8℃,可保存 12 周；开启后在仪器上可保存 8 周。

4.1.4 试剂的准备：试剂使用前应平衡至室温(18～25℃)。打开包装盒后开盖即可上机使用。

4.2·校准品：见《××全自动化学发光分析仪校准程序》。

4.3·质控品：具体操作见《××全自动化学发光免疫分析仪质控程序》。

4.4·仪器：××全自动化学发光免疫分析仪。

5. 操作步骤

5.1·仪器操作参阅《××全自动化学发光免疫分析仪标准操作规程》。

5.2·分析参数：详见相关用户指南和仪器说明书。

6. 校准

6.1·校准品计量学溯源：溯源至××参考物质。

6.2·校准品准备与储存、校准条件及校准操作具体见《××全自动化学发光免疫分析仪校准程序》。

7. 质控

具体见《××全自动化学发光免疫分析仪质控程序》。

8. 结果判断

仪器自动计算，结果传输到 LIS 检验系统。

9. 生物参考区间

<0.014 ng/ml。如需设立危急值应与医务部、临床商定。

10. 性能参数

10.1·精密度：批内精密度<7.5％，总精密度<10％。准确度：一个完整周期室间质评成绩合格。

10.2·测量区间：0.003～10 ng/ml。可报告区间：0.003～10 ng/ml。

10.3·干扰和交叉反应

10.3.1 黄疸：结合和游离胆红素浓度<462 μmol/L 时，没有明显干扰。

10.3.2 溶血：血红蛋白浓度<1 g/L 时，没有明显干扰。样本有肉眼可见的溶血时，不能分析。

10.3.3 脂血：三酰甘油浓度<15 g/L 时，没有明显干扰。

11. 临床意义

血浆肌钙蛋白是心肌损伤的确定性指标，包括无症状的 AMI 或有缺血损伤却无明显症状者。发病后 3～6 h 升高，10～24 h 高峰，10～15 天恢复。发病后 3 h 灵敏度超过 85％，特异性 94％以上。升高的程度与预后有关。心脏手术等其他可引起心肌损害的疾病也可使 hs-cTNT 升高，不能区分损伤是否由手术创伤所致。

参考文献

[1] 尚红,王毓三,申子瑜.全国临床检验操作规程[M].4 版.北京：人民卫生出版社,2015.

[2] 中国合格评定国家认可委员会.CNAS－CL02：医学实验室质量和能力认可准则(ISO15189；2012,IDT)[S].2015.

[3] 中国合格评定国家认可委员会.CNAS－CL02－A003：医学实验室质量和能力认可准则在临床化学检验领域的应用说明[S].2018.

（范列英　丁媛媛）

脑利钠肽前体 N - 端肽检测标准操作规程

××医院检验科临床化学组作业指导书	文件编号：××-JYK-HX-SOP-×××
版本： 生效日期：	共 页 第 页

1. 目的

规范脑利钠肽前体 N - 端肽(NT - proBNP)的检测实验,确保检测结果的准确性和重复性。

2. 方法和原理

2.1·方法：电化学发光法。

2.2·原理：采用双抗体夹心法原理,整个过程 18 min 完成。

2.2.1　15 μl 标本与生物素化的抗 NT - proBNP 单克隆抗体和钌(Ru)标记的抗 NT - proBNP 单克隆抗体混匀,形成夹心复合物。

2.2.2　加入链霉亲和素包被的微粒,让上述形成的复合物通过生物素与链霉亲和素间的反应,结合成固体相。

2.2.3　反应混合液吸到测量池中,微粒通过磁铁吸附到电极上,未结合的物质被清洗液洗去,电极加电压后产生化学发光,通过光电倍增管进行测定。

2.2.4　检测结果由机器自动从定标曲线上测定。此曲线由 2 点定标和试剂条形码提供的主曲线经特异性的仪器产生。

3. 标本要求与患者准备

3.1·类型：EDTA - K_2 抗凝血浆。要求患者在安静状态下,抽取肘部静脉血。

3.2·容器：真空采血管中的紫盖管。添加剂为 EDTA - K_2。

3.3·保存和运送：由于可能存在的蒸发效应,标本、定标液、质控液应 2 h 内完成检测;待检标本若当天无法检测,吸取血浆后于 2~8℃可稳定 1 天,-20℃可稳定 12 个月。

3.4·采血量：静脉血 2 ml。3 000 r/min 离心 15 min,分离血浆,待上机。

4. 试剂和仪器

4.1·试剂

4.1.1　来源：××试剂。规格：见试剂说明书。代号：见试剂说明书。

4.1.2　试剂盒组成

4.1.2.1　R1(灰色瓶盖)：生物素化的抗 NT - proBNP 单克隆抗体(小鼠)1.1 μg/L,磷酸盐缓冲液 0.04 mol/L,pH 5.8,含防腐剂。

4.1.2.2　R2(黑色瓶盖)：钌复合物标记的抗 NT - proBNP 单抗(绵阳)1.1 μg/L,磷酸盐缓冲液 0.04 mol/L,pH 5.8,含防腐剂。

4.1.2.3　M(透明瓶盖)：包被链霉亲和素的磁珠微粒 0.72 mg/ml,含防腐剂。

4.1.3　储存和稳定性：请将试剂盒直立保存,以确保试剂在使用前仪器自动混匀后,微粒能充分可用。未开封试剂盒放置于 2～8℃,各成分可稳定至所标示的有效期;开启后放至 2～8℃,可保存 12 周;开启后在仪器上可保存 8 周。

4.1.4 试剂的准备:试剂使用前应平衡至室温(18～25℃)。打开包装盒后开盖即可上机使用。

4.2·校准品:见《××全自动化学发光分析仪校准程序》。

4.3·质控品:具体操作见《××全自动化学发光免疫分析仪质控程序》。

4.4·仪器:××全自动化学发光免疫分析仪。

5. 操作步骤

5.1·仪器操作参阅《××全自动化学发光免疫分析仪操作程序》。

5.2·分析参数:详见相关用户指南和仪器说明书。

6. 校准

6.1·校准品计量学溯源:溯源至××参考方法或××参考物质。

6.2·校准品准备与储存、校准条件及校准操作具体见《××全自动化学发光免疫分析仪校准程序》。

7. 质控

具体见《××全自动化学发光免疫分析仪质控程序》。

8. 结果判断

反应结束后仪器 1 自动计算出 NT‐proBNP 的浓度。

9. 生物参考区间

<125 ng/L(<70 岁);<450 ng/L(>70 岁)。

10. 性能参数

10.1·精密度:批内精密度$<7.5\%$,总精密度$<10\%$。准确度:一个完整周期室间质评成绩合格。

10.2·测量区间:5～3 5000 ng/L。可报告区间:5～3 5000 ng/ml,若检测结果低于下限,则报告<5 ng/L;高于上限,则报告$>35\,000$ ng/L。

10.3·干扰和交叉反应

10.3.1 测定不受黄疸(胆红素<428 μmol/L 或<25 mg/dl)、溶血(Hb<0.621 mmol/L 或<1.0 g/dl)、脂血症(三酰甘油<17.1 mmol/L 或$<1\,500$ mg/dl)和生物素<82 nmol/L 或<20 ng/ml 的影响。

10.3.2 接受高剂量生物素(即>5 mg/d)治疗的患者,在末次服用生物素后至少 8 h 才能采集样品。

10.3.3 在类风湿因子高达 1 500 U/ml 的样品中,未观察到干扰。

10.3.4 在 NT‐proBNP 浓度高达 33 400 pmol/L(300 000 pg/ml)时无高剂量钩状效应。

10.3.5 利用该检测结果进行诊断时,最好结合患者的病史、临床体征和其他检查结果。

11. 临床意义

11.1·用于心力衰竭(心衰)诊断和心衰分级:心衰患者无论有无心衰症状,NT‐proBNP

水平均明显增高,升高幅度与心衰程度成正比,在心衰早期,NT - proBNP 水平就可升高。

11.2 · 用于呼吸困难的鉴别诊断:心源性呼吸困难时,NT - proBNP 水平升高,而肺源性呼吸困难时 NT - proBNP 不升高。

11.3 · NT - proBNP 是心肌梗死后心功能的检测和预后判断的指标:AMI 发病早期(6～24 h)NT - proBNP 水平显著升高,1 周后达到高峰,但此时临床可能不一定有心衰表现;NT - proBNP 水平还可以反映梗死面积和严重程度。

11.4 · 作为心衰治疗检测、病情观察的指标:NT - proBNP 检测可以减少 CHF 的心血管意外的发生率。

11.5 · 用于左心室肥厚、肥大型阻塞性心肌病和扩张性心肌病的判断:左心室肥厚时,血 NT - proBNP 水平高于血压正常者;NT - proBNP 水平与左心室射血分数呈负相关。

参考文献

[1] 尚红,王毓三,申子瑜.全国临床检验操作规程[M].4 版.北京:人民卫生出版社,2015.
[2] 中国合格评定国家认可委员会.CNAS - CL02:医学实验室质量和能力认可准则(ISO15189:2012,IDT)[S].2015.
[3] 中国合格评定国家认可委员会.CNAS - CL02 - A003:医学实验室质量和能力认可准则在临床化学检验领域的应用说明[S].2018.

(范列英　陆　柳)

淀粉酶检测标准操作规程

××医院检验科临床化学组作业指导书	文件编号：××-JYK-HX-SOP-×××
版本： 生效日期：	共 页 第 页

1. 目的

规范血清或血浆淀粉酶(AMY)的检测实验,确保检测结果的准确性和重复性。

2. 方法和原理

2.1·方法：EPS 底物法。

2.2·原理：

$$5E\text{-}G_7\text{-}NP + 5H_2O \xrightarrow{\alpha\text{-淀粉酶}} 2E\text{-}G_5 + 2E\text{-}G_4 + E\text{-}G_3 + 2G_2\text{-}NP + 2G_3\text{-}NP + G_4\text{-}NP$$

$$2G_2\text{-}NP + 2G_3\text{-}NP + G_4\text{-}NP + 14H_2O \xrightarrow{\alpha\text{-葡萄糖苷酶}} 5NP + 14G$$

淀粉酶水解 4,6-亚乙基(G1)-4-硝基苯基(G7)-4-α-D-麦芽糖七糖(E-G7-NP),生成 E-G5、E-G4、E-G3 以及 G2-NP、G3-NP、G4-NP 等片段,可与 α-葡萄糖苷酶起反应生成 4-硝基酚(NP)和葡萄糖(G)。NP 可解离为 4-硝基苯氧离子,呈黄色,在 410 nm 处吸光度的升高与样本中 α-淀粉酶的活性成正比。

3. 标本要求与患者准备

3.1·类型：血清或血浆。建议空腹 8~12 h 静脉采血,尤以早晨空腹为佳。

3.2·容器：血清采用真空采血管中的红盖管,添加剂为促凝剂。血浆使用肝素作为抗凝剂。

3.3·保存和运送：在 2~25℃下储藏,可在血清和血浆中保持稳定 7 天。

3.4·采血量：静脉血 2 ml。2 500~3 000 r/min 离心 6~10 min,分离血清,待上机。

4. 试剂和仪器

4.1·试剂

4.1.1 来源：××试剂。规格：见试剂说明书。代号：见试剂说明书。

4.1.2 试剂盒组成

4.1.2.1 R1：羟乙基哌嗪乙硫磺酸缓冲液 HEPES(pH 7.15) 50 mmol/L；氯化钠 70 mmol/L；α-葡萄糖苷酶 ≥4.8 kU/L；氯化钙 1 mmol/L。

4.1.2.2 R2：羟乙基哌嗪乙硫磺酸缓冲液 HEPES(pH 7.15) 50 mmol/L；4,6-亚乙基-G7PNP >1.4 mmol/L。

4.1.3 储存和稳定性：未开封试剂 2~8℃,其稳定性可达瓶子标签上所注明的有效期。开封后,在不超过有效期的情况下,在仪器上可保持稳定 90 天。

4.1.4 试剂的准备：试剂配套包装,打开包装后直接使用。试剂信息在装载时通过芯片自动读取。试剂应避免形成气泡。

4.2·校准品：多项生化校准品具体操作见《××生化分析仪校准程序》。

4.3·质控品：具体操作见《××生化分析仪质控程序》。

4.4·仪器：××生化分析仪。

5. 操作步骤

5.1·仪器操作参阅《××生化分析仪标准操作规程》。

5.2·分析参数：详见相关用户指南和仪器说明书。

6. 校准

6.1·校准品计量学溯源：溯源至××参考方法和××参考物质。

6.2·校准品准备与储存（见校准品说明书）：每瓶校准品准确加 5.0 ml 蒸馏水复溶,轻轻旋转摇匀,室温放置 30 min 待充分溶解后分装,-20℃冷冻可保存 4 个星期,复溶后 2～8℃可稳定 2 天,室温稳定 8 h(分装的标准品只允许冻融一次)。

6.3·校准条件：在室内质控失控、试剂批号更换后、影响检测的维修或者更换主要部件后等情况。

6.4·校准操作(具体操作见《××生化分析仪校准程序》)：使用 2 点定标。在主菜单下点击"User"用户菜单"Calibration"定标,进入定标工作表菜单。点击"Start Entry"或按"F4"键开始输入,点击所需定标的项目使其改变颜色,项目选择后点击"F4"或"Entry"键确认选择,点击"Exit"或"F2"键退出。空白放在蓝架子的第一位,按照"(P)—(B)—(I)Calibration Specific"(定标参数)菜单中"Cal No."的设定值,在黄架子的相应位置放置该项目的定标液试管,定标测定时蓝色样品架须放在左侧第一位置,黄色样品架紧跟蓝架子摆放。在"Stand By"状态,点击屏幕上"▷"(开始)图标或按"F9"键,仪器将自动完成定标操作。在"(R)—(C)—(S)Calibration Curve"菜单检查定标的结果。

7. 质控

具体见《××生化分析仪质控程序》。

8. 结果判断

仪器自动计算,结果传输到 LIS 检验系统。

9. 生物参考区间

成年男/女性：35～135 U/L(国标 WS/T404.8-2015)。

10. 性能参数

10.1·精密度：批内精密度<1%,总精密度<3%。准确度：用待测试剂测试两个水平的质控,所得结果相对偏差≤10%。

10.2·测量区间：10～1 500 U/L。可报告区间：10～1 500 U/L,若超出测量区间,将标本稀释到测量区间内再次测定,结果自动乘以稀释倍数或人工换算。

10.3·干扰和交叉反应

10.3.1　黄疸：胆红素浓度在 40 mg/dl 以内时,干扰<3%。

10.3.2　溶血：血红蛋白浓度在 5 g/L 以内时,干扰<10%。

10.3.3　脂血：脂肪乳浓度在 1 000 mg/dl 以内时，干扰＜3％。

11. 临床意义

11.1·血清或血浆淀粉酶升高见于以下几种情况。

11.1.1　流行性腮腺炎。

11.1.2　急性胰腺炎：急性胰腺炎时，血和尿中的淀粉酶活性显著增高，升高幅度与疾病严重程度无关。急性胰腺炎发病后 8～12 h，血清淀粉酶开始升高，12～24 h 升高达高峰，2～5 天恢复正常，重症者持续时间达 2～3 周。如超过 500 U/L 即有诊断意义；达到 350 U/L 应怀疑此病。尿淀粉酶于急性胰腺炎发病后 12～24 h 开始升高，下降也比血清 AMY 慢，因此在急性胰腺炎后期测定尿淀粉酶更有价值。

11.1.3　急性阑尾炎、肠梗阻、胰腺癌、腹膜炎、胆石症、溃疡性肠穿孔及吗啡注射后均可使淀粉酶升高，但常＜500 U/L。

11.2·血清或血浆淀粉酶降低：见于肝硬化、肝癌、肾功能障碍及个别坏死性胰腺炎。

参考文献

[1] 尚红，王毓三，申子瑜.全国临床检验操作规程[M].4 版.北京：人民卫生出版社，2015.

[2] 万学红，卢雪峰.诊断学[M].8 版.北京：人民卫生出版社，2013.

[3] 中国合格评定国家认可委员会.CNAS－CL02：医学实验室质量和能力认可准则(ISO15189：2012，IDT)[S].2015.

[4] 中国合格评定国家认可委员会.CNAS－CL02－A003：医学实验室质量和能力认可准则在临床化学检验领域的应用说明[S].2018.

（袁恩武）

钾钠氯检测标准操作规程

××医院检验科临床化学组作业指导书	文件编号：××-JYK-HX-SOP-×××
版本： 生效日期：	共 页 第 页

1. 目的

规范血清或尿液钾（K^+）、钠（Na^+）、氯（Cl^-）检测实验，确保检测结果的准确性和重复性。

2. 方法和原理

2.1·方法：离子选择电极。

2.2·原理：使用离子选择电极技术测定 Na-K-Cl 浓度。在加入参比液和样本后，液体可通过分液器分配到各个电极，并与离子选择膜（ISM）的表面接触。当参比液接触到参比电极（左侧电极）的 ISM 表面时，ISM 面和参比液间达到平衡后产生一定电位。当样本与测定电极（右侧电极）的 ISM 面接触时，会产生一个随样本离子浓度变化的电位。两种液体通过电桥接触构成电路，1 min 后测定电极间的电位差 E。根据能斯特方程式求得离子浓度。

3. 标本要求与患者准备

3.1·类型：血清或尿液。建议空腹 8～12 h 静脉采血，尤以早晨空腹为佳。

3.2·容器：血清：真空采血管中的红盖管，添加剂为促凝剂。尿液：不加防腐剂的干净容器。

3.3·保存和运送：血清：钾在 2～25℃下可稳定 6 个星期，钠在 2～25℃下可稳定 2 个星期，氯在 2～25℃下可稳定 7 天；尿液：钾在 2～8℃下可稳定 2 个月，在 15～45℃下可稳定 45 天，钠在 2～25℃下可稳定 45 天，氯在 2～25℃下可稳定 1 个星期。

3.4·采血量：静脉血或尿液 2 ml。2 500～3 000 r/min 离心 6～10 min，分离血清，待上机。

4. 试剂和仪器

4.1·试剂

4.1.1 来源：××试剂。规格：见试剂说明书。代号：见试剂说明书。

4.1.2 试剂盒组成：① 测试片：参比电极；测定电极；支持体；银层；氯化银层；电解质结晶；离子选择膜；电桥；分配器材。② 参比液：钠离子；钾离子；氯离子；水。

4.1.3 储存和稳定性：未开封试剂 2～8℃，其稳定性可达瓶子标签上所注明的有效期。测试片开封后尽快使用；参比液在开封后 3 个月内使用。

4.1.4 试剂的准备：试剂配套包装，使用时达到室温后再打开包装直接使用。试剂应避免形成气泡，勿触及测试片表面及背面中央部分。

4.2·校准品：多项生化校准品具体操作见《××生化分析仪校准程序》。

4.3·质控品：具体操作见《××生化分析仪质控程序》。

4.4·仪器：××生化分析仪。

5. 操作步骤

5.1·仪器操作参阅《××生化分析仪标准操作规程》。

5.2·分析参数：详见相关用户指南和仪器说明书。

6. 校准

6.1·校准品计量学溯源：溯源至××参考物质。

6.2·校准品准备与储存(见校准品说明书)：每瓶校准品准确加 5.0 ml 蒸馏水复溶，轻轻旋转摇匀，室温放置 30 min 待充分溶解后分装，−20℃冷冻可保存 4 个星期，复溶后 2～8℃可稳定 2 天，室温稳定 8 h(分装的标准品只允许冻融一次)。

6.3·校准条件：在室内质控失控、试剂批号更换后、影响检测的维修或者更换主要部件后等情况。

6.4·校准操作(具体操作见《××生化分析仪校准程序》)：使用 2 点定标。在主菜单下点击"User"用户菜单"Calibration"定标，进入定标工作表菜单。点击"Start Entry"或按"F4"键开始输入，点击所需定标的项目使其改变颜色，项目选择后点击"F4"或"Entry"键确认选择，点击"Exit"或"F2"键退出。空白放在蓝架子的第一位，按照"(P)—(B)—(I)Calibration Specific"(定标参数)菜单中"Cal No."的设定值，在黄架子的相应位置放置该项目的定标液试管，定标测定时蓝色样品架须放在左侧第一位置，黄色样品架紧跟蓝架子摆放。在"Stand By"状态，点击屏幕上"▶"(开始)图标或按"F9"键，仪器将自动完成定标操作。在"(R)—(C)—(S)Calibration Curve"菜单检查定标的结果。

7. 质控

具体见《××生化分析仪质控程序》。

8. 结果判断

仪器自动计算，结果传输到 LIS 检验系统。

9. 生物参考区间

9.1·血清钾：3.5～5.3 mmol/L(国标 WS/T404.3－2012)。

9.2·尿钾：25～100 mmol/24 h。

9.3·血清钠：137～147 mmol/L(国标 WS/T404.3－2012)。

9.4·尿钠：130～260 mmol/24 h。

9.5·血清氯：99～110 mmol/L(国标 WS/T404.3－2012)。

9.6·尿液氯：170～250 mmol/24 h。

10. 性能参数

10.1·精密度：批内精密度<5％，总精密度<5％。准确度：用待测试剂测试两个水平的质控，所得结果相对偏差≤10％。

10.2·测量区间：钾：1.0～14.0 mmol/L；钠：75～250 mmol/L；氯：50～175 mmol/L。可报告区间：钾：1.0～14.0 mmol/L；钠：75～250 mmol/L；氯：50～175 mmol/L，若超出测量区间，将标本稀释到测量区间内再次测定，结果自动乘以稀释倍数或人工换算。

10.3·干扰和交叉反应

10.3.1 苯扎溴铵等阳离子活性剂及醇类物质会造成误差。

10.3.2 包含 Br^-、I^- 的样品，Cl^- 的测定值会有误差。

10.3.3 服用了过量的阿司匹林的患者样本 Cl^- 测定会产生正误差。

10.3.4 溶血会影响 K^+ 的测定。

10.3.5 含铵离子的抗凝剂、柠檬酸钠、草酸盐及 EDTA 等均可影响测定钠钾结果。

10.3.6 全血放置太长未及时分离或冷藏血清可造成血清钾假性增高。

10.3.7 某些利尿药、抗生素和解热镇痛药等药物可引起血钾过低，含钾药物、抗肿瘤药、肝素、某些抗菌药可引起血钾升高。

11. 临床意义

11.1·钾离子测定（K^+）

11.1.1 血清 $K^+>5.5$ mmol/L 为高血钾。高钾血症可引起严重的肌肉、心肌和呼吸功能的抑制性应激紊乱。当血钾＞7 mmol/L，有心电图的改变；当血钾＞10 mmol/L 时，可发生心室纤颤、心脏停搏而死亡。血钾升高常见于以下情况。

11.1.1.1 摄入过多：高钾饮食、大量输注钾盐、输入大量库存血液。

11.1.1.2 排出减少：如急性肾功能衰竭少尿期、肾上腺皮质功能减退症、长期使用潴钾利尿剂、远端肾小管上皮细胞泌钾障碍等。

11.1.1.3 细胞内钾外移增多：如组织损伤和血细胞破坏、缺氧酸中毒、药物作用抑制 Na^+，K^+-ATP 酶活性。

11.1.1.4 家族性高血钾性麻痹等。

11.1.2 血钾降低：血清钾＜3.5 mmol/L 时为低钾血症，常见于下列情况。

11.1.2.1 钾摄入不足：长期低钾饮食、禁食、营养不良等。

11.1.2.2 钾丢失过多：如频繁呕吐、长期腹泻、胃肠引流等。

11.1.2.3 肾脏疾病：肾功能衰竭少尿期、肾小管性酸中毒。

11.1.2.4 肾上腺皮质功能亢进、醛固酮增多症，使尿钾排出过多。

11.1.2.5 应用排钾利尿剂：如速尿、利尿酸和噻嗪类利尿剂。

11.1.2.6 钾的分布异常：细胞外钾内移，如应用大量胰岛素、碱中毒等；细胞外液稀释，如心功能不全、肾性水肿等。

11.2·钠离子测定（Na^+）

11.2.1 血钠增高：血钠＞145 mmol/L 并伴有血液渗透压过高者称为高血钠症，临床上较少见。常见于以下情况。

11.2.1.1 摄入过多：进食过量钠盐或输注大量高渗盐水。

11.2.1.2 严重脱水症：失水＞失钠。

11.2.1.3 钠潴留高钠血症：见于心力衰竭、肝硬化、肾病等。

11.2.1.4 内分泌疾病：垂体肿瘤、脑外伤、脑血管意外时，抗利尿激素分泌增加；肾上腺皮质功能亢进、原发性或继发性醛固酮增多症时，肾小管排钾保钠，使血钠升高。

11.2.2 血钠降低：血钠<135 mmol/L 时，称为低钠血症，是常见的电解质紊乱。常见于以下情况。

11.2.2.1 胃肠道丢失钠：如严重呕吐、反复腹泻和胃肠引流。

11.2.2.2 肾脏丢失：如慢性肾功能不全少尿期、大量应用利尿剂。

11.2.2.3 皮肤黏膜丢失：如大量出血、大面积烧伤时，血浆外渗。

11.2.2.4 医源性丢失：如体腔穿刺丢失大量体液。

11.2.2.5 水钠潴留但水多于钠：如慢性肾功能不全、肝硬化失代偿期，抗利尿激素分泌过多（如尿崩症）。

11.2.2.6 消耗性低钠：肺结核、肿瘤等。

11.2.2.7 摄入不足：如饥饿、营养不良、长期低钠饮食等。

11.3·氯离子测定（Cl^-）

11.3.1 血氯增高：血清氯含量>108 mmol/L 时，称为高血氯症，常见于以下情况。

11.3.1.1 摄入过多：食入或静脉补充大量的 NaCl 等。

11.3.1.2 排除减少：急、慢性肾功能不全的少尿期、尿道或输尿管梗阻、心功能不全。

11.3.1.3 脱水：频繁呕吐、反复腹泻、大量出汗等。

11.3.1.4 肾上腺皮质功能亢进：使肾小管对钠的重吸收增加。

11.3.1.5 呼吸性碱中毒：过度呼吸使 CO_2 排出增多、血 HCO_3^- 减少，血氯代偿性增高。

11.3.1.6 低蛋白血症。

11.3.2 血氯降低：血清氯<96 mmol/L 时，称为低氯血症，常见于以下情况。

11.3.2.1 摄入不足，严重腹泻、呕吐、胃肠引流等。

11.3.2.2 慢性肾功能不全、糖尿病等氯排出增多。

11.3.2.3 慢性肾上腺皮质功能不全、Addison 病等，以及呼吸性酸中毒。

参考文献

[1] 尚红,王毓三,申子瑜.全国临床检验操作规程[M].4 版.北京：人民卫生出版社,2015.

[2] 万学红,卢雪峰.诊断学[M].8 版.北京：人民卫生出版社,2013.

[3] 中国合格评定国家认可委员会.CNAS-CL02：医学实验室质量和能力认可准则(ISO15189；2012,IDT)[S].2015.

[4] 中国合格评定国家认可委员会.CNAS-CL02-A003：医学实验室质量和能力认可准则在临床化学检验领域的应用说明[S].2018.

（袁恩武）

总钙检测标准操作规程

××医院检验科临床化学组作业指导书	文件编号：××-JYK-HX-SOP-×××
版本： 生效日期：	共 页 第 页

1. 目的

规范血清总钙(Ca)的检测实验,确保检测结果的准确性和重复性。

2. 方法和原理

2.1·方法：光度测定显色法。

2.2·原理：

$$Ca^{2+} + 偶氮脒\ \text{III} \xrightarrow{pH\ 6.9} Ca\text{-偶氮脒}\ \text{III}\ 络合物(紫色)$$

钙离子(Ca^{2+})与偶氮脒III($2,2'$-[$1,8$-二羟-$3,6$-二磺基亚萘基-$2,7$-双偶氮]-二苯脒酸)发生反应,形成浓紫色的络合物。本方法利用双色分析仪,在 660/700 nm 处测定 Ca-偶氮脒III络合物的吸光率。反应混合物吸光率的增加与样本中的钙浓度成正比。使用 Arsenazo III,镁不会显著干扰钙的测定。

3. 标本要求与患者准备

3.1·类型：血清。建议空腹 8～12 h 静脉采血,尤以早晨空腹为佳。

3.2·容器：真空采血管中的红盖管。添加剂为促凝剂。

3.3·保存和运送：在 2～8℃下储藏,可在血清和血浆中保持稳定 3 个星期;在 15～25℃下储藏,可保持稳定 7 天。

3.4·采血量：静脉血 2 ml。2 500～3 000 r/min 离心 6～10 min,分离血清,待上机。

4. 试剂和仪器

4.1·试剂

4.1.1 来源：××试剂。规格：见试剂说明书。代号：见试剂说明书。

4.1.2 试剂盒组成：R1：咪唑缓冲液(pH 6.9)。R2：偶氮脒III：0.02%,TritonX-100；防腐剂。

4.1.3 储存和稳定性：未开封试剂 2～8℃,其稳定性可达瓶子标签上所注明的有效期。开封后,在不超过有效期的情况下,在仪器上可保持稳定 90 天。

4.1.4 试剂的准备：试剂配套包装,打开包装后直接使用。试剂信息在装载时通过芯片自动读取。试剂应避免形成气泡。

4.2·校准品：多项生化校准品具体操作见《××生化分析仪校准程序》。

4.3·质控品：具体操作见《××生化分析仪质控程序》。

4.4·仪器：××生化分析仪。

5. 操作步骤

5.1·仪器操作参阅《××生化分析仪标准操作规程》。

5.2·分析参数：详见相关用户指南和仪器说明书。

6. 校准

6.1·校准品计量学溯源：溯源至××参考物质。

6.2·校准品准备与储存(见校准品说明书)：每瓶校准品准确加 5.0 ml 蒸馏水复溶,轻轻旋转摇匀,室温放置 30 min 待充分溶解后分装,−20℃冷冻可保存 4 个星期,复溶后 2~8℃可稳定 2 天,室温稳定 8 h(分装的标准品只允许冻融一次)。

6.3·校准条件：在室内质控失控、试剂批号更换后、影响检测的维修或者更换主要部件后等情况。

6.4·校准操作(具体操作见《××生化分析仪校准程序》)：使用 2 点定标。在主菜单下点击"User"用户菜单"Calibration"定标,进入定标工作表菜单。点击"Start Entry"或按"F4"键开始输入,点击所需定标的项目使其改变颜色,项目选择后点击"F4"或"Entry"键确认选择,点击"Exit"或"F2"键退出。空白放在蓝架子的第一位,按照"(P)—(B)—(I)Calibration Specific"(定标参数)菜单中"Cal No."的设定值,在黄架子的相应位置放置该项目的定标液试管,定标测定时蓝色样品架须放在左侧第一位置,黄色样品架紧跟蓝架子摆放。在"Stand By"状态,点击屏幕上"▷"(开始)图标或按"F9"键,仪器将自动完成定标操作。在"(R)—(C)—(S)Calibration Curve"菜单检查定标的结果。

7. 质控

具体见《××生化分析仪质控程序》。

8. 结果判断

仪器自动计算,结果传输到 LIS 检验系统。

9. 生物参考区间

成年男/女性：2.11~2.52 mmol/L(国标 WS/T404.6 - 2015)。

10. 性能参数

10.1·精密度：批内精密度<1%,总精密度<3%。准确度：用待测试剂测试两个水平的质控,所得结果相对偏差≤10%。

10.2·测量区间：1~5 mmol/L(4~20 mg/dl)。可报告区间：1~5 mmol/L(4~20 mg/dl),若超出测量区间,将标本稀释到测量区间内再次测定,结果自动乘以稀释倍数或人工换算。

10.3·干扰和交叉反应

10.3.1 黄疸：胆红素浓度在 40 mg/dl 以内时,干扰<3%。

10.3.2 溶血：血红蛋白浓度在 5.0 g/L 以内时,干扰<3%。

10.3.3 脂血：脂肪乳浓度在 1 000 mg/dl 以内时,干扰<10%。

10.3.4 镁：浓度在 4 mmol/L 以内的镁,干扰<5%。

11. 临床意义

11.1·血钙增高：血清总钙>2.75 mmol/L,称为高钙血症,见于以下情况。

11.1.1　吸收增多：结节病引起肠道过量吸收，大量应用维生素 D 等。

11.1.2　溶骨作用增强：如甲状旁腺功能亢进、多发性骨髓瘤、骨肉瘤、肌瘤等。

11.1.3　肾功能损伤：急性肾功能不全排钙减少。

11.2·血钙降低：血清钙＜2.25 mmol/L，称为低钙血症，见于以下情况。

11.2.1　摄入不足及吸收不良：长期低钙饮食、乳糜泻或小肠吸收不良综合征、阻塞性黄疸等。

11.2.2　成骨作用增强、甲状旁腺功能减退症等。

11.2.3　吸收减少、佝偻病、婴儿手足抽搐症、骨质软化症等。

11.2.4　肾脏疾病：急、慢性肾功能不全、肾性佝偻病、肾病综合征、肾小管酸中毒等。

11.2.5　急性胰腺炎、维生素 D 缺乏症等。

参考文献

［1］尚红,王毓三,申子瑜.全国临床检验操作规程［M］.4 版.北京：人民卫生出版社,2015.

［2］万学红,卢雪峰.诊断学［M］.8 版.北京：人民卫生出版社,2013.

［3］中国合格评定国家认可委员会.CNAS-CL02：医学实验室质量和能力认可准则(ISO15189：2012,IDT)［S］.2015.

［4］中国合格评定国家认可委员会.CNAS-CL02-A003：医学实验室质量和能力认可准则在临床化学检验领域的应用说明［S］.2018.

（袁恩武）

镁检测标准操作规程

××医院检验科临床化学组作业指导书	文件编号：××-JYK-HX-SOP-×××
版本： 生效日期：	共 页 第 页

1. 目的

规范血清镁(Mg)的检测实验,确保检测结果的准确性和重复性。

2. 方法和原理

2.1·方法：二甲苯胺蓝法。

2.2·原理：

$$Mg^{2+} + 二甲苯胺蓝 \xrightarrow{pH\ 11.4} 紫色复合物$$

在碱性条件下,血清中的镁与二甲苯胺蓝形成有色复合物,在 520/800 nm 处测量吸光度,显色深浅与镁浓度成正比,试剂中的乙二醇乙醚二胺- N,N,N′,N′四乙酸(GEDTA)可以消除钙的干扰。

3. 标本要求与患者准备

3.1·类型：血清。建议空腹 8～12 h 静脉采血,尤以早晨空腹为佳。

3.2·容器：真空采血管中的红盖管。添加剂为促凝剂。

3.3·保存和运送：在 15～25℃下储藏,镁可在血清中保持稳定 7 天。

3.4·采血量：静脉血 2 ml。2 500～3 000 r/min 离心 6～10 min,分离血清,待上机。

4. 试剂和仪器

4.1·试剂

4.1.1 来源：××试剂。规格：见试剂说明书。代号：见试剂说明书。

4.1.2 试剂盒组成：R1：ε-氨基-正己酸 450 mmol/L;2-氨基-2-羟甲基-1,3-丙二醇 100 mmol/L。R2：乙二醇乙醚二胺- N,N,N′,N′四乙酸 0.12 mmol/L;二甲苯胺蓝 0.18 mmol/L。

4.1.3 储存和稳定性：未开封试剂 2～8℃,其稳定性可达瓶子标签上所注明的有效期。开封后,在不超过有效期的情况下,在仪器上可保持稳定 14 天。

4.1.4 试剂的准备：试剂配套包装,打开包装后直接使用。试剂信息在装载时通过芯片自动读取。试剂应避免形成气泡。

4.2·校准品：多项生化校准品具体操作见《××生化分析仪校准程序》。

4.3·质控品：具体操作见《××生化分析仪质控程序》。

4.4·仪器：××生化分析仪。

5. 操作步骤

5.1·仪器操作参阅《××生化分析仪标准操作规程》。

5.2·分析参数：详见相关用户指南和仪器说明书。

6. 校准程序

6.1·校准品计量学溯源：溯源至××参考物质。

6.2·校准品准备与储存(见校准品说明书)：每瓶校准品准确加 5.0 ml 蒸馏水复溶，轻轻旋转摇匀，室温放置 30 min 待充分溶解后分装，−20℃ 冷冻可保存 4 个星期，复溶后 2～8℃ 可稳定 2 天，室温稳定 8 h(分装的标准品只允许冻融一次)。

6.3·校准条件：在室内质控失控、试剂批号更换后、影响检测的维修或者更换主要部件后等情况。

6.4·校准操作(具体操作见《××生化分析仪校准程序》)：使用 2 点定标。在主菜单下点击"User"用户菜单"Calibration"定标，进入定标工作表菜单。点击"Start Entry"或按"F4"键开始输入，点击所需定标的项目使其改变颜色，项目选择后点击"F4"或"Entry"键确认选择，点击"Exit"或"F2"键退出。空白放在蓝架子的第一位，按照"(P)—(B)—(I)Calibration Specific"(定标参数)菜单中"Cal No."的设定值，在黄架子的相应位置放置该项目的定标液试管，定标测定时蓝色样品架须放在左侧第一位置，黄色样品架紧跟蓝架子摆放。在"Stand By"状态，点击屏幕上" "(开始)图标或按"F9"键，仪器将自动完成定标操作。在"(R)—(C)—(S)Calibration Curve"菜单检查定标的结果。

7. 质控

具体见《××生化分析仪质控程序》。

8. 结果判断

仪器自动计算，结果传输到 LIS 检验系统。

9. 生物参考区间

成年男/女性：0.75～1.02 mmol/L(国标 WS/T404.6‐2015)。

10. 性能参数

10.1·精密度：批内精密度<3％，总精密度<3％。准确度：用待测试剂测试两个水平的质控，所得结果相对偏差≤10％。

10.2·测量区间：0.2～3.3 mmol/L(0.5～8.0 mg/dl)。可报告区间：0.2～3.3 mmol/L(0.5～8.0 mg/dl)，若超出测量区间，将标本稀释到测量区间内再次测定，结果自动乘以稀释倍数或人工换算。

10.3·干扰和交叉反应

10.3.1 黄疸：胆红素浓度在 28 mg/dl 或 479 mol/L 以内时，产生的干扰<10％。

10.3.2 溶血：血红蛋白浓度在 1.5 g/L 以内时，产生的干扰<10％。

10.3.3 脂血：脂肪乳浓度在 500 mg/dl 以内时，产生的干扰<10％。

10.3.4 钙：浓度在 30 mg/dl 或 7.5 mmol/L 以内时，产生的干扰<3％。

11. 临床意义

11.1·镁增高见于：急、慢性肾功能不全、尿毒症、多发性骨髓瘤、严重脱水症以及一些内分泌疾病，如甲状腺功能减退症、甲状旁腺功能减退症、Addison 病、糖尿病等。

11.2·镁降低常见于以下情况。

11.2.1　消化道丢失：长期禁食、吸收不良或长期丢失胃肠液、慢性腹泻及长期吸引胃液者。

11.2.2　由尿路丢失：慢性肾炎少尿期或长期使用利尿剂治疗者。

11.2.3　内分泌疾病：如甲状腺功能亢进、甲状旁腺功能亢进、糖尿病酸中毒、醛固酮增多症及长期使用皮质激素者。

参考文献

[1] 尚红,王毓三,申子瑜.全国临床检验操作规程[M].4版.北京：人民卫生出版社,2015.

[2] 万学红,卢雪峰.诊断学[M].8版.北京：人民卫生出版社,2013.

[3] 中国合格评定国家认可委员会.CNAS－CL02：医学实验室质量和能力认可准则(ISO15189：2012,IDT)[S].2015.

[4] 中国合格评定国家认可委员会.CNAS－CL02－A003：医学实验室质量和能力认可准则在临床化学检验领域的应用说明[S].2018.

（袁恩武）

无机磷检测标准操作规程

××医院检验科临床化学组作业指导书	文件编号：××-JYK-HX-SOP-×××
版本： 生效日期：	共 页 第 页

1. 目的

规范血清无机磷(P)的检测实验,确保检测结果的准确性和重复性。

2. 方法和原理

2.1·方法：钼酸盐法。

2.2·原理：

$$磷酸盐＋钼酸盐 \rightarrow 非还原性磷钼酸化合物$$

无机磷酸盐与钼酸盐反应,形成非还原性磷钼酸化合物。使用表面活性剂消除准备无滤出液蛋白质的需要。在 340/380 nm 处的吸光度与标本中无机磷的浓度成正比。

3. 标本要求与患者准备

3.1·类型：血清或血浆。建议空腹 8～12 h 静脉采血,尤以早晨空腹为佳。

3.2·容器：真空采血管中的红盖管,添加剂为促凝剂。

3.3·保存和运送：血清或肝素化血浆,在 2～8℃ 可以稳定 4 天,当储存在 15～25℃ 可以稳定 1 天,避免严重溶血。

3.4·采血量：静脉血 2 ml。静脉血 2 500～3 000 r/min 离心 6～10 min,分离血清或血浆,待上机。

4. 试剂和仪器

4.1·试剂

4.1.1 来源：××试剂。规格：见试剂说明书。代号：见试剂说明书。

4.1.2 试剂盒组成：R：钼酸铵 0.35 mmol/L;硫酸 200 mmol/L;氨基乙酸 50 mmol/L。

4.1.3 储存和稳定性：未开封试剂 2～8℃,其稳定性可达瓶子标签上所注明的有效期。开封后,在不超过有效期的情况下,在仪器上可保持稳定 30 天。

4.1.4 试剂的准备：试剂配套包装,打开包装后直接使用。试剂信息在装载时通过芯片自动读取。试剂应避免形成气泡。

4.2·校准品：多项生化校准品具体操作见《××生化分析仪校准程序》。

4.3·质控品：具体操作见《××生化分析仪质控程序》。

4.4·仪器：××生化分析仪。

5. 操作步骤

5.1·仪器操作参阅《××生化分析仪标准操作规程》。

5.2·分析参数：详见相关用户指南和仪器说明书。

6. 校准

6.1·校准品计量学溯源：溯源至××参考物质。

6.2·校准品准备与储存(见校准品说明书)：每瓶校准品准确加 5.0 ml 蒸馏水复溶，轻轻旋转摇匀，室温放置 30 min 待充分溶解后分装，－20℃冷冻可保存 4 个星期，复溶后 2～8℃可稳定 2 天，室温稳定 8 h(分装的标准品只允许冻融一次)。

6.3·校准条件：在室内质控失控、试剂批号更换后、影响检测的维修或者更换主要部件后等情况。

6.4·校准操作(具体操作见《××生化分析仪校准程序》)：使用 2 点定标。在主菜单下点击"User"用户菜单"Calibration"定标，进入定标工作表菜单。点击"Start Entry"或按"F4"键开始输入，点击所需定标的项目使其改变颜色，项目选择后点击"F4"或"Entry"键确认选择，点击"Exit"或"F2"键退出。空白放在蓝架子的第一位，按照"(P)—(B)—(I)Calibration Specific"(定标参数)菜单中"Cal No."的设定值，在黄架子的相应位置放置该项目的定标液试管，定标测定时蓝色样品架须放在左侧第一位置，黄色样品架紧跟蓝架子摆放。在"Stand By"状态，点击屏幕上"⬈"(开始)图标或按"F9"键，仪器将自动完成定标操作。在"(R)—(C)—(S)Calibration Curve"菜单检查定标的结果。

7. 质控

具体见《××生化分析仪质控程序》。

8. 结果判断

仪器自动计算，结果传输到 LIS 检验系统。

9. 生物参考区间

男/女性：0.85～1.51 mmol/L(国标 WS/T404.6 - 2015)。

10. 性能参数

10.1·精密度：批内精密度＜3%，总精密度＜5%。准确度：用待测试剂测试两个水平的质控，所得结果相对偏差≤10%。

10.2·测量区间：0.32～6.40 mmol/L(1～20 mg/dl)。可报告区间：0.32～6.40 mmol/L(1～20 mg/dl)，若超出测量区间，将标本稀释到测量区间内再次测定，结果自动乘以稀释倍数或人工换算。

10.3·干扰和交叉反应

10.3.1 黄疸：胆红素浓度在 40 mg/dl 以内时，干扰＜3%。

10.3.2 溶血：血红蛋白浓度在 3.5 g/L 以内时，干扰＜10%。

10.3.3 脂血：脂肪乳浓度在 800 mg/dl 以内时，干扰＜10%。

11. 临床意义

11.1·血液无机磷升高见于以下情况。

11.1.1 甲状旁腺功能减退症：由于激素分泌减少，肾小管对磷的重吸收增强使血磷升高。

11.1.2 慢性肾炎晚期、肾功能不全、肾衰竭时血磷排泄障碍。

11.1.3　维生素 D 过多,肠道钙、磷吸收增加。

11.1.4　多发性骨髓瘤、骨折愈合期、骨质疏松、骨转移癌。

11.2·血液无机磷降低主要见于以下情况。

11.2.1　甲状旁腺功能亢进症:肾小管重吸收磷受抑制,尿磷排泄增多,导致血磷降低。

11.2.2　佝偻病或软骨病伴继发性甲状旁腺增生,尿磷排泄增多,导致血磷降低。

11.2.3　糖尿病、胰腺瘤:糖利用增加,需要大量无机磷酸盐参加磷酸化作用,导致血磷降低。

11.2.4　肾小管变性病变、肾小管重吸收磷功能障碍。

参考文献

[1] 尚红,王毓三,申子瑜.全国临床检验操作规程[M].4 版.北京:人民卫生出版社,2015.

[2] 万学红,卢雪峰.诊断学[M].8 版.北京:人民卫生出版社,2013.

[3] 中国合格评定国家认可委员会.CNAS-CL02:医学实验室质量和能力认可准则(ISO15189:2012,IDT)[S].2015.

[4] 中国合格评定国家认可委员会.CNAS-CL02-A003:医学实验室质量和能力认可准则在临床化学检验领域的应用说明[S].2018.

(袁恩武)

铁检测标准操作规程

××医院检验科临床化学组作业指导书	文件编号：××-JYK-HX-SOP-×××
版本： 生效日期：	共 页 第 页

1. 目的

规范血清铁(Fe)的检测实验,确保检测结果的准确性和重复性。

2. 方法和原理

2.1·方法：比色法。

2.2·原理：

$$转铁蛋白\ 2(Fe^{3+}) \xrightarrow{缓冲液} 2(Fe^{3+}) + Apo-转铁蛋白$$

$$2Fe^{3+} + 抗坏血酸 + 2H_2O_2 \longrightarrow 2Fe^{2+} + 脱氢抗坏血酸 + 2H_3O^+$$

$$Fe^{2+} + TPTZ \longrightarrow 铁复合物^{2+}(蓝色复合物)$$

在酸性介质中,Fe^{3+} 被还原成 Fe^{2+},Fe^{2+} 与 2,4,6-三(2-吡啶)-5-三嗪(TPTZ)生成蓝色复合物,600/800 nm 处吸光度大小与样品中铁的含量成正比。

3. 标本要求与患者准备

3.1·类型：血清或血浆。建议空腹 8～12 h 静脉采血,尤以早晨空腹为佳。

3.2·容器：真空采血管中的红盖管,添加剂为促凝剂。

3.3·保存和运送：血清和肝素化血浆,切勿使用 EDTA、草酸盐或枸橼酸盐血浆,在 2～8℃下储藏,可在血清和血浆中保持稳定 3 个星期;在 15～25℃下储藏,可保持稳定 7 天。

3.4·采血量：静脉血 2 ml。静脉血 2 500～3 000 r/min 离心 6～10 min,分离血清或血浆,待上机。

4. 试剂和仪器

4.1·试剂

4.1.1　来源：××试剂。规格：见试剂说明书。代号：见试剂说明书。

4.1.2　试剂盒组成：R1：甘氨酸缓冲液(pH 1.7) 215 mmol/L;抗坏血酸 4.7 mmol/L。R2：2,4,6-三(2-吡啶)-5-三嗪(TPTZ) 0.5 mmol/L;防腐剂。

4.1.3　储存和稳定性：未开封试剂 2～8℃,其稳定性可达瓶子标签上所注明的有效期。开封后,在不超过有效期的情况下,在仪器上可保持稳定 60 天。

4.1.4　试剂的准备：试剂配套包装,打开包装后直接使用。试剂信息在装载时通过芯片自动读取。试剂应避免形成气泡。

4.2·校准品：多项生化校准品具体操作见《××生化分析仪校准程序》。

4.3·质控品：具体操作见《××生化分析仪质控程序》。

4.4·仪器：××生化分析仪。

5. 操作步骤

5.1 · 仪器操作参阅《××生化分析仪标准操作规程》。

5.2 · 分析参数：详见相关用户指南和仪器说明书。

6. 校准

6.1 · 校准品计量学溯源：溯源至××参考物质。

6.2 · 校准品准备与储存（见校准品说明书）：每瓶校准品准确加 5.0 ml 蒸馏水复溶，轻轻旋转摇匀，室温放置 30 min 待充分溶解后分装，－20℃冷冻可保存 4 个星期，复溶后 2～8℃可稳定 2 天，室温稳定 8 h（分装的标准品只允许冻融一次）。

6.3 · 校准条件：在室内质控失控、试剂批号更换后、影响检测的维修或者更换主要部件后等情况。

6.4 · 校准操作（具体操作见《××生化分析仪校准程序》）：使用 2 点定标。在主菜单下点击"User"用户菜单"Calibration"定标，进入定标工作表菜单。点击"Start Entry"或按"F4"键开始输入，点击所需定标的项目使其改变颜色，项目选择后点击"F4"或"Entry"键确认选择，点击"Exit"或"F2"键退出。空白放在蓝架子的第一位，按照"(P)—(B)—(I) Calibration Specific"（定标参数）菜单中"Cal No."的设定值，在黄架子的相应位置放置该项目的定标液试管，定标测定时蓝色样品架须放在左侧第一位置，黄色样品架紧跟蓝架子摆放。在"Stand By"状态，点击屏幕上" ▷ "（开始）图标或按"F9"键，仪器将自动完成定标操作。在"(R)—(C)—(S) Calibration Curve"菜单检查定标的结果。

7. 质控

具体见《××生化分析仪质控程序》。

8. 结果判断

仪器自动计算，结果传输到 LIS 检验系统。

9. 生物参考区间

9.1 · 男性：10.6～36.7 μmol/L（国标 WS/T404.6－2015）。

9.2 · 女性：7.8～32.2 μmol/L（国标 WS/T404.6－2015）。

10. 性能参数

10.1 · 精密度：批内精密度＜3％，总精密度＜3％。准确度：用待测试剂测试两个水平的质控，所得结果相对偏差≤10％。

10.2 · 测量区间：2～179 μmol/L（10～1 000 μg/dl）。可报告区间：2～179 μmol/L（10～1 000 μg/dl），若超出测量区间，将标本稀释到测量区间内再次测定，结果自动乘以稀释倍数或人工换算。

10.3 · 干扰和交叉反应

10.3.1 铜：浓度在 1 mg/dl 或 0.157 mmol/L 以内时，干扰＜10％。

10.3.2 球蛋白：浓度在 5 g/dl 或 50 g/L 以内时，干扰＜10％。

10.3.3 三酰甘油：浓度在 300 mg/dl 或 3.4 mmol/L 以内时，产生的干扰＜10％。

10.3.4 黄疸：胆红素浓度在 40 mg/dl 以内时，干扰＜3％。

10.3.5　溶血：血红蛋白浓度在 1 g/L 以内时,干扰<10%。

10.3.6　脂血：脂肪乳浓度在 100 mg/dl 以内时,干扰<10%。

11. 临床意义

11.1·全血铁增高见于：铁的吸收增加,如血色素沉着症、含铁血黄素沉着症、肾炎及反复输血等。

11.2·全血铁降低见于：缺铁性贫血、营养不良、胃肠道病变、消化性溃疡、慢性腹泻、急慢性感染、尿毒症、慢性长期失血及恶性肿瘤等。

参考文献

[1] 尚红,王毓三,申子瑜.全国临床检验操作规程[M].4 版.北京：人民卫生出版社,2015.

[2] 万学红,卢雪峰.诊断学[M].8 版.北京：人民卫生出版社,2013.

[3] 中国合格评定国家认可委员会.CNAS－CL02：医学实验室质量和能力认可准则(ISO15189：2012,IDT)[S].2015.

[4] 中国合格评定国家认可委员会.CNAS－CL02－A003：医学实验室质量和能力认可准则在临床化学检验领域的应用说明[S].2018.

（袁恩武）

类风湿因子检测标准操作规程

××医院检验科临床化学组作业指导书	文件编号：××‐JYK‐HX‐SOP‐×××
版本： 生效日期：	共 页 第 页

1. 目的

规范血清类风湿因子(RF)的检测实验,确保检测结果的准确性和重复性。

2. 方法和原理

2.1·方法：胶乳免疫比浊法。

2.2·原理：当样本中的类风湿因子抗体(RF)与试剂中包被在乳胶颗粒上的抗人 IgG 乳胶颗粒悬液混合时,形成 RF‐IgG 胶乳颗粒的免疫复合物,引起溶液的浊度变化,这些复合物的吸光率与样本中的类风湿因子抗体浓度成正比。

3. 标本要求与患者准备

3.1·类型：血清或血浆。建议空腹 8～12 h 静脉采血,尤以早晨空腹为佳。

3.2·容器：真空采血管中的红盖管,添加剂为促凝剂。

3.3·保存和运送：血清和肝素锂/钠、钠/钾‐EDTA 和柠檬酸血浆,在 2～8℃下储藏,可在血清和血浆中保持稳定 8 天;在 20～25℃下储藏,可保持稳定 1 天;在 -20℃下储藏可保持稳定 3 个月。

3.4·采血量：静脉血 2 ml。静脉血 2 500～3 000 r/min 离心 6～10 min,分离血清或血浆,待上机。

4. 试剂和仪器

4.1·试剂

4.1.1 来源：××试剂。规格：见试剂说明书。代号：见试剂说明书。

4.1.2 试剂盒组成：R1：甘氨酸缓冲液(pH 8.0) 170 mmol/L。R2：包被有抗人 IgG 的乳胶颗粒<0.5％。

4.1.3 储存和稳定性：未开封试剂 2～8℃,其稳定性可达瓶子标签上所注明的有效期。开封后,在不超过有效期的情况下,在仪器上可保持稳定 90 天。

4.1.4 试剂的准备：试剂配套包装,R1 打开包装后直接使用,R2 放到分析仪上之前,应颠倒混合 5～10 次,此后每周混合 1 次。试剂信息在装载时通过芯片自动读取。试剂应避免形成气泡。

4.2·校准品：多项生化校准品具体操作见《××生化分析仪校准程序》。

4.3·质控品：具体操作见《××生化分析仪质控程序》。

4.4·仪器：××生化分析仪。

5. 操作步骤

5.1·仪器操作参阅《××生化分析仪标准操作规程》。

5.2·分析参数：详见相关用户指南和仪器说明书。

6. 校准

6.1·校准品计量学溯源：溯源至××参考物质。

6.2·校准品准备与储存(见校准品说明书)：每瓶校准品准确加 5.0 ml 蒸馏水复溶，轻轻旋转摇匀，室温放置 30 min 待充分溶解后分装，−20℃冷冻可保存 4 个星期，复溶后 2～8℃可稳定 2 天，室温稳定 8 h(分装的标准品只允许冻融一次)。

6.3·校准条件：在室内质控失控、试剂批号更换后、影响检测的维修或者更换主要部件后等情况。

6.4·校准操作(具体操作见《××生化分析仪校准程序》)：使用 2 点定标。在主菜单下点击"User"用户菜单"Calibration"定标，进入定标工作表菜单。点击"Start Entry"或按"F4"键开始输入，点击所需定标的项目使其改变颜色，项目选择后点击"F4"或"Entry"键确认选择，点击"Exit"或"F2"键退出。空白放在蓝架子的第一位，按照"(P)—(B)—(I)Calibration Specific"(定标参数)菜单中"Cal No."的设定值，在黄架子的相应位置放置该项目的定标液试管，定标测定时蓝色样品架须放在左侧第一位置，黄色样品架紧跟蓝架子摆放。在"Stand By"状态，点击屏幕上" ▷ "(开始)图标或按"F9"键，仪器将自动完成定标操作。在"(R)—(C)—(S)Calibration Curve"菜单检查定标的结果。

7. 质控

具体见《××生化分析仪质控程序》。

8. 结果判断

仪器自动计算，结果传输到 LIS 检验系统。

9. 生物参考区间

9.1·正常人血清 RF<20 U/ml。

9.2·建议各实验室建立适用于自己的参考区间。

10. 性能参数

10.1·精密度：批内精密度<5％，总精密度<10％。准确度：用待测试剂测试两个水平的质控，所得结果相对偏差≤10％。

10.2·测量区间：10～120 U/L。可报告区间：10～120 U/L，若超出测量区间，将标本稀释到测量区间内再次测定，结果自动乘以稀释倍数或人工换算。

10.3·干扰和交叉反应

10.3.1 黄疸：胆红素浓度在 40 mg/dl 以内时，干扰<5％。

10.3.2 溶血：血红蛋白浓度在 5 g/L 以内时，干扰<5％。

10.3.3 脂血症：脂肪乳浓度在 1 000 mg/dl 以内时，干扰<10％。

11. 临床意义

11.1·RF 是一个以变异 IgG 为靶抗原的自身抗体。

11.2·阳性见于类风湿性关节炎(RA)、SLE、硬皮病、自身免疫性溶血性贫血，慢性肝炎等。

11.3·RF 在冷球蛋白血症、结核病、亚急性细菌性心内膜炎患者也可升高。

参考文献

［1］尚红,王毓三,申子瑜.全国临床检验操作规程[M].4版.北京：人民卫生出版社,2015.

［2］万学红,卢雪峰.诊断学[M].8版.北京：人民卫生出版社,2013.

［3］中国合格评定国家认可委员会.CNAS-CL02：医学实验室质量和能力认可准则(ISO15189：2012,IDT)[S].2015.

［4］中国合格评定国家认可委员会.CNAS-CL02-A003：医学实验室质量和能力认可准则在临床化学检验领域的应用说明[S].2018.

（袁恩武）

抗链球菌溶血素"O"检测标准操作规程

××医院检验科临床化学组作业指导书	文件编号：××-JYK-HX-SOP-×××
版本： 生效日期：	共 页 第 页

1. 目的

规范血清抗链球菌溶血素"O"（ASO）的检测实验,确保检测结果的准确性和重复性。

2. 方法和原理

2.1·方法：胶乳免疫比浊法。

2.2·原理：当样本与试剂1缓冲液和试剂2乳胶溶液混合时,抗链球菌素"O"抗体特异地与包被有链球菌素"O"的乳胶起反应,形成不溶的聚集物。这些聚集物的吸光率与样本中的 ASO 浓度成正比。

3. 标本要求与患者准备

3.1·类型：血清或血浆。建议空腹 8～12 h 静脉采血,尤以早晨空腹为佳。

3.2·容器：真空采血管中的红盖管,添加剂为促凝剂。

3.3·保存和运送：血清在 2～8℃下储藏,可在血清和血浆中保持稳定 8 天;在 15～25℃下储藏,可保持稳定 2 天。

3.4·标本采血量：静脉血 2 ml。静脉血 2 500～3 000 r/min 离心 6～10 min,分离血清或血浆,待上机。

4. 试剂和仪器

4.1·试剂

4.1.1 来源：××试剂。规格：见试剂说明书。代号：见试剂说明书。

4.1.2 试剂盒组成：R1：磷酸盐缓冲液（pH 7.0）35 mmol/L。R2：包被有抗链球菌素"O"的乳胶颗粒<0.2％w/v。

4.1.3 储存和稳定性：未开封试剂 2～8℃,其稳定性可达瓶子标签上所注明的有效期。开封后,在不超过有效期的情况下,在仪器上可保持稳定 60 天。

4.1.4 试剂的准备：试剂配套包装,打开包装后直接使用。试剂信息在装载时通过芯片自动读取。试剂应避免形成气泡。试剂 1 是即用型产品,可以直接放在仪器上。在将试剂 2 放到分析仪上之前,应颠倒混合 5～10 次,此后每周混合 1 次。

4.2·校准品：多项生化校准品具体操作见《××生化分析仪校准程序》。

4.3·质控品：具体操作见《××生化分析仪质控程序》。

4.4·仪器：××生化分析仪。

5. 操作步骤

5.1·仪器操作参阅《××生化分析仪标准操作规程》。

5.2·分析参数：详见相关用户指南和仪器说明书。

6. 校准

6.1·校准品计量学溯源：溯源至××标准品。

6.2·校准品准备与储存（见校准品说明书）：每瓶校准品准确加 5.0 ml 蒸馏水复溶，轻轻旋转摇匀，室温放置 30 min 待充分溶解后分装，－20℃冷冻可保存 4 个星期，复溶后 2～8℃可稳定 2 天，室温稳定 8 h（分装的标准品只允许冻融一次）。

6.3·校准条件：在室内质控失控、试剂批号更换后、影响检测的维修或者更换主要部件后等情况。

6.4·校准操作（具体操作见《××生化分析仪校准程序》）：使用 2 点定标。在主菜单下点击"User"用户菜单"Calibration"定标，进入定标工作表菜单。点击"Start Entry"或按"F4"键开始输入，点击所需定标的项目使其改变颜色，项目选择后点击"F4"或"Entry"键确认选择，点击"Exit"或"F2"键退出。空白放在蓝架子的第一位，按照"（P）—（B）—（I）Calibration Specific"（定标参数）菜单中"Cal No."的设定值，在黄架子的相应位置放置该项目的定标液试管，定标测定时蓝色样品架须放在左侧第一位置，黄色样品架紧跟蓝架子摆放。在"Stand By"状态，点击屏幕上"⚐"（开始）图标或按"F9"键，仪器将自动完成定标操作。在"（R）—（C）—（S）Calibration Curve"菜单检查定标的结果。

7. 质控

具体见《××生化分析仪质控程序》。

8. 结果判断

仪器自动计算，结果传输到 LIS 检验系统。

9. 生物参考区间

正常未感染人群：0～116.0 U/ml。

10. 性能参数

10.1·精密度：批内精密度＜3％，总精密度＜3％。准确度：用待测试剂测试两个水平的质控，所得结果相对偏差≤10％。

10.2·测量区间：100～1 000 U/ml。可报告区间：100～1 000 U/ml，若超出测量区间，将标本稀释到测量区间内再次测定，结果自动乘以稀释倍数或人工换算。

10.3·干扰和交叉反应

10.3.1 黄疸：胆红素浓度在 40 mg/dl 以内时，干扰＜5％。

10.3.2 溶血：血红蛋白浓度在 5 g/L 以内时，干扰＜3％。

10.3.3 脂血：脂肪乳浓度在 1 000 mg/dl 以内时，干扰＜5％。

11. 临床意义

ASO 增高常见于以下情况。

11.1·升高见于溶血性链球菌感染、猩红热、丹毒、链球性咽炎、扁桃体炎。对风湿热、急性肾小球肾炎有诊断意义。

11.2·少数非溶血性链球菌感染：病毒性肝炎、肾病综合征、结核病、结缔组织病、亚急性感染性心内膜炎、多发性骨髓瘤等。

11.3 · 上呼吸道感染、皮肤及软组织化脓性感染、A 群溶血性链球菌所致的败血症。

参考文献

[1] 尚红,王毓三,申子瑜.全国临床检验操作规程[M].4 版.北京：人民卫生出版社,2015.

[2] 万学红,卢雪峰.诊断学[M].8 版.北京：人民卫生出版社,2013.

[3] 中国合格评定国家认可委员会.CNAS－CL02：医学实验室质量和能力认可准则(ISO15189：2012,IDT)[S].2015.

[4] 中国合格评定国家认可委员会.CNAS－CL02－A003：医学实验室质量和能力认可准则在临床化学检验领域的应用说明[S].2018.

（袁恩武）

补体 C3 检测标准操作规程

××医院检验科临床化学组作业指导书	文件编号：××-JYK-HX-SOP-×××
版本：	生效日期：	共 页 第 页

1. 目的
规范血清补体 C3 的检测实验，确保检测结果的准确性和重复性。

2. 方法和原理
2.1·方法：免疫比浊法。

2.2·原理：利用可溶性抗原抗体在缓冲液中特异性结合，在抗体稍过量和增浊剂的作用下，形成不溶性的免疫复合物，使溶液浊度改变。当样本与 R1 缓冲液和 R2 抗血清溶液混合时，人 C3 特异性地与抗人 C3 抗体起反应，形成不溶性抗原抗体复合物。这些复合物的吸光率与样本中的 C3 浓度成正比。

3. 标本要求与患者准备
3.1·类型：血清。建议空腹 8～12 h 静脉采血，尤以早晨空腹为佳。

3.2·容器：真空采血管中的红盖管。添加剂为促凝剂。

3.3·保存和运送：在 2～8℃下储藏，可在血清和血浆中保持稳定 8 天；在 15～25℃下储藏，可保持稳定 4 天。

3.4·采血量：静脉血 2 ml。2 500～3 000 r/min 离心 6～10 min，分离血清，待上机。

4. 试剂和仪器
4.1·试剂

4.1.1 来源：××试剂。规格：见试剂说明书。代号：见试剂说明书。

4.1.2 试剂盒组成：R1：Tris 缓冲液（pH 7.2）62 mmol/L；聚乙二醇 6000 1.6％ w/v。R2：山羊抗-C3 抗体：不定量；防腐剂。

4.1.3 储存和稳定性：未开封试剂 2～8℃，其稳定性可达瓶子标签上所注明的有效期。开封后，在不超过有效期的情况下，在仪器上可保持稳定 90 天。

4.1.4 试剂的准备：试剂配套包装，打开包装后直接使用。试剂信息在装载时通过芯片自动读取。试剂应避免形成气泡。

4.2·校准品：多项生化校准品具体操作见《××生化分析仪校准程序》。

4.3·质控品：具体操作见《××生化分析仪质控程序》。

4.4·仪器：××生化分析仪。

5. 操作步骤
5.1·仪器操作参阅《××生化分析仪标准操作规程》。

5.2·分析参数：详见相关用户指南和仪器说明书。

6. 校准

6.1·校准品计量学溯源:溯源至××标准品。

6.2·校准品准备与储存(见校准品说明书):每瓶校准品准确加 5.0 ml 蒸馏水复溶,轻轻旋转摇匀,室温放置 30 min 待充分溶解后分装,-20℃冷冻可保存 4 个星期,复溶后 2~8℃可稳定 2 天,室温稳定 8 h(分装的标准品只允许冻融一次)。

6.3·校准条件:在室内质控失控、试剂批号更换后、影响检测的维修或者更换主要部件后等情况。

6.4·校准操作(具体操作见《××生化分析仪校准程序》):使用 2 点定标。在主菜单下点击"User"用户菜单"Calibration"定标,进入定标工作表菜单。点击"Start Entry"或按"F4"键开始输入,点击所需定标的项目使其改变颜色,项目选择后点击"F4"或"Entry"键确认选择,点击"Exit"或"F2"键退出。空白放在蓝架子的第一位,按照"(P)—(B)—(I)Calibration Specific"(定标参数)菜单中"Cal No."的设定值,在黄架子的相应位置放置该项目的定标液试管,定标测定时蓝色样品架须放在左侧第一位置,黄色样品架紧跟蓝架子摆放。在"Stand By"状态,点击屏幕上"▷"(开始)图标或按"F9"键,仪器将自动完成定标操作。在"(R)—(C)—(S)Calibration Curve"菜单检查定标的结果。

7. 质控

具体见《××生化分析仪质控程序》。

8. 结果判断

仪器自动计算,结果传输到 LIS 检验系统。

9. 生物参考区间

9.1·成年男/女性:0.9~1.8 mmol/L。

9.2·建议各实验室建立适用于自己的参考区间。

10. 性能参数

10.1·精密度:批内精密度<3%,总精密度<3%。准确度:用待测试剂测试两个水平的质控,所得结果相对偏差≤10%。

10.2·测量区间:0.15~5.00 g/L(15~500 mg/dl)。可报告区间:0.15~5.00 g/L(15~500 mg/dl),若超出测量区间,将标本稀释到测量区间内再次测定,结果自动乘以稀释倍数或人工换算。

10.3·干扰和交叉反应

10.3.1 黄疸:胆红素浓度在 40 mg/dl 以内时,干扰<3%。

10.3.2 溶血:血红蛋白浓度在 5 g/L 以内时,干扰<5%。

10.3.3 脂血:脂肪乳浓度在 500 mg/dl 以内时,干扰<10%。

11. 临床意义

11.1·血清补体 C3 增高常见于某些急性炎症或者传染病早期,如风湿热急性期、心肌炎、心肌梗死、关节炎等。

11.2·血清补体 C3 降低常见于以下情况。

11.2.1　补体合成能力下降,如慢性活动性肝炎、肝硬化、肝坏死等。

11.2.2　补体消耗或者丢失过多,如活动性红斑狼疮、急性肾小球肾炎早期及晚期、基底膜增生型肾小球肾炎、冷球蛋白血症、严重类风湿关节炎、大面积烧伤等。

11.2.3　补体合成原料不足,如儿童营养不良性疾病。

11.2.4　先天性补体缺乏。

参考文献

[1] 尚红,王毓三,申子瑜.全国临床检验操作规程[M].4版.北京:人民卫生出版社,2015.

[2] 万学红,卢雪峰.诊断学[M].8版.北京:人民卫生出版社,2013.

[3] 中国合格评定国家认可委员会.CNAS-CL02:医学实验室质量和能力认可准则(ISO15189:2012,IDT)[S].2015.

[4] 中国合格评定国家认可委员会.CNAS-CL02-A003:医学实验室质量和能力认可准则在临床化学检验领域的应用说明[S].2018.

(袁恩武)

补体 C4 检测标准操作规程

××医院检验科临床化学组作业指导书	文件编号：××-JYK-HX-SOP-×××
版本： 生效日期：	共 页 第 页

1. 目的

规范血清补体 C4 的检测实验,确保检测结果的准确性和重复性。

2. 方法和原理

2.1·方法：免疫比浊法。

2.2·原理：利用可溶性抗原抗体在缓冲液中特异性结合,在抗体稍过量和增浊剂的作用下,形成不溶性的免疫复合物,使溶液浊度改变。当样本与 R1 缓冲液和 R2 抗血清溶液混合时,人 C4 特异性地与抗人 C4 抗体起反应,形成不溶性的抗原抗体复合物。这些复合物的吸光率与样本中的 C4 浓度成正比。

3. 标本要求与患者准备

3.1·类型：血清。建议空腹 8～12 h 静脉采血,尤以早晨空腹为佳。

3.2·容器：真空采血管中的红盖管。添加剂为促凝剂。

3.3·保存和运送：在 2～8℃下储藏,可在血清和血浆中保持稳定 8 天；在 15～25℃下储藏,可保持稳定 2 天。

3.4·采血量：静脉血 2 ml。2 500～3 000 r/min 离心 6～10 min,分离血清,待上机。

4. 试剂和仪器

4.1·试剂

4.1.1 来源：××试剂。规格：见试剂说明书。代号：见试剂说明书。

4.1.2 试剂盒组成：R1：Tris 缓冲液(pH 7.2) 62 mmol/L；聚乙二醇 6000 1.6% w/v。R2：山羊抗-C4 抗体：不定量；防腐剂。

4.1.3 储存和稳定性：2～8℃保存,有效期 24 个月。开封后,在分析仪上储藏,试剂可保持稳定 90 天。

4.1.4 试剂的准备：试剂配套包装,打开包装后直接使用。试剂信息在装载时通过芯片自动读取。试剂应避免形成气泡。

4.2·校准品：多项生化校准品具体操作见《××生化分析仪校准程序》。

4.3·质控品：具体操作见《××生化分析仪质控程序》。

4.4·仪器：××生化分析仪。

5. 操作步骤

5.1·仪器操作参阅《××生化分析仪标准操作规程》。

5.2·分析参数：详见相关用户指南和仪器说明书。

6. 校准程序

6.1·校准品计量学溯源：溯源至××标准品。

6.2·校准品准备与储存(见校准品说明书)：每瓶校准品准确加 5.0 ml 蒸馏水复溶,轻轻旋转摇匀,室温放置 30 min 待充分溶解后分装,－20℃冷冻可保存 4 个星期,复溶后 2~8℃可稳定 2 天,室温稳定 8 h(分装的标准品只允许冻融一次)。

6.3·校准条件：在室内质控失控、试剂批号更换后、影响检测的维修或者更换主要部件后等情况。

6.4·校准操作(具体操作见《××生化分析仪校准程序》)：使用 2 点定标。在主菜单下点击"User"用户菜单"Calibration"定标,进入定标工作表菜单。点击"Start Entry"或按"F4"键开始输入,点击所需定标的项目使其改变颜色,项目选择后点击"F4"或"Entry"键确认选择,点击"Exit"或"F2"键退出。空白放在蓝架子的第一位,按照"(P)—(B)—(I)Calibration Specific"(定标参数)菜单中"Cal No."的设定值,在黄架子的相应位置放置该项目的定标液试管,定标测定时蓝色样品架须放在左侧第一位置,黄色样品架紧跟蓝架子摆放。在"Stand By"状态,点击屏幕上"▷"(开始)图标或按"F9"键,仪器将自动完成定标操作。在"(R)—(C)—(S)Calibration Curve"菜单检查定标的结果。

7. 质控

具体见《××生化分析仪质控程序》。

8. 结果判断

仪器自动计算,结果传输到 LIS 检验系统。

9. 生物参考区间

9.1·成年男/女性：$0.1~0.4$ g/L。

9.2·建议各实验室建立适用于自己的参考区间。

10. 性能参数

10.1·精密度：批内精密度<3%,总精密度<3%。准确度：用待测试剂测试两个水平的质控,所得结果相对偏差≤10%。

10.2·测量区间：$0.08~1.50$ g/L($8~150$ mg/dl)。可报告区间：$0.08~1.50$ g/L($8~150$ mg/dl),若超出测量区间,将标本稀释到测量区间内再次测定,结果自动乘以稀释倍数或人工换算。

10.3·干扰和交叉反应

10.3.1 黄疸：胆红素浓度在 40 mg/dl 以内时,干扰<10%。

10.3.2 溶血：血红蛋白浓度在 5 g/L 以内时,干扰<5%。

10.3.3 脂血症：脂肪乳浓度在 500 mg/dl 以内时,干扰<10%。

11. 临床意义

11.1·血清补体 C4 增高常见于某些急性炎症或者传染病早期,如风湿热急性期、心肌炎、心肌梗死、关节炎等。

11.2·血清补体 C4 降低常见于以下情况。

11.2.1　补体合成能力下降，如慢性活动性肝炎、肝硬化、肝坏死等。

11.2.2　补体消耗或者丢失过多，如活动性红斑狼疮、急性肾小球肾炎早期及晚期、基底膜增生型肾小球肾炎、冷球蛋白血症、严重类风湿关节炎、大面积烧伤等。

11.2.3　补体合成原料不足，如儿童营养不良性疾病。

11.2.4　先天性补体缺乏。

参考文献

[1] 尚红,王毓三,申子瑜.全国临床检验操作规程[M].4 版.北京：人民卫生出版社,2015.

[2] 万学红,卢雪峰.诊断学[M].8 版.北京：人民卫生出版社,2013.

[3] 中国合格评定国家认可委员会.CNAS－CL02：医学实验室质量和能力认可准则(ISO15189：2012,IDT)[S].2015.

[4] 中国合格评定国家认可委员会.CNAS－CL02－A003：医学实验室质量和能力认可准则在临床化学检验领域的应用说明[S].2018.

（袁恩武）

免疫球蛋白 A 检测标准操作规程

××医院检验科临床化学组作业指导书	文件编号：××-JYK-HX-SOP-×××
版本： 生效日期：	共　　页　第　　页

1. 目的

规范血清免疫球蛋白 A(IgA)的检测实验,确保检测结果的准确性和重复性。

2. 方法和原理

2.1·方法：免疫比浊法。

2.2·原理：利用可溶性抗原抗体在缓冲液中特异性结合,在抗体稍过量和增浊剂的作用下,形成不溶性的免疫复合物,使溶液浊度改变。当样本与 R1 缓冲液和 R2 抗血清溶液混合时,人 IgA 特异性地与抗人 IgA 抗体起反应,形成的抗原抗体复合物的吸光率与样本中的 IgA 浓度成正比。

3. 标本要求与患者准备

3.1·类型：血清。建议空腹 8～12 h 静脉采血,尤以早晨空腹为佳。

3.2·容器：真空采血管中的红盖管。添加剂为促凝剂。

3.3·保存和运送：在 2～25℃下储藏,可在血清和血浆中保持稳定 8 个月。

3.4·采血量：静脉血 2 ml。2 500～3 000 r/min 离心 6～10 min,分离血清,待上机。

4. 试剂和仪器

4.1·试剂

4.1.1　来源：××试剂。规格：见试剂说明书。代号：见试剂说明书。

4.1.2　试剂盒组成：R1：Tris 缓冲液(pH 7.2) 50mmol/L;聚乙二醇 6000 3.5％。R2：山羊抗-IgA 抗体：不定量;防腐剂。

4.1.3　储存和稳定性：未开封试剂 2～8℃,其稳定性可达瓶子标签上所注明的有效期。开封后,在不超过有效期的情况下,在仪器上可保持稳定 90 天。

4.1.4　试剂的准备：试剂配套包装,打开包装后直接使用。试剂信息在装载时通过芯片自动读取。试剂应避免形成气泡。

4.2·校准品：多项生化校准品具体操作见《××生化分析仪校准程序》。

4.3·质控品：具体操作见《××生化分析仪质控程序》。

4.4·仪器：××生化分析仪。

5. 操作步骤

5.1·仪器操作参阅《××生化分析仪标准操作规程》。

5.2·分析参数：详见相关用户指南和仪器说明书。

6. 校准

6.1·校准品计量学溯源：溯源至××标准品。

6.2·校准品准备与储存(见校准品说明书)：每瓶校准品准确加 5.0 ml 蒸馏水复溶,轻轻旋转摇匀,室温放置 30 min 待充分溶解后分装,－20℃冷冻可保存 4 个星期,复溶后 2～8℃可稳定 2 天,室温稳定 8 h(分装的标准品只允许冻融一次)。

6.3·校准条件：在室内质控失控、试剂批号更换后、影响检测的维修或者更换主要部件后等情况。

6.4·校准操作(具体操作见《××生化分析仪校准程序》)：使用 2 点定标。在主菜单下点击"User"用户菜单"Calibration"定标,进入定标工作表菜单。点击"Start Entry"或按"F4"键开始输入,点击所需定标的项目使其改变颜色,项目选择后点击"F4"或"Entry"键确认选择,点击"Exit"或"F2"键退出。空白放在蓝架子的第一位,按照"(P)—(B)—(I)Calibration Specific"(定标参数)菜单中"Cal No."的设定值,在黄架子的相应位置放置该项目的定标液试管,定标测定时蓝色样品架须放在左侧第一位置,黄色样品架紧跟蓝架子摆放。在"Stand By"状态,点击屏幕上"↖"(开始)图标或按"F9"键,仪器将自动完成定标操作。在"(R)—(C)—(S)Calibration Curve"菜单检查定标的结果。

7. 质控

具体见《××生化分析仪质控程序》。

8. 结果判断

仪器自动计算,结果传输到 LIS 检验系统。

9. 生物参考区间

见表 9－2。

表 9－2　各年龄组健康人群血清中 IgA 的生物参考区间(g/L)

年　龄	IgA	年　龄	IgA
新生儿	0.01～0.06	8 岁	0.46～2.51
3 个月	0.05～0.34	10 岁	0.52～2.74
6 个月	0.08～0.57	12 岁	0.58～2.91
9 个月	0.11～0.76	14 岁	0.63～3.04
1 岁	0.14～0.91	16 岁	0.67～3.14
2 岁	0.21～1.45	18 岁	0.70～3.21
4 岁	0.30～1.88	成人	0.70～5.00
6 岁	0.38～2.22		

注：源自《全国临床检验操作规程》(第 4 版)。

10. 性能参数

10.1·精密度：批内精密度＜3％,总精密度＜5％。准确度：用待测试剂测试两个水平的质控,所得结果相对偏差≤10％。

10.2·测量区间：0.1～7.0 g/L(10～700 mg/dl)。可报告区间：0.1～7.0 g/L(10～700 mg/dl),若超出测量区间,将标本稀释到测量区间内再次测定,结果自动乘以稀释倍数或人工换算。

10.3·干扰和交叉反应

10.3.1　黄疸：胆红素浓度在 40 mg/dl 以内时，干扰<3％。

10.3.2　溶血：血红蛋白浓度在 5 g/L 以内时，干扰<5％。

10.3.3　脂血：脂肪乳浓度在 1 000 mg/dl 以内时，干扰<10％。

10.3.4　RF：浓度在 600 U/ml 以内时，干扰<10％。

11. 临床意义

11.1·IgA 增高：见于 IgA 型多发性骨髓瘤、系统性红斑狼疮、类风湿关节炎、肝硬化、湿疹和肾脏疾病等；在中毒性肝损伤时，IgA 浓度与炎症程度相关。

11.2·IgA 降低：见于反复呼吸道感染、非 IgA 型多发性骨髓瘤、重链病、轻链病、原发性和继发性免疫缺陷病、自身免疫性疾病和代谢性疾病（如：甲状腺功能亢进、肌营养不良）等。

参考文献

[1] 尚红,王毓三,申子瑜.全国临床检验操作规程[M].4 版.北京：人民卫生出版社,2015.

[2] 万学红,卢雪峰.诊断学[M].8 版.北京：人民卫生出版社,2013.

[3] 中国合格评定国家认可委员会.CNAS‐CL02：医学实验室质量和能力认可准则(ISO15189：2012,IDT)[S].2015.

[4] 中国合格评定国家认可委员会.CNAS‐CL02‐A003：医学实验室质量和能力认可准则在临床化学检验领域的应用说明[S].2018.

（袁恩武）

免疫球蛋白 M 检测标准操作规程

××医院检验科临床化学组作业指导书	文件编号：××-JYK-HX-SOP-×××
版本： 生效日期：	共 页 第 页

1. 目的

规范血清免疫球蛋白 M(IgM)的检测实验，确保检测结果的准确性和重复性。

2. 方法和原理

2.1·方法：免疫比浊法。

2.2·原理：利用可溶性抗原抗体在缓冲液中特异性结合，在抗体稍过量和增浊剂的作用下，形成不溶性的免疫复合物，使溶液浊度改变。当样本与 R1 缓冲液和 R2 抗血清溶液混合时，人 IgM 特异性地与抗人 IgM 抗体起反应，形成不溶的聚集物。这些聚集物的吸光率与样本中的 IgM 浓度成正比。

3. 标本要求与患者准备

3.1·类型：血清。建议空腹 8~12 h 静脉采血，尤以早晨空腹为佳。

3.2·容器：真空采血管中的红盖管。添加剂为促凝剂。

3.3·保存和运送：在 2~8℃下储藏，可在血清和血浆中保持稳定 4 个月；在 15~25℃下储藏，可保持稳定 2 个月。

3.4·采血量：静脉血 2 ml。2 500~3 000 r/min 离心 6~10 min，分离血清，待上机。

4. 试剂和仪器

4.1·试剂

4.1.1　来源：××试剂。规格：见试剂说明书。代号：见试剂说明书。

4.1.2　试剂盒组成：R1：Tris 缓冲液(pH 7.2) 50 mmol/L；聚乙二醇 6000 3.5％。R2：山羊抗-IgM 抗体：取决于滴度；防腐剂。

4.1.3　储存和稳定性：未开封试剂 2~8℃，其稳定性可达瓶子标签上所注明的有效期。开封后，在不超过有效期的情况下，在仪器上可保持稳定 90 天。

4.1.4　试剂的准备：试剂配套包装，打开包装后直接使用。试剂信息在装载时通过芯片自动读取。试剂应避免形成气泡。

4.2·校准品：多项生化校准品具体操作见《××生化分析仪校准程序》。

4.3·质控品：具体操作见《××生化分析仪质控程序》。

4.4·仪器：××生化分析仪。

5. 操作步骤

5.1·仪器操作参阅《××生化分析仪标准操作规程》。

5.2·分析参数：详见相关用户指南和仪器说明书。

6. 校准

6.1·校准品计量学溯源：溯源至××标准品。

6.2·校准品准备与储存(见校准品说明书)：每瓶校准品准确加 5.0 ml 蒸馏水复溶,轻轻旋转摇匀,室温放置 30 min 待充分溶解后分装,－20℃冷冻可保存 4 个星期,复溶后 2～8℃可稳定 2 天,室温稳定 8 h(分装的标准品只允许冻融一次)。

6.3·校准条件：在室内质控失控、试剂批号更换后、影响检测的维修或者更换主要部件后等情况。

6.4·校准操作(具体操作见《××生化分析仪校准程序》)：使用 2 点定标。在主菜单下点击"User"用户菜单"Calibration"定标,进入定标工作表菜单。点击"Start Entry"或按"F4"键开始输入,点击所需定标的项目使其改变颜色,项目选择后点击"F4"或"Entry"键确认选择,点击"Exit"或"F2"键退出。空白放在蓝架子的第一位,按照"(P)—(B)—(I)Calibration Specific"(定标参数)菜单中"Cal No."的设定值,在黄架子的相应位置放置该项目的定标液试管,定标测定时蓝色样品架须放在左侧第一位置,黄色样品架紧跟蓝架子摆放。在"Stand By"状态,点击屏幕上"▷"(开始)图标或按"F9"键,仪器将自动完成定标操作。在"(R)—(C)—(S)Calibration Curve"菜单检查定标的结果。

7. 质控

具体见《××生化分析仪质控程序》。

8. 结果判断

仪器自动计算,结果传输到 LIS 检验系统。

9. 生物参考区间

见表 9-3。

表 9-3　各年龄组健康人群血清中 IgM 的生物参考区间(g/L)

年　龄	IgM	年　龄	IgM
新生儿	0.06～0.21	8 岁	0.47～2.20
3 个月	0.17～0.66	10 岁	0.48～2.31
6 个月	0.26～1.00	12 岁	0.49～2.40
9 个月	0.33～1.25	14 岁	0.50～2.48
1 岁	0.37～1.50	16 岁	0.50～2.55
2 岁	0.41～1.75	18 岁	0.51～2.61
4 岁	0.43～1.93	成人	0.40～2.80
6 岁	0.45～2.08		

注：源自《全国临床检验操作规程》(第 4 版)。

10. 性能参数

10.1·精密度：批内精密度＜3％,总精密度＜5％。准确度：用待测试剂测试两个水平的质控,所得结果相对偏差≤10％。

10.2·测量区间：0.2～5.0 g/L(20～500 mg/dl)。可报告区间：0.2～5.0 g/L(20～

500 mg/dl),若超出测量区间,将标本稀释到测量区间内再次测定,结果自动乘以稀释倍数或人工换算。

10.3·干扰和交叉反应

10.3.1 黄疸:胆红素浓度在 40 mg/dl 以内时,干扰<10%。

10.3.2 溶血:血红蛋白浓度在 5 g/L 以内时,干扰<10%。

10.3.3 脂血:脂肪乳浓度在 200 mg/dl 以内时,干扰<10%。

11. 临床意义

11.1·IgM 增高:见于初期病毒性肝炎、肝硬化、类风湿关节炎、系统性红斑狼疮等。由于 IgM 是初次免疫应答中的 Ig,因此单纯 IgM 增加常提示为病原体引起的原发性感染。宫内感染可能引起 IgM 浓度急剧升高,若脐血中 IgM>0.2 g/L 时,表示有宫内感染。此外,在原发性巨球蛋白血症时,IgM 呈单克隆性明显增高。

11.2·IgM 降低:见于 IgG 型重链病、IgA 型多发性骨髓瘤、先天性免疫缺陷病、免疫抑制剂疗法后、淋巴系统肿瘤、肾病综合征及代谢性疾病(如:甲状腺功能亢进、肌营养不良)等。

参考文献

[1] 尚红,王毓三,申子瑜.全国临床检验操作规程[M].4 版.北京:人民卫生出版社,2015.

[2] 万学红,卢雪峰.诊断学[M].8 版.北京:人民卫生出版社,2013.

[3] 中国合格评定国家认可委员会.CNAS－CL02:医学实验室质量和能力认可准则(ISO15189:2012,IDT)[S].2015.

[4] 中国合格评定国家认可委员会.CNAS－CL02－A003:医学实验室质量和能力认可准则在临床化学检验领域的应用说明[S].2018.

(袁恩武)

免疫球蛋白 G 检测标准操作规程

××医院检验科临床化学组作业指导书	文件编号：××-JYK-HX-SOP-×××
版本： 生效日期：	共 页 第 页

1. 目的

规范血清免疫球蛋白 G(IgG)的检测实验,确保检测结果的准确性和重复性。

2. 方法和原理

2.1·方法：免疫比浊法。

2.2·原理：利用可溶性抗原抗体在缓冲液中特异性结合,在抗体稍过量和增浊剂的作用下,形成不溶性的免疫复合物,使溶液浊度改变。当样本与 R1 缓冲液和 R2 抗血清溶液混合时,人 IgM 特异性地与抗人 IgM 抗体起反应,形成不溶的聚集物。这些聚集物的吸光率与样本中的 IgM 浓度成正比。

3. 标本要求与患者准备

3.1·类型：血清。建议空腹 8～12 h 静脉采血,尤以早晨空腹为佳。

3.2·容器：真空采血管中的红盖管。添加剂为促凝剂。

3.3·保存和运送：在 2～8℃下储藏,可在血清和血浆中保持稳定 8 个月;在 15～25℃下储藏,可保持稳定 4 个月。

3.4·采血量：静脉血 2 ml。2 500～3 000 r/min 离心 6～10 min,分离血清,待上机。

4. 试剂和仪器

4.1·试剂

4.1.1 来源：××试剂。规格：见试剂说明书。代号：见试剂说明书。

4.1.2 试剂盒组成：R1：Tris 缓冲液(pH 7.2) 48 mmol/L;聚乙二醇 6000 3.1％。R2：山羊抗-IgG 抗体：取决于滴度;防腐剂。

4.1.3 储存和稳定性：未开封试剂 2～8℃,其稳定性可达瓶子标签上所注明的有效期。开封后,在不超过有效期的情况下,在仪器上可保持稳定 90 天。

4.1.4 试剂的准备：试剂配套包装,打开包装后直接使用。试剂信息在装载时通过芯片自动读取。试剂应避免形成气泡。

4.2·校准品：多项生化校准品具体操作见《××生化分析仪校准程序》。

4.3·质控品：具体操作见《××生化分析仪质控程序》。

4.4·仪器：××生化分析仪。

5. 操作步骤

5.1·仪器操作参阅《××生化分析仪标准操作规程》。

5.2·分析参数：详见相关用户指南和仪器说明书。

6. 校准

6.1·校准品计量学溯源：溯源至××标准品。

6.2·校准品准备与储存(见校准品说明书)：每瓶校准品准确加5.0 ml蒸馏水复溶，轻轻旋转摇匀，室温放置30 min待充分溶解后分装，−20℃冷冻可保存4个星期，复溶后2～8℃可稳定2天，室温稳定8 h(分装的标准品只允许冻融一次)。

6.3·校准条件：在室内质控失控、试剂批号更换后、影响检测的维修或者更换主要部件后等情况。

6.4·校准操作(具体操作见《××生化分析仪校准程序》)：使用2点定标。在主菜单下点击"User"用户菜单"Calibration"定标，进入定标工作表菜单。点击"Start Entry"或按"F4"键开始输入，点击所需定标的项目使其改变颜色，项目选择后点击"F4"或"Entry"键确认选择，点击"Exit"或"F2"键退出。空白放在蓝架子的第一位，按照"(P)—(B)—(I)Calibration Specific"(定标参数)菜单中"Cal No."的设定值，在黄架子的相应位置放置该项目的定标液试管，定标测定时蓝色样品架须放在左侧第一位置，黄色样品架紧跟蓝架子摆放。在"Stand By"状态，点击屏幕上"▷"(开始)图标或按"F9"键，仪器将自动完成定标操作。在"(R)—(C)—(S)Calibration Curve"菜单检查定标的结果。

7. 质控

具体见《××生化分析仪质控程序》。

8. 结果判断

仪器自动计算，结果传输到LIS检验系统。

9. 生物参考区间

9.1·见表9-4。

表9-4 各年龄组健康人群血清中IgG的生物参考区间(g/L)

年　龄	IgG	年　龄	IgG
新生儿	6.6～17.5	8岁	6.3～15.0
3个月	2.0～5.5	10岁	6.7～15.3
6个月	2.6～6.9	12岁	7.0～15.5
9个月	3.3～8.8	14岁	7.1～15.6
1岁	3.6～9.5	16岁	7.2～15.6
2岁	4.7～12.3	18岁	7.3～15.5
4岁	5.4～13.4	成人	7.0～16.0
6岁	5.9～14.3		

注：源自《全国临床检验操作规程》(第4版)。

9.2·成年男/女性：0.75～1.02 mmol/L(国标WS/T404.6-2015)。

10. 性能参数

10.1·精密度：批内精密度<3%，总精密度<5%。准确度：用待测试剂测试两个水平的质控，所得结果相对偏差≤10%。

10.2·测量区间：0.75～30.0 g/L(75～3 000 mg/dl)。可报告区间：0.75～30.0 g/L(75～3 000 mg/dl)，若超出测量区间，将标本稀释到测量区间内再次测定，结果自动乘以稀释倍数或人工换算。

10.3·干扰和交叉反应

10.3.1　黄疸：胆红素浓度在 40 mg/dl 以内时，干扰<3%。

10.3.2　溶血：血红蛋白浓度在 5 g/L 以内时，干扰<3%。

10.3.3　脂血：浓度在 1 000 mg/dl 以内时，干扰<10%。

10.3.4　RF：浓度在 1 200 U/ml 以内时，干扰<10%。

11. 临床意义

11.1·IgG 增高：是再次免疫应答的标志。常见于各种慢性感染、慢性肝病、胶原血管病、淋巴瘤以及自身免疫性疾病(如系统性红斑狼疮、类风湿关节炎)；单纯性 IgG 增高主要见于免疫增殖性疾病，如 IgG 型分泌型多发性骨髓瘤等。

11.2·IgG 降低：见于各种先天性和获得性体液免疫缺陷病、联合免疫缺陷病、重链病、轻链病、肾病综合征、病毒感染及服用免疫抑制剂的患者。还可见于代谢性疾病，如甲状腺功能亢进和肌营养不良也可有血 IgG 浓度降低。

参考文献

[1] 尚红,王毓三,申子瑜.全国临床检验操作规程[M].4 版.北京：人民卫生出版社,2015.

[2] 万学红,卢雪峰.诊断学[M].8 版.北京：人民卫生出版社,2013.

[3] 中国合格评定国家认可委员会.CNAS-CL02：医学实验室质量和能力认可准则(ISO15189：2012,IDT)[S].2015.

[4] 中国合格评定国家认可委员会.CNAS-CL02-A003：医学实验室质量和能力认可准则在临床化学检验领域的应用说明[S].2018.

（袁恩武）

维生素 B₁₂检测标准操作规程

××医院检验科临床化学组作业指导书	文件编号：××-JYK-HX-SOP-×××
版本： 生效日期：	共 页 第 页

1. 目的

规范维生素 B_{12} 的检测实验，确保检测结果的准确性和重复性。

2. 方法和原理

2.1·方法：电化学发光法。

2.2·原理

2.2.1 第 1 步：标本与维生素 B_{12} 预处理试剂 1 和预处理试剂 2 混匀，结合的维生素 B_{12} 被内源性内因子释放。

2.2.2 第 2 步：将预处理标本与钌标记的内因子混匀，形成维生素 B_{12} 结合蛋白复合物，其数量取决于标本中待测物的浓度。

2.2.3 第 3 步：加入链霉亲和素包被的微粒和生物素化的维生素 B_{12}，后者与钌标记的内因子上仍未占据的位点结合，形成钌标记的内因子-生物素标记的维生素 B_{12} 复合物。此复合物通过生物素与链霉亲和素间的反应结合到微粒上。

2.2.4 第 4 步：反应混合液吸到测量池中，微粒通过磁铁吸附到电极上，未结合的物质被清洗液洗去，电极加电压后产生化学发光，通过光电倍增管进行测定。检测结果由机器自动从标准曲线上查出。此曲线由仪器通过 2 点定标校正，由从试剂条形码扫描入仪器的原版标准曲线而得。

3. 标本要求与患者准备

3.1·类型：血清。建议空腹 8～12 h 静脉采血，尤以早晨空腹为佳。

3.2·容器：真空采血管中的红盖管。添加剂为促凝剂。

3.3·保存和运送：室温保存，及时送检。标本在 2～8℃可稳定 2 天，-20℃可稳定 2 个月。只能冻融一次。避光保存。含沉淀的标本使用前需离心。不要使用加热灭活的血清。采血前患者应空腹。标本和质控品禁用叠氮钠防腐。标本、定标液和质控品在测定前应预温到室温。

3.4·采血量：静脉血 3 ml。2 500～3 000 r/min 离心 6～10 min，分离血清，待上机。

4. 试剂和仪器

4.1·试剂

4.1.1 来源：××试剂。规格：见试剂说明书。代号：见试剂说明书。

4.1.2 试剂盒组成

4.1.2.1 PT1：预处理试剂 1（灰色瓶盖），1 瓶，4 ml，二硫苏糖醇 1.028 g/L，含稳定剂，pH 5.5。

4.1.2.2 PT2：预处理试剂 2(黑色瓶盖)，1 瓶，4 ml，氢氧化钠 36 g/L，氰化钠 2.205 g/L。

4.1.2.3 M(透明瓶盖)：链霉亲和素包被的微粒，1 瓶，6.5 ml。粒子浓度 0.72 mg/ml，生物素结合能力 470 ng 生物素/mg 粒子，含防腐剂。

4.1.2.4 R1：钌标记的内因子，1 瓶，10 ml，浓度 4 μg/L，二氰化钴胺酰胺 15 μg/L，磷酸缓冲液，pH 5.5。含人血清白蛋白稳定剂和防腐剂。

4.1.2.5 R2：生物素化的维生素 B_{12}，1 瓶，8.5 ml，浓度 25 μg/L，生物素 3 μg/L，磷酸缓冲液，pH 7.0，含防腐剂。

4.1.3 储存和稳定性：15～25℃保存至有效期，保持竖直向上。开封后机上稳定期 2 个星期。

4.1.4 试剂的准备：试剂配套包装，打开包装后直接使用。试剂信息在装载时通过自动扫描条形码读取。试剂应避免形成气泡。

4.2·校准品：每批试剂有一条形码标签，含有该批试剂定标所需的特殊信息。

4.3·质控品：具体见《××全自动电化学发光免疫分析质控程序》。

4.4·仪器：××全自动电化学发光免疫分析仪。

5. 操作步骤

5.1·仪器操作参阅《××全自动电化学发光免疫分析仪标准操作规程》。

5.2·分析参数：详见相关用户指南和仪器说明书。

6. 校准

6.1·校准品计量学溯源：溯源至××参考物质。

6.2·校准品准备与储存：每瓶校准品准确加 1.0 ml 蒸馏水复溶，垂直加盖室温静置 15 min，小心混匀并避免产生气泡，待充分溶解后分装，－20℃冷冻可保存 3 个月(分装的标准品只允许冻融一次)。

6.3·校准条件：在室内质控失控、试剂批号更换后、影响检测的维修或者更换主要部件后。批校准稳定 28 天，盒校准 7 天。

6.4·校准操作：参见仪器标准操作规程。

7. 质控

具体见《××全自动电化学发光免疫分析仪质控程序》。

8. 结果判断

仪器会自动计算维生素 B_{12} 含量，单位是 pg/ml 或 pmol/L。

9. 生物参考区间

133～675 pmol/L。

10. 性能参数

10.1·精密度：测量重复性小于 1/4 允许总误差(TEa)；测量中间精密度小于 1/3 TEa。正确度：室间质评合格。

10.2·测量区间：30～2 000 pg/ml(22～1 476 pmol/L)。可报告区间：22～1 476 pmol/L，若超出测量区间，结果报告为大于可报告区间的上限。

10.3·干扰和交叉反应：该方法不受黄疸（胆红素＜65 mg/dl）、脂血（脂肪乳 1 500 mg/dl）和生物素＜50 ng/ml 干扰。接受高剂量生物素（＞5 mg/d）治疗的患者，至少要等最后一次摄入生物素 8 h 后才能采血。不受类风湿因子干扰（1 500 U/ml）。54 种常用药物经试验对本测定无干扰。

10.4·变异的潜在来源

10.4.1 接受过小鼠单抗治疗或体内诊断的患者会出现假阳性反应。

10.4.2 有极少数患者因含有高滴度的抗链霉亲和素抗体而产生假阳性。

10.4.3 怀孕时维生素 B_{12} 增高，服用口服避孕药和多种维生素制剂可使其检测结果增高。

11. 临床意义

维生素 B_{12} 或叶酸测定对查明维生素 B_{12}、叶酸缺乏有诊断价值，尤其对巨幼细胞贫血的鉴别诊断有意义；白血病患者血清维生素 B_{12} 含量明显增高；真性红细胞增多症、某些恶性肿瘤和肝细胞损伤时也可增加。

参考文献

[1] 尚红,王毓三,申子瑜.全国临床检验操作规程[M].4 版.北京：人民卫生出版社,2015.

[2] 万学红,卢雪峰.诊断学[M].8 版.北京：人民卫生出版社,2013.

[3] 中国合格评定国家认可委员会.CNAS－CL02：医学实验室质量和能力认可准则(ISO15189：2012,IDT)[S].2015.

[4] 中国合格评定国家认可委员会.CNAS－CL02－A003：医学实验室质量和能力认可准则在临床化学检验领域的应用说明[S].2018.

（王晓琴　张　宁）

叶酸检测标准操作规程

××医院检验科临床化学组作业指导书	文件编号：××-JYK-HX-SOP-×××
版本： 生效日期：	共 页 第 页

1. 目的

规范叶酸的检测实验,确保检测结果的准确性和重复性。

2. 方法和原理

2.1·方法：电化学发光法。

2.2·原理

2.2.1 第 1 步：孵育 30 μl 含有预处理试剂 1 和 2 的样本,结合叶酸从内源性叶酸结合蛋白中释放出。

2.2.2 第 2 步：孵育含有钌标记的叶酸结合蛋白的预处理样本,生成叶酸复合物,其复合物量依赖于样本中分析物浓度。

2.2.3 第 3 步：在添加链霉亲和素包被的微粒和生物素标记的叶酸后,钌复合体标记的叶酸结合蛋白的未结合位点将全部结合,生成钌标记的叶酸结合蛋白-叶酸生物素复合体。复合体在链霉亲和素和生物素相互作用下形成固相。

2.2.4 第 4 步：将反应液吸入检测池中,检测池中的微粒通过电磁作用吸附在电极表面。未结合的物质通过清洗液除去。在电极上加以一定的电压,使复合体化学发光,用光电倍增器检测发光的强度。通过检测仪的校准曲线得到最后的检测结果,校准曲线是通过 2 点校准点和试剂条形码上获得的主曲线生成的。

3. 标本要求与患者准备

3.1·类型：血清。建议空腹 8~12 h 静脉采血,尤以早晨空腹为佳。

3.2·容器：真空采血管中的红盖管。添加剂为促凝剂。

3.3·保存和运送：室温保存,及时送检。在 15~25℃可保存 2 h,在 -20℃可保存 1 个月,只可冻融一次。避光。如果不是立即检测的样本,请放置于 2~8℃。使用分离胶的试管收集血清的稳定性：2~8℃ 24 h。

注意：溶血可能会使叶酸值明显升高,因为红细胞中的叶酸浓度较高。因此,发生溶血的样本不适合用于本分析。另外,必须空腹时采集用于叶酸测定的血清。在进行分析前,请确保患者的标本、校准液及质控标本处于室温(20~25℃)中。由于蒸发因素的影响,标本、校准液及质控标本在放入分析仪后,请在 2 h 内完成测定。

3.4·采血量：静脉血 3 ml。2 500~3 000 r/min 离心 6~10 min,分离血清,待上机。

4. 试剂和仪器

4.1·试剂

4.1.1 来源：××试剂。规格：见试剂说明书。代号：见试剂说明书。

4.1.2 试剂盒组成

4.1.2.1 PT1：预处理试剂 1(灰色瓶盖)，1 瓶，4.0 ml，硫代甘油 53.3 g/L，pH 5.5。

4.1.2.2 PT2：预处理试剂 2(黑色瓶盖)，1 瓶，4.0 ml，氢氧化钠 37 g/L。

4.1.2.3 M(透明瓶盖)：链霉亲和素包被的微粒每瓶 6.5 ml。粒子浓度 0.72 mg/ml，结合力 470 ng 生物素/mg 微粒，微粒经过防腐处理。

4.1.2.4 R1：钌复合物标记的抗叶酸结合蛋白质每瓶 10 ml。浓度 50 μg/L，硼酸盐/磷酸盐缓冲液，pH 5.5。含人血清白蛋白、稳定剂和防腐剂。

4.1.2.5 R2：生物素化叶酸每瓶 8.0 ml。浓度 18 μg/L，生物素 120 μg/L，含稳定剂、人血清白蛋白和硼酸盐缓冲液。

4.1.3 储存和稳定性：15～25℃保存至有效期，保持竖直向上。开封后机上稳定期 2 个星期。

4.1.4 试剂的准备：试剂配套包装，打开包装后直接使用。试剂信息在装载时通过自动扫描条形码读取。试剂应避免形成气泡。

4.2・校准品：每批试剂有一条形码标签，含有该批试剂定标所需的特殊信息。

4.3・质控品：具体见《××全自动电化学发光免疫分析质控程序》。

4.4・仪器：××全自动电化学发光免疫分析仪。

5. 操作步骤

5.1・仪器操作参阅《××全自动电化学发光免疫分析仪标准操作规程》。

5.2・分析参数：详见相关用户指南和仪器说明书。

6. 校准

6.1・校准品计量学溯源：溯源至××参考物质。

6.2・校准品准备与储存：每瓶校准品准确加 1.0 ml 蒸馏水复溶，垂直加盖室温静置 15 min，小心混匀并避免产生气泡，待充分溶解后分装，−20℃冷冻可保存 3 个月(分装的标准品只允许冻融一次)。

6.3・校准条件：在室内质控失控、试剂批号更换后、影响检测的维修或者更换主要部件后。批校准稳定 28 天，盒校准 7 天。

6.4・校准操作：参见仪器标准操作规程。

7. 质控

具体见《××全自动电化学发光免疫分析仪质控程序》。

8. 结果判断

仪器会自动计算叶酸含量，单位是 nmol/L 或 ng/ml。

9. 生物参考区间

4.2～19.8 ng/ml。

10. 性能参数

10.1・精密度：测量重复性小于 1/4 允许总误差(TEa)；测量中间精密度小于 1/3 TEa。正确度：室间质评合格。

10.2·测量区间：30～2 000 pg/ml(22～1 476 pmol/L)。可报告区间：22～1 476 pmol/L，若超出测量区间，结果报告为大于可报告区间的上限。

10.3·干扰和交叉反应：测定结果不受黄疸(胆红素<684 μmol/L 或<40 mg/dl)，脂血(脂肪乳<1 500 mg/dl)和生物素(<123 nmol/L 或<30 ng/ml)的影响。对于因某些疾病需要而接受高剂量生物素治疗的患者(>5 mg/d)，必须在末次生物素治疗 8 h 后采集标本。浓度达 1 500 U/ml 的风湿因子对测定无影响。体外对 56 种常用药物进行试验，未发现有药物影响检测结果。接受某些制药厂的氨甲蝶呤、亚叶酸的患者，可能不适合进行检测，因为叶酸结合蛋白会和这些结合蛋白交叉反应。少数病例中极高浓度的链霉抗生物素蛋白和钌抗体会影响测定结果。

11. 临床意义

叶酸缺乏可引起营养性和巨红细胞性贫血；体内组织叶酸缺乏但当未发生巨幼细胞贫血时，红细胞叶酸测定对判断叶酸缺乏尤其有价值。此外，可见于红细胞过度增生，叶酸利用增加，如溶血性贫血、骨髓增殖性肿瘤等。由于维生素 B_{12} 或叶酸缺乏均可导致巨幼红细胞贫血，因此建议同时测定维生素 B_{12} 和叶酸浓度以正确判定贫血病因。

参考文献

[1] 尚红，王毓三，申子瑜.全国临床检验操作规程[M].4 版.北京：人民卫生出版社,2015.

[2] 万学红，卢雪峰.诊断学[M].8 版.北京：人民卫生出版社,2013.

[3] 中国合格评定国家认可委员会.CNAS-CL02：医学实验室质量和能力认可准则(ISO15189：2012，IDT)[S].2015.

[4] 中国合格评定国家认可委员会.CNAS-CL02-A003：医学实验室质量和能力认可准则在临床化学检验领域的应用说明[S].2018.

（王晓琴　张　宁）

25-羟基维生素 D₃ 检测标准操作规程

××医院检验科临床化学组作业指导书	文件编号：××-JYK-HX-SOP-×××
版本： 生效日期：	共 页 第 页

1. 目的
规范 25-羟基维生素 D₃（25-hydroxy vitamin D₃）的检测实验，确保检测结果的准确性和重复性。

2. 方法和原理
2.1·方法：电化学发光法。

2.2·原理

2.2.1 第 1 步：样本中的维生素 D₃ 与生物素标记的维生素 D 竞争，该生物素标记的维生素 D 与生物素-维生素 D/钌复合物标记的多克隆特异性维生素 D₃ 抗体复合物结合。生物素-维生素 D/钌复合物标记的多克隆特异性维生素 D₃ 抗体免疫复合物的剩余量取决于样本中分析物的浓度。

2.2.2 第 2 步：加入链霉亲和素包被的微粒后，形成的免疫复合体通过生物素与链霉亲和素的相互作用结合到固相。

2.2.3 第 3 步：反应混合物被吸入测量池后通过磁性微粒吸附到电极表面。再由清洗液将未结合物质去除。对电极加一定电压后产生化学发光，用光电倍增器测定发光的强度。根据在分析仪上 2 点定标产生的定标曲线和试剂条形码提供的主曲线的信息换算出结果。

3. 标本要求与患者准备
3.1·类型：血清、血浆。建议空腹 8～12 h 静脉采血，尤以早晨空腹为佳。

3.2·容器：标准采样管或含分离凝胶的试管采集的血清。肝素-锂、K3-EDTA 抗凝的血浆。

3.3·保存和运送

3.3.1 血清：18～25℃稳定 8 h，2～8℃稳定 4 天，-20℃稳定 6 个月。

3.3.2 K3-EDTA 血浆：18～25℃稳定 8 h，2～8℃稳定 4 天，-20℃稳定 6 个月。

3.3.3 肝素-锂血浆：18～25℃稳定 8 h，2～8℃稳定 1 天，禁止冷冻肝素-锂抗凝的血浆。

3.3.4 确保测定前将患者样本、定标液和质控品存储于环境温度（20～25℃）中。

3.3.5 考虑到可能的蒸发效应，上机的样本、定标液和质控品应在 2 h 内测定。

3.4·采血量：静脉血 3 ml。

3.5·处理：检测前离心去除样品中的沉淀。不可使用加热灭活样本。不可使用叠氮化物作为稳定剂的样本和质控品。500～3 000 r/min 离心 6～10 min，分离血清，待上机。

4. 试剂和仪器
4.1·试剂

4.1.1 来源：××试剂。规格：见试剂说明书。代号：见试剂说明书。

4.1.2　试剂盒组成

4.1.2.1　M(透明瓶盖)：链霉亲和素包被的微粒，1瓶，6.5 ml。粒子浓度0.72 mg/ml，含防腐剂。

4.1.2.2　R1(灰色瓶盖)：反应缓冲液，1瓶，8 ml。醋酸盐缓冲液约220 mmol/L，pH 3.9。含白蛋白(人)2 g/L和防腐剂。

4.1.2.3　R2(黑色瓶盖)：钌复合物标记的多克隆抗维生素D_3抗体，维生素D衍生物-生物素，1瓶，9 ml。浓度1.5 mg/L，生物素化的维生素D 0.15 mg/L，磷酸盐缓冲液20 mmol/L，pH 6.5，含防腐剂。

4.1.2.4　维生素D_3(25-羟基)定标液；1、2和3各有2×2 ml质控液，两水平。

4.1.3　储存和稳定性：存放于2～8℃。请垂直摆放维生素D_3(25-羟基)试剂盒，确保使用前自动混合过程中微粒完全有效。未开瓶试剂盒置2～8℃，最长稳定至失效期。开封后机上稳定期2个星期。

4.1.4　试剂的准备：试剂配套包装，打开包装后直接使用。试剂信息在装载时通过芯片自动读取。试剂应避免形成气泡。

4.2·校准品：每个维生素D_3(25-羟基)试剂组带有一个含有各批试剂定标具体信息的条形码标签。

4.3·质控品：具体见《××全自动电化学发光免疫分析仪质控程序》。

4.4·仪器：××全自动电化学发光免疫分析仪。

5. 操作步骤

5.1·仪器操作参阅《××全自动电化学发光免疫分析仪标准操作规程》。

5.2·分析参数：详见相关用户指南和仪器说明书。

6. 校准

6.1·校准品计量学溯源：溯源至××参考物质。

6.2·校准品准备与储存：每瓶校准品准确加1.0 ml蒸馏水复溶，垂直加盖室温静置15 min，小心混匀并避免产生气泡，待充分溶解后分装，-20℃冷冻可保存3个月(分装的标准品只允许冻融一次)。

6.3·校准条件：在室内质控失控、试剂批号更换后、影响检测的维修或者更换主要部件后。批校准稳定28天，盒校准7天。

6.4·校准操作：每个维生素D_3(25-羟基)试剂组带有一个含有各批试剂定标具体信息的条形码标签。使用维生素D_3(25-羟基)定标液使预定义的主曲线适用于分析仪。

7. 质控

具体见《××全自动电化学发光免疫分析仪质控程序》。

8. 结果判断

分析仪自动计算出各样本中被测物浓度(ng/ml或nmol/L)，结果传输到LIS检验系统。

9. 生物参考区间

25-羟基维生素D_3浓度为≥30 ng/ml(≥75 nmol/L)(国标WS/T 404.2-2012)。

10. 性能参数

10.1 · 精密度：测量重复性小于 1/4 允许总误差（TEa）；测量中间精密度小于 1/3 TEa。正确度：室间质评合格。

10.2 · 测量区间：10～250 nmol/L。可报告区间：4～100 ng/ml 或 10～250 nmol/L，低于检测极限时报告值为＜4 ng/ml（＜10 nmol/L），超出测量范围时报告值为＞100 ng/ml（＞250 nmol/L）。

10.3 · 干扰和交叉反应：下列物质与浓度为 30 ng/ml 和 80 ng/ml 的 25 -羟基维生素 D_3 共同检测时，发现有交叉反应，见表 9-5。

表 9-5　25 -羟基维生素 D_3 干扰物质

项　　目	检测浓度 （ng/ml）	交叉反应性 （%）
25 -羟基维生素 D_2	1 000	＜10
24,25 -二羟基维生素 D_3	1 000	＜20
1,25 -二羟基维生素 D_{3c}	不适用	最大 100
胆钙化甾醇（维生素 D_3）	5 000	＜1
麦角钙化甾醇（维生素 D_2）	5 000	＜1

注：血清中循环 1,25 -二羟基维生素 D_3 的水平约低于循环 25 -羟基维生素 D_3 1 000 倍。与 PTH 的 1-84,1-34 和 7-84 片段无交叉反应性。

11. 临床意义

维生素 D 是一种脂溶性类固醇激素前体，有两种形式维生素 D_3（胆钙化甾醇）和维生素 D_2（麦角钙化甾醇）。维生素 D_3 主要由皮肤经光照后产生，维生素 D_2 只能从强化食品或食品补充剂中获取，正常情况下体内 90% 是维生素 D_3。在人体内，维生素 D_3 和维生素 D_2 与血浆中维生素 D 结合蛋白结合，并转运到肝脏，两者经羟基化成为 25 -羟基维生素 D。然后在肾脏中进一步羟基化成具有生物活性的 1,25（OH)$_2$ 维生素 D。1,25（OH)$_2$ 维生素 D 半衰期短、在体内含量低。循环中 25 -羟基维生素 D 的半衰期为 2～3 周，是人体内维生素 D 的主要储存形式。血清中检测出来的 95% 以上的 25 -羟基维生素 D 为 25 -羟基维生素 D_3，而只有服用了维生素 D_2 补充剂的患者，25 -羟基维生素 D_2 才能达到检测水平。因此，检测 25 -羟基维生素 D_3 能够反映机体维生素 D 的水平。维生素 D 是维持骨骼健康的主要元素。儿童期维生素 D 的严重缺乏将导致骨骼畸形，即佝偻病。轻度缺乏将导致食物钙的利用效率下降。维生素 D 缺乏将导致肌肉乏力；对于中老年人，维生素 D 缺乏对肌肉功能的影响还会增加跌倒风险。维生素 D 缺乏是继发性甲状旁腺功能亢进症的常见病因。提高 PTH 含量，特别是提高缺乏维生素 D 的老年人的甲状旁腺激素含量会导致骨软化症、骨转化增高、骨量降低，并有骨折的危险。25 -羟基维生素 D 含量低还与骨密度低有关。与其他临床资料结合，检测结果有助于判定骨代谢。到目前为止，已发现维生素 D 可影响 200 多种不同基因的表达。维生素 D 缺乏与糖尿病、不同种类的癌症、心血管疾病、自身免疫性疾病和先天性免疫性疾病有关。

参考文献

[1] 尚红,王毓三,申子瑜.全国临床检验操作规程[M].4版.北京：人民卫生出版社,2015.

[2] 万学红,卢雪峰.诊断学[M].8版.北京：人民卫生出版社,2013.

[3] 中国合格评定国家认可委员会.CNAS-CL02：医学实验室质量和能力认可准则(ISO15189：2012,IDT)[S].2015.

[4] 中国合格评定国家认可委员会.CNAS-CL02-A003：医学实验室质量和能力认可准则在临床化学检验领域的应用说明[S].2018.

（王晓琴　张　宁）

动脉血酸碱度检测标准操作规程

××医院检验科临床化学组作业指导书	文件编号：××-JYK-HX-SOP-×××
版本： 生效日期：	共 页 第 页

1. 目的

规范动脉血酸碱度(pH)的检测实验,确保检测结果的准确性和重复性。

2. 方法和原理

2.1·方法：离子选择性电极法。

2.2·原理：酸碱度(pH)是利用电极进行测量的。pH电极是一种以ISE为基础的技术,是一种半电池在与外部参考电极相接时形成的电化学电池。它包含一根氯化银金属丝,被缓冲液所浸泡。一张高灵敏度的膜专门将样品与溶液中氢离子相隔离。当样品与pH电极上的膜相接触时,膜电压将由氢离子在膜上的交换而产生。氯化银内部传导器将电压传送至电压计上,此处可与参考电极的恒定电压相比较。最后测得的电压反映了样品中氢离子的浓度并且被用于报告样品的pH。

3. 标本要求

3.1·类型：动脉血。建议患者应处于安静、呼吸稳定的状态,穿刺时应尽量减少患者的疼痛感。

3.2·容器：含肝素的采血注射器。

3.3·保存和运送：及时送检,若在短时间无法测定,应将标本置于4℃冰箱内,保存不超过1 h,以免影响检验结果。

3.4·采血量：动脉全血2 ml。

4. 试剂和仪器

4.1·试剂

4.1.1 来源：××试剂。规格：见试剂说明书。代号：见试剂说明书。

4.1.2 试剂盒组成：参见《全血钠离子(Na)标准操作规程》。

4.2·校准品：原装配套校准品。

4.3·质控品：原装配套多项质控品。

4.4·仪器：××血气分析仪。

5. 操作步骤

5.1·仪器操作参阅《××血气分析仪标准操作规程》。

5.1.1 检测过程流程：签收样品→编号→上机检测→审核报告→签发报告。

5.1.2 标本处理：标本上下颠倒混匀。

5.1.3 标本检测：先弃用第一滴血,把注射器插入样品孔,点击"Analyze",仪器自动吸样。吸样完毕,仪器提示把样品取出。结果自动传送到LIS系统。

5.1.4 审核结束后将样本丢弃在专用利器盒。

5.2·分析参数：详见相关用户指南和仪器说明书。

6. 校准

6.1·校准品计量学溯源：溯源至××参考物质。

6.2·校准品准备与储存：见校准品说明书。

6.3·校准条件：在室内质控失控、试剂批号更换后、影响检测的维修或者更换主要部件后等情况。

6.4·校准操作：按"Status"→"Calibrate"→输入密码→选择定标类型"1 - Point""2 - Point" or "Full"→"Start"开始定标。1点定标是系统每隔30 min执行一次自动定标，操作人员也可手动定标，系统每隔1 h执行一次该定标，在进行大保养或更换试剂包后应进行全点定标。

7. 质控

具体操作见《××血气分析仪质控程序》。

8. 结果判断

仪器会自动计算酸碱度（pH）。

9. 生物参考区间

7.35～7.45。

10. 性能参数

精密度允许范围：$\overline{X} \pm 0.013$。正确度允许范围：$\overline{X} \pm 0.02$。可报告区间：6.00～8.00，若超出测量区间，结果报告为大于可报告区间的上限。

11. 临床意义

pH是临床上诊断酸碱平衡紊乱的重要依据。酸中毒是由于呼吸障碍（高$PaCO_2$）引起或由于低代谢引起（包括酸中毒、乳酸过多、尿毒症、严重的腹泻、醛固酮减少症、肾小管疾病、药物或几个特殊物质的中毒所引起的）。碱中毒（高pH）由于呼吸过度（低$PaCO_2$）或高代谢所引起（包括大量呕吐、胃排泄过多、药物引起、肾上腺皮质功能亢进、钾消耗过多或碱摄取过量）。严重的pH异常反映了某种潜在的有生命危险的病理生理状态，这种状态必须及时纠正。

参考文献

尚红，王毓三，申子瑜.全国临床检验操作规程[M].4版.北京：人民卫生出版社，2015.

（王晓琴 张 宁）

动脉血二氧化碳分压检测标准操作规程

××医院检验科临床化学组作业指导书	文件编号：××-JYK-HX-SOP-×××
版本：	生效日期：	共 页 第 页

1. 目的

规范动脉血二氧化碳分压（$PaCO_2$）的检测实验，确保检测结果的准确性和重复性。

2. 方法和原理

2.1・方法：电极法。

2.2・原理：CO_2 电极是以 Severinghaus and Bradley 所描述的电极为基础。CO_2 电极是一种完全的电化学电池，这是有测量电极和内部参考电极所组成。测量电极被氯化物重碳酸盐所浸泡。可透过气态二氧化碳的膜可以将样品与这种溶液隔开。内部参考电极，包括被氯化重碳酸盐所浸泡的氯化银电极，可以供给不变的电压。当样品与膜相接触时，二氧化碳分散到氯化物重碳酸盐溶液中，从而导致了氢离子浓度的改变：

$$CO_2 + H_2O \longrightarrow HCO_3^- + H^+$$

内部 pH 电极探测氢离子浓度在氯化物重碳酸盐溶液中的改变并且产生半电池的电压。这种电压，当与参考电极的固定电压相比较时，产生了一种测量值，这种测量值是反映在氯化物重碳酸盐溶液中 pH 的改变。这种 pH 的改变是与二氧化碳分压的对数有关的。

3. 标本要求与患者准备

3.1・类型：动脉血。建议患者应处于安静、呼吸稳定的状态，穿刺时应尽量减少患者的疼痛感。

3.2・容器：含肝素的采血注射器。

3.3・保存和运送：及时送检，若在短时间无法测定，应将标本置于 4℃冰箱内，保存不超过 1 h，以免影响检验结果。

3.4・采血量：动脉全血 2 ml。

4. 试剂和仪器

4.1・试剂

4.1.1 来源：××试剂。规格：见试剂说明书。代号：见试剂说明书。

4.1.2 试剂盒组成：参见《全血钠离子（Na）标准操作规程》。

4.2・校准品：原装配套校准品。

4.3・质控品：原装配套多项质控品。

4.4・仪器：××血气分析仪。

5. 操作步骤

5.1・仪器操作参阅《××血气分析仪标准操作规程》。

5.1.1　检测过程流程：签收样品→编号→上机检测→审核报告→签发报告。

5.1.2　标本处理：标本上下颠倒混匀。

5.1.3　标本检测：先弃用第一滴血，把注射器插入样品孔，点击"Analyze"，仪器自动吸样。吸样完毕，仪器提示把样品取出。结果自动传送到 LIS 系统。

5.1.4　审核结束后将样本丢弃在专用利器盒。

5.2·分析参数：详见相关用户指南和仪器说明书。

6. 校准

6.1·校准品计量学溯源：溯源至××参考物质。

6.2·校准品准备与储存：见校准品说明书。

6.3·校准条件：在室内质控失控、试剂批号更换后、影响检测的维修或更换主要部件后等情况。

6.4·校准操作：按"Status"→"Calibrate"→输入密码→选择定标类型"1 - Point"、"2 - Point" or "Full"→"Start"开始定标。1 点定标是系统每隔 30 min 执行一次自动定标，操作人员也可手动定标，系统每隔 1 h 执行一次该定标，在进行大保养或更换试剂包后应进行全点定标。

7. 质控

具体操作见《××血气分析仪质控程序》。

8. 结果判断

仪器会自动计算 $PaCO_2$。

9. 生物参考区间

$35\sim45$ mmHg。

10. 性能参数

10.1·精密度：$\leqslant2.67\%$。正确度：$\leqslant4\%$。

10.2·可报告区间：$5.0\sim250.0$ mmHg。若超出测量区间，结果报告为大于可报告区间的上限。

11. 临床意义

二氧化碳是在正常的细胞代谢过程中产生的，并且释放到血液中，经肾、肺进行排泄。$PaCO_2$ 溶于血液中，并且以碳酸盐（HCO_3^-）的形式通过血液进行运输。CO_2 是以一种动态形式存在的。

11.1·病理性增高常见于以下 2 种情况。

11.1.1　呼吸性酸中毒时，肺通气不足，致二氧化碳潴留。

11.1.2　代谢性碱中毒代偿期，由于体内碱性物质囤积过多，使机体代偿性肺通气减慢，二氧化碳潴留。

11.2·病理性降低常见于以下 2 种情况。

11.2.1　呼吸性碱中毒时，肺通气过度，致二氧化碳排出过多。

11.2.2　代谢性酸中毒代偿期，由于体内酸性物质囤积过多，使机体代偿性肺通气加快，二氧化碳排出过多。

参考文献

尚红,王毓三,申子瑜.全国临床检验操作规程[M].4版.北京：人民卫生出版社,2015.

（王晓琴　张　宁）

动脉血氧分压检测标准操作规程

××医院检验科临床化学组作业指导书	文件编号：××-JYK-HX-SOP-×××
版本： 生效日期：	共 页 第 页

1. 目的

规范动脉血氧分压（PaO_2）的检测实验，确保检测结果的准确性和重复性。

2. 方法和原理

2.1·方法：电极法。

2.2·原理：O_2电极是以 Clark 所描述的电极为基础。O_2电极是一种完全的电化学电池，这种电池是与电流计相结合的。电极是有阴极的铂（Pt）和阳极的银（Ag）、电解溶液和能透过气体的膜组成的。

恒定电压即做偏振电压，维持在正负极之间。由于样品中的可溶性氧穿过膜进入到电解液时，它在负极减少：

$$O_2 + 2H_2O + 4e^- \longrightarrow 4OH^-$$

当银被氧化时，这一电路在正极得以完成：

$$4Ag \longrightarrow 4Ag^+ + 4e^-$$

所减少的氧原子与在负极所获得的电子数是成比例的。因此，通过测量正负极之间电流的改变，就可得到电解液中氧原子的量。

3. 标本要求与患者准备

3.1·类型：动脉血。建议患者应处于安静、呼吸稳定的状态，穿刺时应尽量减少患者的疼痛感。

3.2·容器：含肝素的采血注射器。

3.3·保存和运送：及时送检，若在短时间无法测定，应将标本置于 4℃冰箱内，保存不超过 1 h，以免影响检验结果。

3.4·采血量：动脉全血 2 ml。

4. 试剂和仪器

4.1·试剂

4.1.1 来源：××试剂。规格：见试剂说明书。代号：见试剂说明书。

4.1.2 试剂盒组成：参见《全血钠离子（Na）标准操作规程》。

4.2·校准品：原装配套校准品。

4.3·质控品：原装配套多项质控品。

4.4·仪器：××血气分析仪。

5. 操作步骤

5.1·仪器操作参阅《××血气分析仪标准操作规程》。

5.1.1 检测过程流程：签收样品→编号→上机检测→审核报告→签发报告。

5.1.2 标本处理：标本上下颠倒混匀。

5.1.3 标本检测：先弃用第一滴血，把注射器插入样品孔，点击"Analyze"，仪器自动吸样。吸样完毕，仪器提示把样品取出。结果自动传送到 LIS 系统。

5.1.4 审核结束后将样本丢弃在专用利器盒。

5.2·分析参数：详见相关用户指南和仪器说明书。

6. 校准

6.1·校准品计量学溯源：溯源至××参考物质。

6.2·校准品准备与储存：见校准品说明书。

6.3·校准条件：在室内质控失控、试剂批号更换后、影响检测的维修或更换主要部件后等情况。

6.4·校准操作：按"Status"→"Calibrate"→输入密码→选择定标类型"1‐Point"、"2‐Point" or "Full"→"Start"开始定标。1点定标是系统每隔 30 min 执行一次自动定标，操作人员也可手动定标，系统每隔 1 h 执行一次该定标，在进行大保养或更换试剂包后应进行全点定标。

7. 质控

具体操作见《××血气分析仪质控程序》。

8. 结果判断

仪器会自动计算 PaO_2。

9. 生物参考区间

$80 \sim 100$ mmHg。

10. 性能参数

10.1·精密度（CV）：$\leqslant PaO_2 \pm 1S$。正确度（BIAS）：$\leqslant PaO_2 \pm 1.5S$。

10.2·测量区间：$0 \sim 800$ mmHg。可报告区间：$0 \sim 800$ mmHg，若超出测量区间，结果报告为大于可报告区间的上限。

11. 临床意义

氧是人体中的细胞和组织所必需的。心肺系统负责把氧运送到细胞。

11.1·病理性降低常见于以下情况。

11.1.1 肺部通气功能障碍，如支气管痉挛、黏膜肿胀、分泌物增多、慢性阻塞性肺气肿等使气道狭窄，通气受阻。

11.1.2 肺部换气功能障碍，如肺泡周围毛细血管痉挛、血管栓塞、炎症、肺泡组织纤维化及肺不张、肺萎缩等，使肺泡组织不能有效地进行气体交换。

11.1.3 氧供应不足。

11.1.4 $PaO_2 < 7.31$ kPa（55 mmHg）提示呼吸功能衰竭；< 5.32 kPa（40 mmHg）即可出现口唇发绀；< 3.99 kPa（30 mmHg）提示慢性肺部疾病预后不良；< 2.66 kPa（20 mmHg）时患者往往昏迷，有生命危险；但长期慢性缺氧患者和高原患者由于已耐受低氧环境，可例外。

11.2·病理性增高常见于以下情况。

11.2.1 氧治疗过度。

11.2.2 麻醉和呼吸功能衰竭治疗过程中,由于呼吸器的使用也可造成血氧分压升高。

参考文献

尚红,王毓三,申子瑜.全国临床检验操作规程[M].4版.北京:人民卫生出版社,2015.

（王晓琴　张　宁）

动脉血氧饱和度检测标准操作规程

××医院检验科临床化学组作业指导书	文件编号：××-JYK-HX-SOP-×××
版本： 生效日期：	共 页 第 页

1. 目的

规范动脉血氧饱和度（SaO_2）的检测实验，确保检测结果的准确性和重复性。

2. 方法和原理

2.1 · 方法：计算所得。

2.2 · 原理：血红蛋白氧饱和度（SaO_2）是血红蛋白与氧结合的量和能与氧结合的总血红蛋白的比值。血红蛋白的氧含量、血红蛋白的氧饱和度以及氧容量，对于计算血中氧的含量来讲都是有用的参数。这种氧实际是可被组织所利用的，并且可被用于计算氧治疗的效果。血红蛋白氧饱和度是以百分比的形式来表示的，按以下公式来进行计算：

$$SaO_2(\%) = (HbO_2)/(全部\ Hb) \times 100\%$$

动脉血氧含量（CaO_2）是被血携带的氧的总浓度，包括与血红蛋白结合的氧和溶解在血浆中的氧以及溶解在流动的红细胞中的氧。通常溶解的氧在大多数情况下是不重要的。然而，血红蛋白在很低的水平或患者接受高压氧治疗时，溶解性的氧也许是氧含量的重要来源，从而使氧得到运输。CaO_2 可以使用 NCCLS 所推荐的以下关系式算出：

$$CaO_2 = (HbO_2 \times 1.39 \times ctHb + 0.003\ 14 \times PaO_2)$$

公式中的 ctHb 以 g/dl 表达。

3. 标本要求与患者准备

3.1 · 类型：动脉血。建议患者应处于安静、呼吸稳定的状态，穿刺时应尽量减少患者的疼痛感。

3.2 · 容器：含肝素的采血注射器。

3.3 · 保存和运送：及时送检，若在短时间无法测定，应将标本置于4℃冰箱内，保存不超过1h，以免影响检验结果。

3.4 · 采血量：动脉全血2 ml。

4. 试剂和仪器

4.1 · 试剂

4.1.1 来源：××试剂。规格：见试剂说明书。代号：见试剂说明书。

4.1.2 试剂盒组成：参见《全血钠离子（Na）标准操作规程》。

4.2 · 校准品：原装配套校准品。

4.3 · 质控品：原装配套多项质控品。

4.4 · 仪器：××血气分析仪。

5. 操作步骤

5.1·仪器操作参阅《××血气分析仪标准操作规程》。

5.1.1　检测过程流程：签收样品→编号→上机检测→审核报告→签发报告。

5.1.2　标本处理：标本上下颠倒混匀。

5.1.3　标本检测：先弃用第一滴血，把注射器插入样品孔，点击"Analyze"，仪器自动吸样。吸样完毕，仪器提示把样品取出。结果自动传送到 LIS 系统。

5.1.4　审核结束后将样本丢弃在专用利器盒。

5.2·分析参数：详见相关用户指南和仪器说明书。

6. 校准

6.1·校准品计量学溯源：溯源至××参考物质。

6.2·校准品准备与储存：见校准品说明书。

6.3·校准条件：在室内质控失控、试剂批号更换后、影响检测的维修或更换主要部件后等情况。

6.4·校准操作：按"Status"→"Calibrate"→输入密码→选择定标类型"1 - Point""2 - Point" or "Full"→"Start"开始定标。1 点定标是系统每隔 30 min 执行一次自动定标，操作人员也可手动定标，系统每隔 1 h 执行一次该定标，在进行大保养或更换试剂包后应进行全点定标。

7. 质控

具体操作见《××血气分析仪质控程序》。

8. 结果判断

仪器会自动计算血氧饱和度。

9. 生物参考区间

$91.9\% \sim 99.0\%$。

10. 性能参数

精密度允许范围：$\overline{X} \pm 0.013$。正确度允许范围：$\overline{X} \pm 0.02$。可报告区间：$45\% \sim 110\%$，若超出测量区间，结果报告为大于可报告区间的上限。

11. 临床意义

氧饱和度（SaO_2）是指在一定的 PaO_2 下，HbO_2 占全部 Hb 的百分比。

11.1·由于氧供应不足或肺部通气、换气障碍，导致组织缺氧，此时，PaO_2、SaO_2、CaO_2 均降低。

11.2·由于患者贫血，血红蛋白降低，血液携带的氧减少，因而 CaO_2 降低，PaO_2 和 SaO_2 正常。

11.3·由于心力衰竭、休克等原因，血循环淤滞，流经组织的血液量不足导致组织缺氧，此时，PaO_2、SaO_2、CaO_2 可正常，但静脉血氧分压（PvO_2）、静脉血氧饱和度（SvO_2）、静脉血氧含量（CvO_2）明显降低。

11.4·严重的酸中毒、酒精中毒时，组织利用氧减少，PaO_2、SaO_2、CaO_2 正常，但 PvO_2、

SvO_2、CvO_2 升高。

11.5·一氧化碳中毒、高铁血红蛋白血症时,血红蛋白和氧结合的能力降低,PaO_2 正常,而 SaO_2、CaO_2 下降。

参考文献

尚红,王毓三,申子瑜.全国临床检验操作规程[M].4 版.北京:人民卫生出版社,2015.

（王晓琴　张　宁）

泌乳素检测标准操作规程

××医院检验科临床化学组作业指导书	文件编号：××-JYK-HX-SOP-×××
版本：	生效日期：	共　页　第　页

1. 目的

规范泌乳素(prolactin)的检测实验,确保检测结果的准确性和重复性。

2. 方法和原理

2.1·方法：电化学发光法。

2.2·原理

2.2.1　第1步：样本中的泌乳素与生物素标记的泌乳素单克隆特异性抗体竞争,该生物素标记的泌乳素与生物素-泌乳素/钌复合物标记的多克隆特异性泌乳素抗体复合物结合。生物素-泌乳素/钌复合物标记的多克隆特异性泌乳素抗体免疫复合物的剩余量取决于样本中分析物的浓度。

2.2.2　第2步：添加钌(Ru)标记的泌乳素特异性单克隆抗体和包被链霉素的磁珠微粒进行孵育,形成双抗体夹心免疫复合物,并与磁珠固相载体通过生物素和链霉素的作用结合。

2.2.3　第3步：反应混合物被吸入测量池后通过磁性微粒吸附到电极表面。再由清洗液将未结合物质去除。对电极加一定电压后产生化学发光,用光电倍增器测定发光的强度。根据在分析仪上2点定标产生的定标曲线和试剂条形码提供的主曲线的信息换算出结果。

3. 标本要求与患者准备

3.1·类型：血清、血浆。患者在采血前24 h内应避免剧烈运动和饮酒,不宜改变饮食和睡眠习惯。空腹静脉采血,采血时间以上午7～9点为宜,门诊患者提倡静坐15 min后采血。

3.2·容器：标准采样管或含分离凝胶的试管采集的血清。肝素-锂、K3-EDTA抗凝的血浆。

3.3·保存和运送：2～8℃可保存14 h；-20℃可保存6个月。仅能冻融一次。

3.4·采血量：静脉血3 ml。

3.5·处理：检测前离心去除样品中的沉淀。不可使用加热灭活样本。不可使用叠氮化物作为稳定剂的样本和质控品。2 500～3 000 r/min离心6～10 min,分离血清,待上机。

4. 试剂和仪器

4.1·试剂

4.1.1　来源：××试剂。规格：见试剂说明书。代号：见试剂说明书。

4.1.2　试剂盒组成

4.1.2.1　M(透明瓶盖)：链霉亲和素包被的微粒,1瓶,6.5 ml。粒子浓度0.72 mg/ml,含防腐剂。

4.1.2.2　R1(灰色瓶盖)：生物素化的抗PROL单克隆抗体,1瓶,10 ml,浓度0.7 mg/L,

磷酸缓冲液 50 mmol/L,pH 7.0,含防腐剂。

4.1.2.3　R2(黑色瓶盖):钌复合物标记的抗 PROL 单克隆抗体,1 瓶,10 ml,浓度 0.35 mg/L,磷酸缓冲液 50 mmol/L,pH 7.0,含防腐剂。

4.1.2.4　××定标液(CalSet)和××通用质控品,两水平。

4.1.3　储存和稳定性

4.1.3.1　存放于 2~8℃。请垂直摆放试剂盒,确保使用前自动混合过程中微粒完全有效。

4.1.3.2　稳定性:未开瓶试剂盒置 2~8℃,最长稳定至失效期。开封后,2~8℃ 12 周。

4.1.4　试剂的准备:试剂配套包装,打开包装后直接使用。试剂信息在装载时通过芯片自动读取。试剂应避免形成气泡。

4.2·校准品:每批试剂有一条形码标签,含有该批试剂定标所需的特殊信息。

4.3·质控品:具体见《××全自动电化学发光免疫分析质控程序》。

4.4·仪器:××全自动电化学发光免疫分析仪。

5. 操作步骤

5.1·仪器操作参阅《××全自动电化学发光免疫分析仪标准操作规程》。

5.2·分析参数:详见相关用户指南和仪器说明书。

6. 校准

6.1·校准品计量学溯源:溯源至××参考物质。

6.2·校准品准备与储存:每瓶校准品准确加 1.0 ml 蒸馏水复溶,垂直加盖室温静置 15 min,小心混匀并避免产生气泡,待充分溶解后分装,−20℃冷冻可保存 3 个月(分装的标准品只允许冻融一次)。

6.3·校准条件:在室内质控失控、试剂批号更换后、影响检测的维修或者更换主要部件后。批校准稳定 28 天,盒校准 7 天。

6.4·校准操作:每个试剂组带有一个含有各批试剂定标具体信息的条形码标签。使用 CalSet,使预定义的主曲线适用于分析仪。

7. 质控

具体见《××全自动电化学发光免疫分析仪质控程序》。

8. 结果判断

分析仪自动计算出各样本中被测物浓度(ng/ml 或 nmol/L),结果传输到 LIS 检验系统。

9. 生物参考区间

9.1·男性:4.04~15.2 ng/ml。

9.2·女性(未妊娠):4.79~23.3 ng/ml。

9.3·如有必要,可建立自己的参考范围。

10. 性能参数

10.1·精密度:测量重复性小于 1/4 允许总误差(TEa);测量中间精密度小于 1/3 TEa。正确度:室间质评合格。

10.2·测量区间:1.00~10 000 μU/ml。可报告区间:0.47~426 ng/ml,若超出测量区

间,结果报告为大于可报告区间的上限。

10.3·干扰和交叉反应

10.3.1 以下情况检测结果不受干扰:黄疸(胆红素<513 μmol/L 或<30 mg/dl),溶血(血红蛋白<0.932 mmol/L 或<1.5 g/dl),脂血(三酰甘油<1 500 mg/dl)和生物素<164 nmol/L 或<40 ng/ml。

10.3.2 对于接受高剂量生物素治疗的患者(>5 mg/d),需在末次生物素治疗 8 h 后采集样本。类风湿因子≤1 100 U/ml 时,检测结果不受影响。高达 270 000 μU/ml(12 690 ng/ml)的高浓度样本不产生高剂量的钩镰效应。对 16 种常用药物进行试验,未发现会影响检测结果。少数病例中,高滴度的抗分析物特异性抗体(如 HAMA),钌抗体和生物素抗体会影响检测结果。通过适宜的实验设计可将影响因素降到最低。

10.3.3 检测泌乳素时,需注意样本的采集时间。因为泌乳素经垂体分泌,受生物钟影响。哺乳和压力会促进生理性泌乳素分泌。另外,血清泌乳素浓度升高与多种药物(如二苯二氮䓬类、吩噻嗪)、TRH 和雌激素有关。多巴胺、左旋多巴和麦角胺衍生物抑制泌乳素的分泌。若怀疑测定的高泌乳素值,则推荐使用聚乙二醇(PEG)进行沉淀预处理以判定有生物活性的单体泌乳素浓度。详细信息参见"使用聚乙二醇(PEG)沉淀作用对标本进行预处理"部分。

10.3.4 以诊断为目的,对检测结果评价时,必须结合患者病史、临床检查和其他临床资料。

11. 临床意义

11.1·产后和新生儿的泌乳素水平升高,但是异常的高水平在女性中常伴有闭经泌乳、性功能下降、月经不调等症状。患 PRL 瘤的男性绝大多数性功能低下。因此,对于无生育能力的妇女、闭经泌乳的妇女和男性性功能低下者都应测定 PRL。高 PRL 血症还与卵巢类固醇激素分泌的抑制、卵泡成熟、促黄体激素和促卵泡激素的分泌有关。

11.2·高 PRL 血症的病理因素:下丘脑功能和器官疾病、甲状腺功能减退和肾衰竭等。促甲状腺激素释放激素(TRH)分泌增多刺激释放出 PRL 的同时,血清 T4 水平降低,促甲状腺素浓度升高,导致原发性甲状腺功能减退,血清 PRL 水平升高。

11.3·多种药物会对测定结果造成一定的影响,如口服避孕药、西咪替丁等;使用左旋多巴可抑制 PRL 分泌;使用精神科药物(吩噻嗪)、抗高血压药物(利血平)等会使 PRL 分泌增多。

11.4·正常个体出现泌乳素缺乏的现象很罕见。

参考文献

[1] 尚红,王毓三,申子瑜.全国临床检验操作规程[M].4 版.北京:人民卫生出版社,2015.

[2] 万学红,卢雪峰.诊断学[M].8 版.北京:人民卫生出版社,2013.

[3] 中国合格评定国家认可委员会.CNAS - CL02:医学实验室质量和能力认可准则(ISO15189:2012,IDT)[S].2015.

[4] 中国合格评定国家认可委员会.CNAS - CL02 - A003:医学实验室质量和能力认可准则在临床化学检验领域的应用说明[S].2018.

(王晓琴 张 宁)

促肾上腺皮质激素检测标准操作规程

××医院检验科临床化学组作业指导书	文件编号：××-JYK-HX-SOP-×××
版本： 生效日期：	共 页 第 页

1. 目的

规范促肾上腺皮质激素（ACTH）的检测实验，确保检测结果的准确性和重复性。

2. 方法和原理

2.1·方法：电化学发光法。

2.2·原理

2.2.1 第1步：样本、生物素化的单克隆 ACTH 特异性抗体和钌复合物标记的单克隆 ACTH 特异性抗体反应生成一种夹心复合物。

2.2.2 第2步：添加包被链霉素的磁珠微粒，复合物通过生物素、链霉素之间的反应结合到微粒上。

2.2.3 第3步：反应混合物被吸入测量池后通过磁性微粒吸附到电极表面。再由 ProCell 将未结合物质去除。对电极加一定电压后产生化学发光，用光电倍增器测定发光的强度。根据在分析仪上2点定标产生的定标曲线和试剂条形码提供的主曲线的信息换算出结果。

3. 标本要求与患者准备

3.1·类型：血浆。患者在采血前24 h 内应避免剧烈运动和饮酒，不宜改变饮食和睡眠习惯。空腹静脉采血，采血时间以上午7～9点为宜，门诊患者提倡静坐15 min 后采血。

3.2·容器：K2 和 K3-EDTA 抗凝血浆，采用经过硅化处理玻璃管或塑料管收集。仅使用经过预冷处理过的真空抗凝管。

3.3·保存和运送：采血后，将取样管直接放在冰上。2～8℃可保存2 h，-20℃可保存4周，避免反复冻融。

3.4·采血量：静脉血3 ml。

3.5·处理：使用带冷藏功能的离心机，2 500～3 000 r/min 离心6～10 min 分离血浆。立即检测样本或在-20℃条件下冷冻。检测前离心去除样品中的沉淀。不可使用加热灭活样本。不可使用叠氮化物作为稳定剂的样本和质控品。

4. 试剂和仪器

4.1·试剂

4.1.1 来源：××试剂。规格：见试剂说明书。代号：见试剂说明书。

4.1.2 试剂盒组成

4.1.2.1 M(透明瓶盖)：包被链霉素的磁珠微粒，每瓶6.5 ml。粒子浓度0.72 mg/ml，含防腐剂。

4.1.2.2 R1(灰色瓶盖):生物素化的 Anti – ACTH 抗体,每瓶 8 ml,浓度 0.3 mg/L,MESb 缓冲液 50 mmol/L,pH 6.2,含防腐剂。

4.1.2.3 R2(黑色瓶盖):钌复合物标记的 Anti – ACTH 抗体,每瓶 8 ml,浓度 0.3 mg/L,MES 缓冲液 50 mmol/L,pH 6.2,含防腐剂。

4.1.2.4 ACTH 定标液(CalSet)和通用质控品 1 和 2,两水平。

4.1.3 储存和稳定性

4.1.3.1 存放于 2~8℃。请垂直摆放试剂盒,确保使用前自动混合过程中微粒完全有效。

4.1.3.2 稳定性:未开瓶试剂盒置 2~8℃,最长稳定至失效期。开封后,2~8℃ 12 周。

4.1.4 试剂的准备:试剂配套包装,打开包装后直接使用。试剂信息在装载时通过芯片自动读取。试剂应避免形成气泡。

4.2·校准品:每批试剂有一条形码标签,含有该批试剂定标所需的特殊信息。

4.3·质控品:具体见《××全自动电化学发光免疫分析质控程序》。

4.4·仪器:××全自动电化学发光免疫分析仪。

5. 操作步骤

5.1·仪器操作参阅《××全自动电化学发光免疫分析仪标准操作规程》。

5.2·分析参数:详见相关用户指南和仪器说明书。

6. 校准

6.1·校准品计量学溯源:溯源至××参考物质。

6.2·校准品准备与储存:每瓶校准品准确加 1.0 ml 蒸馏水复溶,垂直加盖室温静置 15 min,小心混匀并避免产生气泡,待充分溶解后分装,−20℃冷冻可保存 3 个月(分装的标准品只允许冻融一次)。

6.3·校准条件:在室内质控失控、试剂批号更换后、影响检测的维修或者更换主要部件后。批校准稳定 28 天,盒校准 7 天。

6.4·校准操作:每个试剂组带一个含有各批试剂定标具体信息的条形码标签。使用 CalSet,使预定义的主曲线适用于分析仪。

7. 质控

具体见《××全自动电化学发光免疫分析仪质控程序》。

8. 结果判断

分析仪自动计算得出每份标本的测定浓度(单位可为 pg/ml 或 pmol/L)。

9. 生物参考区间

354 名健康人群用血浆测得的值范围(5%~95%):7.2~63.3 pg/ml(1.6~13.9 pmol/L)。不同生理条件下 ACTH 浓度明显不同,因此,ACTH 测定结果必须结合同时测定的皮质醇浓度进行评估。每个实验室必须调查各自患者群体的参考范围变异性,必要时根据具体情况制订自己的参考范围。

10. 性能参数

10.1·精密度:测量重复性小于 1/4 允许总误差(TEa);测量中间精密度小于 1/3 TEa。

正确度：室间质评合格。

10.2·测量区间：1.0～2 000 pg/ml 或 0.220～440 pmol/L。若超出测量区间，结果报告为大于可报告区间的上限。

10.3·干扰和交叉反应：检测结果不受黄疸(胆红素＜428 μmol/L 或＜25 mg/dl)、溶血(血红蛋白＜0.25 mmol/L 或＜0.4 g/dl)、脂血(脂肪乳＜1 500 mg/dl)和生物素＜246 nmol/L 或 60 ng/ml 的影响。对于接受高剂量生物素治疗的患者(＞5 mg/d)，必须在末次生物素治疗 8 h 后采集样本。浓度高达 400 U/ml 的类风湿因子和血液透析样本均对检测无影响。浓度高达 1×10^6 pg/ml 的 ACTH 不产生 HOOK 效应。体外对 17 种常用药物进行试验，未发现会影响检测结果。不过，接受 ACTH(1～24)给药的患者不推荐进行 ACTH 检测，原因是它可对夹心测定法产生负干扰。对于所有使用单克隆小鼠抗体执行的测试，在检测那些接受单克隆小鼠抗体治疗或诊断的患者的血样时可能得出错误的结果。少数病例中极高浓度的对抗钌的抗体会影响检测结果。实验中所含添加剂可减少这些影响。极高浓度的链霉素抗体可发生在个别病例中并可导致干扰。

11. 临床意义

11.1·血浆 ACTH 升高或降低、昼夜节律消失，提示存在肾上腺皮质功能紊乱。

11.2·血浆 ACTH 测定一般不作为筛查首选项目，而是作为配合皮质醇测定用于诊断肾上腺功能紊乱的种类及病变部位。

11.3·ACTH 和皮质醇均升高，提示下丘脑、垂体病变或异源性 ACTH 综合征所致的肾上腺皮质功能亢进。

11.4·ACTH 兴奋试验适用于诊断原发性或继发性皮质功能减退。由于 ACTH 可迅速刺激肾上腺皮质合成释放皮质醇，因而可以通过静脉注射 ACTH 评价肾上腺皮质的可兴奋性。

参考文献

[1] 尚红,王毓三,申子瑜.全国临床检验操作规程[M].4 版.北京：人民卫生出版社,2015.

[2] 万学红,卢雪峰.诊断学[M].8 版.北京：人民卫生出版社,2013.

[3] 中国合格评定国家认可委员会.CNAS-CL02：医学实验室质量和能力认可准则(ISO15189：2012,IDT)[S].2015.

[4] 中国合格评定国家认可委员会.CNAS-CL02-A003：医学实验室质量和能力认可准则在临床化学检验领域的应用说明[S].2018.

（王晓琴　张　宁）

黄体生成素检测标准操作规程

××医院检验科临床化学组作业指导书	文件编号：××-JYK-HX-SOP-×××
版本：	生效日期：	共 页 第 页

1. 目的

规范黄体生成素(luteinizing hormone，LH)的检测实验,确保检测结果的准确性和重复性。

2. 方法和原理

2.1·方法：电化学发光法。

2.2·原理

2.2.1 第1步：标本与生物素化LH特异性单克隆抗体和钌(Ru)标记LH特异性单克隆抗体一起孵育,形成抗原抗体夹心复合物。

2.2.2 第2步：加入包被链霉素的磁珠微粒进行孵育,通过生物素和链霉素的相互作用,复合物与磁珠结合。

2.2.3 第3步：反应混合物被吸入测量池后通过磁性微粒吸附到电极表面。再由ProCell将未结合物质去除。对电极加一定电压后产生化学发光,用光电倍增器测定发光的强度。根据在分析仪上2点定标产生的定标曲线和试剂条形码提供的主曲线的信息换算出结果。

3. 标本要求与患者准备

3.1·类型：血清,血浆。患者在采血前24 h内应避免剧烈运动和饮酒,不宜改变饮食和睡眠习惯。空腹静脉采血,采血时间以上午7～9点为宜,门诊患者提倡静坐15 min后采血。

3.2·容器：标准采样管或含分离凝胶的试管采集的血清或肝素锂、肝素钠、肝素铵、K3-EDTA和氟化钠/草酸钾血浆。

3.3·保存和运送：2～8℃可保存14天；-20℃可保存6个月。仅能冻融一次。

3.4·采血量：静脉血3 ml。2 500～3 000 r/min离心6～10 min,分离血清,待上机。

4. 试剂和仪器

4.1·试剂

4.1.1 来源：××试剂。规格：见试剂说明书。代号：见试剂说明书。

4.1.2 试剂盒组成

4.1.2.1 M(透明瓶盖)：链霉亲和素包被的微粒,1瓶,6.5 ml。粒子浓度0.72 mg/ml,含防腐剂。

4.1.2.2 R1(灰色瓶盖)：生物素化的抗PROL单克隆抗体,1瓶,10 ml,浓度0.7 mg/L,磷酸缓冲液50 mmol/L,pH 7.0。含防腐剂。

4.1.2.3 R2(黑色瓶盖)：钌标记的抗PROL单克隆抗体,1瓶,10 ml,浓度0.35 mg/L,磷酸缓冲液 50 mmol/L,pH 7.0,含防腐剂。

4.1.2.4　××定标液(CalSet)和××通用质控品,两水平。

4.1.3　储存和稳定性

4.1.3.1　存放于 2～8℃。请垂直摆放试剂盒,确保使用前自动混合过程中微粒完全有效。

4.1.3.2　稳定性:未开瓶试剂盒置 2～8℃,最长稳定至失效期。开封后,2～8℃ 12 周。

4.1.4　试剂的准备:试剂配套包装,打开包装后直接使用。试剂信息在装载时通过芯片自动读取。试剂应避免形成气泡。

4.2·校准品:每批试剂有一条形码标签,含有该批试剂定标所需的特殊信息。

4.3·质控品:具体见《××全自动电化学发光免疫分析质控程序》。

4.4·仪器:××全自动电化学发光免疫分析仪。

5. 操作步骤

5.1·仪器操作参阅《××全自动电化学发光免疫分析仪标准操作规程》。

5.2·分析参数:详见相关用户指南和仪器说明书。

6. 校准

6.1·校准品计量学溯源:溯源至××参考物质。

6.2·校准品准备与储存:每瓶校准品准确加 1.0 ml 蒸馏水复溶,垂直加盖室温静置 15 min,小心混匀并避免产生气泡,待充分溶解后分装,-20℃冷冻可保存 3 个月(分装的标准品只允许冻融一次)。

6.3·校准条件:在室内质控失控、试剂批号更换后、影响检测的维修或者更换主要部件后。批校准稳定 28 天,盒校准 7 天。

6.4·校准操作:每个试剂组带有一个含有各批试剂定标具体信息的条形码标签。使用 CalSet,使预定义的主曲线适用于分析仪。

7. 质控

具体见《××全自动电化学发光免疫分析仪质控程序》。

8. 结果判断

分析仪自动计算出各样本中被测物浓度,结果传输到 LIS 检验系统。

9. 生物参考区间

9.1·男性:1.7～8.6 mU/ml。

9.2·女性

9.2.1　卵泡期:2.4～12.6 mU/ml。

9.2.2　排卵期:14.0～95.6 mU/ml。

9.2.3　黄体期:1.0～11.4 mU/ml。

9.2.4　绝经期:7.7～58.5 mU/ml。

9.3·如有必要,可建立自己实验室的参考范围。

10. 性能参数

10.1·精密度:测量重复性小于 1/4 允许总误差(TEa);测量中间精密度小于 1/3 TEa。

正确度：室间质评合格。

10.2·测量区间：0.100~200 mU/ml。若超出测量区间,结果报告为大于可报告区间的上限。

10.3·干扰和交叉反应

10.3.1 以下情况检测结果不受干扰：黄疸(胆红素<1 129 μmol/L 或<66 mg/dl),溶血(血红蛋白<0.621 mmol/L 或<1 g/dl),脂血(脂肪乳<1 900 mg/dl)和生物素<205 nmol/L<50 ng/ml。

10.3.2 对于接受高剂量生物素治疗的患者(>5 mg/d),需在末次生物素治疗8 h后采集样本。类风湿因子≤1 500 U/ml 时,检测结果不受影响。黄体生成素浓度≤1 150 mU/ml时,无高剂量 HOOK 效应。对 17 种常用药物进行试验,未发现会影响检测结果。尚未采用 Elecsys LH 检测法检测婴儿样本。少数病例中,高滴度的分析物抗体(如 HAMA)、链霉素或钌会影响检测结果。恰当的实验设计可将影响程度降到最低。

10.3.3 以诊断为目的,对检测结果评价时,必须结合患者病史、临床检查和其他临床资料。

11. 临床意义

LH 和 FSH 从垂体的促性腺细胞中阵发性释放,经血流到达卵巢。在卵巢中 LH 和 FSH 一起刺激卵泡的成长和成熟,进而刺激雌激素和雄激素的生物合成。LH 水平在月经周期的中期呈现最高峰,诱导排卵和形成黄体,其主要分泌物是雄激素。在睾丸的间质细胞内,LH 刺激睾酮的产生。LH 检测对查明下丘脑-垂体-卵巢系统的功能失常有作用。LH 和 FSH 联合检测还可用于查明染色体异常的先天性疾病(如特纳综合征)、多囊性卵巢(PCO)、闭经的病因、绝经综合征和疑有间质细胞发育不全。

参考文献

[1] 尚红,王毓三,申子瑜.全国临床检验操作规程[M].4 版.北京：人民卫生出版社,2015.

[2] 万学红,卢雪峰.诊断学[M].8 版.北京.人民卫生出版社,2013.

[3] 中国合格评定国家认可委员会.CNAS - CL02：医学实验室质量和能力认可准则(ISO15189：2012,IDT)[S].2015.

[4] 中国合格评定国家认可委员会.CNAS - CL02 - A003：医学实验室质量和能力认可准则在临床化学检验领域的应用说明[S].2018.

（王晓琴 张 宁）

卵泡刺激素检测标准操作规程

××医院检验科临床化学组作业指导书	文件编号：××-JYK-HX-SOP-×××
版本：	生效日期：	共　页　第　页

1. 目的

规范卵泡刺激素(follicle-stimulating hormone，FSH)的检测实验,确保检测结果的准确性和重复性。

2. 方法和原理

2.1·方法：电化学发光法。

2.2·原理

2.2.1　第1步：标本、生物素化抗FSH单克隆抗体和钌(Ru)标记的抗FSH单克隆抗体混匀,形成夹心复合物。

2.2.2　第2步：加入链霉亲和素包被的微粒,让上述形成的复合物通过生物素与链霉亲和素间的反应结合到微粒上。

2.2.3　第3步：反应混合液吸到测量池中,微粒通过磁铁吸附到电极上,未结合的物质被清洗液洗去,电极加电压后产生化学发光,通过光电倍增管进行测定。

2.2.4　检测结果由仪器自动从标准曲线上查出。此曲线由仪器通过2点定标校正,从试剂条形码扫描入仪器的原版标准曲线而得。

3. 标本要求与患者准备

3.1·类型：血清、血浆。患者在采血前24 h内应避免剧烈运动和饮酒,不宜改变饮食和睡眠习惯。空腹静脉采血,采血时间以上午7～9点为宜,门诊患者提倡静坐15 min后采血。

3.2·容器：标准采样管或含分离凝胶的试管采集的血清。血浆：肝素锂、钠、铵；EDTA-K3抗凝均可。

3.3·保存和运送：2～8℃可保存14天；-20℃可保存6个月。避免反复冻融。

3.4·采血量：静脉血3 ml。2 500～3 000 r/min离心6～10 min,分离血清,待上机。

4. 试剂和仪器

4.1·试剂

4.1.1　来源：××试剂。规格：见试剂说明书。代号：见试剂说明书。

4.1.2　试剂盒组成

4.1.2.1　M(透明瓶盖)：链霉亲和素包被的微粒,1瓶,6.5 ml。粒子浓度0.72 mg/ml,生物素结合能力470 ng生物素/mg粒子,含防腐剂。

4.1.2.2　R1(灰色瓶盖)：生物素化的抗FSH单克隆抗体,1瓶,10 ml,浓度0.5 mg/L,MES缓冲液50 mmol/L,pH 6.0,含防腐剂。

4.1.2.3　R2(黑色瓶盖)：钌标记的抗FSH单克隆抗体,1瓶,10 ml,浓度0.8 mg/L,MES

缓冲液 50 mmol/L,pH 6.0,含防腐剂。

4.1.2.4　FSH 定标液(CalSet)和通用质控品 1 和 2,两水平。

4.1.3　储存和稳定性

4.1.3.1　存放于 2～8℃。请垂直摆放试剂盒,确保使用前自动混合过程中微粒完全有效。

4.1.3.2　稳定性:未开瓶试剂盒置 2～8℃,最长稳定至失效期。开封后,2～8℃12 周。

4.1.4　试剂的准备:试剂配套包装,打开包装后直接使用。试剂信息在装载时通过芯片自动读取。试剂应避免形成气泡。

4.2·校准品:每批试剂有一条形码标签,含有该批试剂定标所需的特殊信息。

4.3·质控品:具体见《××全自动电化学发光免疫分析质控程序》。

4.4·仪器:××全自动电化学发光免疫分析仪。

5. 操作步骤

5.1·仪器操作参阅《××全自动电化学发光免疫分析仪标准操作规程》。

5.2·分析参数:详见相关用户指南和仪器说明书。

6. 校准

6.1·校准品计量学溯源:溯源至××参考物质。

6.2·校准品准备与储存:每瓶校准品准确加 1.0 ml 蒸馏水复溶,垂直加盖室温静置 15 min,小心混匀并避免产生气泡,待充分溶解后分装,－20℃冷冻可保存 3 个月(分装的标准品只允许冻融一次)。

6.3·校准条件:在室内质控失控、试剂批号更换后、影响检测的维修或者更换主要部件后。批校准稳定 28 天,盒校准 7 天。

6.4·校准操作:每个试剂组带有一个含有各批试剂定标具体信息的条形码标签。使用 CalSet,使预定义的主曲线适用于分析仪。

7. 质控

具体见《××全自动电化学发光免疫分析仪质控程序》。

8. 结果判断

分析仪自动计算出各样本中被测物浓度,结果传输到 LIS 检验系统。

9. 生物参考区间

9.1·男性:1.5～12.4 mU/ml。

9.2·女性

9.2.1　卵泡期:3.5～12.5 mU/ml。

9.2.2　排卵期:4.7～21.5 mU/ml。

9.2.3　黄体期:1.7～7.7 mU/ml。

9.2.4　绝经期:25.8～134.8 mU/ml。

9.3·必要时,建立本实验室的参考范围。

10. 性能参数

10.1·精密度:测量重复性小于 1/4 允许总误差(TEa);测量中间精密度小于 1/3 TEa。

正确度：室间质评合格。测量区间：0.100～200.0 mU/ml。

10.2·干扰和交叉反应：该方法不受黄疸（胆红素<64 mg/dl）、溶血（血红蛋白<1 g/dl）、脂血（脂质 1 900 mg/dl）和生物素<60 ng/ml 干扰。接受高剂量生物素（>5 mg/d）治疗的患者，至少要等最后一次摄入生物素 8 h 后才能采血。不受类风湿因子（7 000 U/ml）的干扰。FSH 浓度高达 2 000 mU/ml 也不出现钩状效应。接受过小鼠单抗治疗或体内诊断的患者可能会出现假阳性反应。偶尔可遇到高链霉亲和素抗体的干扰。

11. 临床意义

11.1·FSH 浓度的测定可以用来说明下丘脑-垂体-卵巢系统的功能障碍。

11.2·一般通过测定人体 LH 和 FSH 的水平判断下丘脑-垂体-性腺轴功能，如对月经周期、生育及诸如早发性卵巢衰竭、绝经、排卵紊乱和垂体衰竭等青春期发育异常现象进行检查。血中两者均增高的疾病有：垂体促性腺激素细胞腺瘤、卵巢功能早衰、性腺发育不全、精细管发育不全、完全性性早熟等。血中两者水平均降低的疾病一般由下丘脑-垂体病变所致，包括垂体性闭经、下丘脑性闭经、不完全性性早熟等。

11.3·男性患无精症时，FSH 水平会很低。

11.4·通过注射促黄体素释放激素，观察 LH 和 FSH 的浓度变化，能动态地测定垂体 LH 的储备功能。反应减弱或无反应的疾病有：垂体病变、原发性甲状腺功能减退伴继发性闭经等。反应正常或延迟的疾病有下丘脑功能紊乱等。反应增高的疾病有原发性性功能低下及性早熟征等。

参考文献

[1] 尚红,王毓三,申子瑜.全国临床检验操作规程[M].4 版.北京：人民卫生出版社,2015.

[2] 万学红,卢雪峰.诊断学[M].8 版.北京：人民卫生出版社,2013.

[3] 中国合格评定国家认可委员会.CNAS-CL02：医学实验室质量和能力认可准则(ISO15189：2012,IDT)[S].2015.

[4] 中国合格评定国家认可委员会.CNAS-CL02-A003：医学实验室质量和能力认可准则在临床化学检验领域的应用说明[S].2018.

（王晓琴　张　宁）

促甲状腺激素检测标准操作规程

××医院检验科临床化学组作业指导书	文件编号：××-JYK-HX-SOP-×××
版本： 生效日期：	共 页 第 页

1. 目的

规范促甲状腺激素（TSH）的检测实验，确保检测结果的准确性和重复性。

2. 方法和原理

2.1·方法：电化学发光法。

2.2·原理

2.2.1 第 1 步：标本、生物素化的抗 TSH 单克隆抗体和钌（Ru）标记的抗 TSH 单克隆抗体混匀，形成夹心复合物。

2.2.2 第 2 步：加入链霉亲和素包被的微粒，让上述形成的复合物通过生物素与链霉亲和素间的反应结合到微粒上。

2.2.3 第 3 步：反应混合液吸到测量池中，微粒通过磁铁吸附到电极上，未结合的物质被清洗液洗去，电极加电压后产生化学发光，通过光电倍增管进行测定。检测结果由仪器自动从标准曲线上查出。此曲线由仪器通过 2 点定标校正，由试剂条形码扫描入仪器的原版标准曲线而得。

3. 标本要求与患者准备

3.1·类型：血清、血浆。建议空腹 8～12 h 静脉采血，尤以早晨空腹为佳。

3.2·容器：标准采样管或含分离凝胶的试管采集的血清。血浆：肝素钠、锂、铵；EDTA-K3；枸橼酸钠或氟化钠/草酸钾抗凝均可。

3.3·保存和运送：室温保存，及时送检。2～8℃可稳定 7 天，-20℃可稳定 1 个月。标本只能冻融 1 次。有沉淀的标本使用前需离心。不要使用加热灭活的标本。标本和质控品禁用叠氮钠防腐。标本、定标液和质控品在测定前应预温到室温。

3.4·采血量：静脉血 3 ml。2 500～3 000 r/min 离心 6～10 min，分离血清，待上机。

4. 试剂和仪器

4.1·试剂

4.1.1 来源：××试剂。规格：见试剂说明书。代号：见试剂说明书。

4.1.2 试剂盒组成

4.1.2.1 M（透明瓶盖）：链霉亲和素包被的微粒，1 瓶，12 ml。粒子浓度 0.72 mg/ml，含防腐剂。

4.1.2.2 R1（灰色瓶盖）：生物素化的抗 TSH 单克隆抗体，1 瓶，14 ml，浓度 2.0 mg/L，磷酸缓冲液 0.1 mol/L，pH 7.2，含防腐剂。

4.1.2.3 R2（黑色瓶盖）：钌复合物标记的抗 TSH 单克隆抗体，1 瓶，12 ml，浓度

1.2 mg/L,磷酸缓冲液 0.1 mol/L,pH 7.2,含防腐剂。

4.1.3 储存和稳定性:15~25℃保存至有效期,保持竖直向上。开封后机上稳定期 2 个星期。

4.1.4 试剂的准备:试剂配套包装,打开包装后直接使用。试剂信息在装载时通过芯片自动读取。试剂应避免形成气泡。

4.2·校准品:每批试剂有一条形码标签,含有该批试剂定标所需的特殊信息。

4.3·质控品:具体见《××全自动电化学发光免疫分析质控程序》。

4.4·仪器:××全自动电化学发光免疫分析仪。

5. 操作步骤

5.1·仪器操作参阅《××全自动电化学发光免疫分析仪标准操作规程》。

5.2·分析参数:详见相关用户指南和仪器说明书。

6. 校准

6.1·校准品计量学溯源:溯源至××参考物质。

6.2·校准品准备与储存:每瓶校准品准确加 1.0 ml 蒸馏水复溶,垂直加盖室温静置 15 min,小心混匀并避免产生气泡,待充分溶解后分装,－20℃冷冻可保存 3 个月(分装的标准品只允许冻融一次)。

6.3·校准条件:在室内质控失控、试剂批号更换后、影响检测的维修或者更换主要部件后。批校准稳定 28 天,盒校准 7 天。

6.4·校准操作:每个试剂组带有一个含有各批试剂定标具体信息的条形码标签。使用 CalSet,使预定义的主曲线适用于分析仪。

7. 质控

具体见《××全自动电化学发光免疫分析仪质控程序》。

8. 结果判断

仪器会自动计算 TSH 的含量,单位是 $\mu U/ml$ 或 mU/ml。高于检测范围的标本可用多项检测稀释液稀释。建议 1∶10 稀释。稀释后的标本 TSH 浓度必须高于 $10\,\mu U/ml$。如用手工稀释,结果需乘上稀释倍数。如果是仪器自动稀释,仪器会自动计算结果。

9. 生物参考区间

$0.27\sim4.2\,\mu U/ml$。

10. 性能参数

10.1·精密度:测量重复性小于 1/4 允许总误差(TEa);测量中间精密度小于 1/3 TEa。正确度:室间质评合格。

10.2·测量区间:$0.005\sim100\,\mu U/ml$。可报告区间:$0.27\sim4.2\,\mu U/ml$(范围:第 2.5 百分位至 97.5 百分位,N＝516)。如有必要,各个实验室应建立自己的参考范围。若超出测量区间,结果报告为大于可报告区间的上限。

10.3·干扰和交叉反应

10.3.1 该方法不受黄疸(胆红素＜41 mg/dl)、溶血(血红蛋白＜1 g/dl)、脂血(脂质＜

1 500 mg/dl)和生物素<60 ng/ml 等干扰。接受高剂量生物素(>5 mg/d)治疗的患者,至少要等最后一次摄入生物素 8 h 后才能采血。不受类风湿因子干扰(3 250 U/ml)。TSH 浓度高达 100 μU/ml 也不出现钩状效应。26 种常用药物经试验对本测定无干扰。接受过小鼠单抗治疗或诊断的患者可能会出现假阳性反应。偶尔会遇到抗链霉亲和素抗体和抗钌抗体的干扰。

10.3.2　TSH 测定结果应结合患者病史、临床其他检查结果综合起来进行诊断。

11. 临床意义

TSH 在垂体前叶特异性嗜碱细胞内生成。垂体释放 TSH 是机体发挥甲状腺素生理作用的中枢调节机制,刺激甲状腺素的生成和分泌,并有增生效应。TSH 的检测是查明甲状腺功能的初筛试验。游离甲状腺浓度的微小变化就会带来 TSH 浓度向反方向的显著调整。因此,TSH 是检测甲状腺功能的非常敏感的特异性参数,特别适合于早期检测或排除下丘脑-垂体-甲状腺中枢调节环路的功能紊乱。

参考文献

[1] 尚红,王毓三,申子瑜.全国临床检验操作规程[M].4 版.北京:人民卫生出版社,2015.

[2] 万学红,卢雪峰.诊断学[M].8 版.北京:人民卫生出版社,2013.

[3] 中国合格评定国家认可委员会.CNAS-CL02:医学实验室质量和能力认可准则(ISO15189:2012,IDT)[S].2015.

[4] 中国合格评定国家认可委员会.CNAS-CL02-A003:医学实验室质量和能力认可准则在临床化学检验领域的应用说明[S].2018.

(王晓琴　张　宁)

三碘甲状腺原氨酸检测标准操作规程

××医院检验科临床化学组作业指导书	文件编号：××-JYK-HX-SOP-×××
版本：　　　　生效日期：	共　页　第　页

1. 目的

规范三碘甲状腺原氨酸(T3)的检测实验,确保检测结果的准确性和重复性。

2. 方法和原理

2.1·方法：电化学发光法。

2.2·原理

2.2.1　第1步：标本、钌(Ru)标记的抗T3抗体一起孵育,反应管中的8-苯基-1-萘磺酸(ANS)可使样本中与结合蛋白结合的T3释放出来。

2.2.2　第2步：加入链霉亲和素包被的微粒和生物素化的T3,后者占据标记抗体上仍然游离的结合位点,形成抗体-半抗原复合物,形成的免疫复合物通过生物素、链霉亲和素之间的反应结合到微粒上。

2.2.3　第3步：反应混合液吸到测量池中,微粒通过磁铁吸附到电极上,未结合的物质被清洗液洗去,电极加电压后产生化学发光,通过光电倍增管进行测定。检测结果由仪器自动从标准曲线上查出。此曲线由仪器通过2点定标校正,由试剂条形码扫描入仪器的原版标准曲线而得。

3. 标本要求与患者准备

3.1·类型：血清、血浆。建议空腹8~12 h静脉采血,尤以早晨空腹为佳。

3.2·容器：标准采样管或含分离凝胶的试管采集的血清。血浆：肝素钠、锂、铵;EDTA-K3;柠檬酸盐;氟化钠/草酸钾抗凝均可。

3.3·保存和运送：室温保存,及时送检。2~8℃可稳定7天,-20℃可稳定1个月。标本只能冻融1次。有沉淀的标本使用前需离心。不要使用加热灭活的标本。标本和质控品禁用叠氮钠防腐。标本、定标液和质控品在测定前应预温到室温。

3.4·采血量：静脉血3 ml。2 500~3 000 r/min离心6~10 min,分离血清,待上机。

4. 试剂和仪器

4.1·试剂

4.1.1　来源：××试剂。规格：见试剂说明书。代号：见试剂说明书。

4.1.2　试剂盒组成

4.1.2.1　M(透明瓶盖)：链霉亲和素包被的微粒,1瓶,12 ml。粒子浓度0.72 mg/ml,生物素结合能力470 ng生物素/mg粒子,含防腐剂。

4.1.2.2　R1(灰色瓶盖)：钌复合物标记的羊抗T3多克隆抗体,1瓶,16 ml,浓度75 ng/ml,ANS 0.08 mg/ml,磷酸缓冲液0.1 mol/L,pH 7.4,含防腐剂。

4.1.2.3　R2(黑色瓶盖)：生物素化的 T3,1 瓶,16 ml,浓度 3 ng/ml,ANS 0.08 mg/ml,磷酸缓冲液 0.1 mol/L,pH 7.4,含防腐剂。

4.1.3　储存和稳定性

4.1.3.1　存放于 2～8℃。请垂直摆放试剂盒,确保使用前自动混合过程中微粒完全有效。

4.1.3.2　稳定性：未开瓶试剂盒置 2～8℃,最长稳定至失效期。开封后,2～8℃ 12 周。

4.1.4　试剂的准备：试剂配套包装,打开包装后直接使用。试剂信息在装载时通过芯片自动读取。试剂应避免形成气泡。

4.2 · 校准品：每批试剂有一条形码标签,含有该批试剂定标所需的特殊信息。

4.3 · 质控品：具体见《××全自动电化学发光免疫分析质控程序》。

4.4 · 仪器：××全自动电化学发光免疫分析仪。

5. 操作步骤

5.1 · 仪器操作参阅《××全自动电化学发光免疫分析仪标准操作规程》。

5.2 · 分析参数：详见相关用户指南和仪器说明书。

6. 校准

6.1 · 校准品计量学溯源：溯源至××参考物质。

6.2 · 校准品准备与储存：每瓶校准品准确加 1.0 ml 蒸馏水复溶,轻轻旋转摇匀,室温放置 30 min 待充分溶解后分装,−20℃冷冻可保存 4 周,复溶后 2～8℃可稳定 2 天,室温稳定 8 h(分装的标准品只允许冻融一次)。

6.3 · 校准条件：在室内质控失控、试剂批号更换后、影响检测的维修或者更换主要部件后。

6.4 · 校准操作：参见仪器标准操作规程。

7. 质控

具体见《××全自动电化学发光免疫分析仪质控程序》。

8. 结果判断

仪器会自动计算 T3 的含量,结果传输到 LIS 检验系统。单位是 nmol/L、ng/ml 或 ng/dl。

9. 生物参考区间

成人 T3：1.3～3.1 nmol/L。

10. 性能参数

10.1 · 精密度：测量重复性小于 1/4 允许总误差(TEa)；测量中间精密度小于 1/3 TEa。正确度：室间质评合格。

10.2 · 测量区间：0.300～10.00 nmol/L。可报告区间：0.300～10.00 nmol/L,若超出测量区间,结果报告为大于可报告区间的上限。

10.3 · 干扰和交叉反应

10.3.1　胺碘酮治疗能够导致 T3 浓度的降低。苯妥英、保泰松和水杨酸盐可使 T3 从结合蛋白中释放出来,从而导致总 T3 水平下降而游离 T3 水平正常。

10.3.2　本实验受甲状腺激素自身抗体的干扰。结合蛋白质(TG,白蛋白)浓度异常(如NTI患者、怀孕、口服避孕药等)可使总 T3 的水平不正常,尽管甲状腺功能正常。在患病非常严重的一般患者中,偶尔会出现与酶免方法不同的检测结果。对这样的病例,建议做游离 T3 或游离 T4 的检测。

10.3.3　对于接受高剂量生物素(>5 mg/d)治疗的患者,必须在末次摄入生物素 8 h 后才能采集样本。少数病例中极高浓度的分析物特异性抗体、链霉亲和素抗体或钌抗体会影响检测结果。

10.4·变异的潜在来源

10.4.1　接受过小鼠单抗治疗或体内诊断的患者会出现假阳性反应。

10.4.2　有极少数患者因含有高滴度的抗链霉亲和素抗体或钌抗体而产生假阳性。

11. 临床意义

总 T3 测定的主要临床意义在于对甲状腺功能紊乱的鉴别诊断。

11.1·甲状腺功能亢进症:弥漫性毒性甲状腺肿、毒性结节性甲状腺肿时,T3 水平显著升高,且早于 T4;而 T3 型甲亢,如功能亢进性甲状腺腺瘤、缺碘所致的地方性甲状腺肿与 T3 毒血症等血中 T3 水平也较 T4 明显升高。此外,血中 T3 明显升高还可见于亚急性甲状腺炎、过量使用甲状腺制剂治疗、甲状腺结合球蛋白结合力增高症等。

11.2·甲状腺功能减退症:轻型甲状腺功能减退时,血中 T3 下降不如 T4 明显。黏液性水肿、呆小症、慢性甲状腺炎、甲状腺结合球蛋白结合力下降、非甲状腺疾病的低 T3 综合征等患者血中 T3 水平均明显降低。

11.3·妊娠时血中的 T3 水平可升高而某些药物(如丙醇、糖皮质激素、胺碘酮)及重症非甲状腺疾病时,会导致 T4 向 T3 的转化减少而引起 T3 浓度的下降。

参考文献

[1] 尚红,王毓三,申子瑜.全国临床检验操作规程[M].4 版.北京:人民卫生出版社,2015.

[2] 万学红,卢雪峰.诊断学[M].8 版.北京:人民卫生出版社,2013.

[3] 中国合格评定国家认可委员会.CNAS-CL02:医学实验室质量和能力认可准则(ISO15189:2012,IDT)[S].2015.

[4] 中国合格评定国家认可委员会.CNAS-CL02-A003:医学实验室质量和能力认可准则在临床化学检验领域的应用说明[S].2018.

（王晓琴　张　宁）

游离三碘甲状腺原氨酸检测标准操作规程

××医院检验科临床化学组作业指导书	文件编号：××-JYK-HX-SOP-×××
版本： 生效日期：	共 页 第 页

1. 目的

规范游离三碘甲状腺原氨酸(FT3)的检测实验,确保检测结果的准确性和重复性。

2. 方法和原理

2.1·方法：电化学发光法。

2.2·原理

2.2.1 第1步：标本与钌(Ru)标记的特异性抗人FT3抗体在反应管中一起孵育。

2.2.2 第2步：加入链霉亲和素包被的微粒和生物素化的FT3。后者占据标记抗体上仍然游离的结合位点,形成抗体-半抗原复合物。形成的免疫复合物通过生物素、链霉亲和素之间的反应结合到微粒上。

2.2.3 第3步：反应混合液吸到测量池中,微粒通过磁铁吸附到电极上,未结合的物质被清洗液洗去,电极加电压后产生化学发光,用光电倍增管进行测定。通过检测仪的校准曲线得到最后检测结果(校准曲线通过2校准点和试剂条形码提供的主曲线组成)。

3. 标本要求与患者准备

3.1·类型：血清、血浆。建议空腹 8～12 h 静脉采血,尤以早晨空腹为佳。

3.2·容器：标准采样管或含分离凝胶的试管采集的血清。血浆：肝素钠、锂、铵;EDTA-K3;柠檬酸盐;氟化钠/草酸钾抗凝均可。

3.3·保存和运送：室温保存,及时送检。2～8℃可稳定 7 天,−20℃可稳定 1 个月。标本只能冻融 1 次。有沉淀的标本使用前需离心。不要使用加热灭活的标本。标本和质控品禁用叠氮钠防腐。标本、定标液和质控品在测定前应预温到室温。

3.4·采血量：静脉血 3 ml。2 500～3 000 r/min 离心 6～10 min,分离血清,待上机。

4. 试剂和仪器

4.1·试剂

4.1.1 来源：××试剂。规格：见试剂说明书。代号：见试剂说明书。

4.1.2 试剂盒组成

4.1.2.1 M(透明瓶盖)：链霉亲和素包被的微粒,1瓶,12 ml。粒子浓度 0.72 mg/ml。含防腐剂。

4.1.2.2 R1(灰色瓶盖)：钌复合物标记的羊抗 T3 多克隆抗体,1瓶,18 ml,浓度 18 ng/ml,磷酸缓冲液 0.1 mol/L,pH 7.0,含防腐剂。

4.1.2.3 R2(黑色瓶盖)：生物素化的 T3,1瓶,18 ml。浓度高于 2.4 mg/L,磷酸缓冲液 0.1 mol/L,pH 7.0,含防腐剂。

4.1.3　储存和稳定性

4.1.3.1　存放于 2～8℃。请垂直摆放试剂盒,确保使用前自动混合过程中微粒完全有效。

4.1.3.2　稳定性:未开瓶试剂盒置 2～8℃,最长稳定至失效期。开封后,2～8℃ 12 周。

4.1.4　试剂的准备:试剂配套包装,打开包装后直接使用。试剂信息在装载时通过芯片自动读取。试剂应避免形成气泡。

4.2·校准品:每批试剂有一条形码标签,含有该批试剂定标所需的特殊信息。

4.3·质控品:具体见《××全自动电化学发光免疫分析质控程序》。

4.4·仪器:××全自动电化学发光免疫分析仪。

5. 操作步骤

5.1·仪器操作参阅《××全自动电化学发光免疫分析仪标准操作规程》。

5.2·分析参数:详见相关用户指南和仪器说明书。

6. 校准

6.1·校准品计量学溯源:溯源至××参考物质。

6.2·校准品准备与储存:每瓶校准品准确加 1.0 ml 蒸馏水复溶,轻轻旋转摇匀,室温放置 30 min 待充分溶解后分装,－20℃冷冻可保存 4 周,复溶后 2～8℃可稳定 2 天,室温稳定 8 h(分装的标准品只允许冻融一次)。

6.3·校准条件:在室内质控失控、试剂批号更换后、影响检测的维修或者更换主要部件后。批校准稳定 28 天,盒校准 7 天。

6.4·校准操作:参见仪器标准操作规程。

7. 质控

具体见《××全自动电化学发光免疫分析仪质控程序》。

8. 结果判断

分析仪自动计算测定浓度,结果传输到 LIS 检验系统。单位为 pmol/L、pg/ml 或 ng/dl。

9. 生物参考区间

9.1·成人:3.1～6.8 pmol/L。

9.2·儿童及青少年:4～30 天:3.0～8.1 pmol/L。2～12 个月:2.4～9.8 pmol/L。2～6 岁:3.0～9.1 pmol/L。7～11 岁:4.1～7.9 pmol/L。12～19 岁:3.5～7.7 pmol/L。

10. 性能参数

10.1·精密度:测量重复性小于 1/4 允许总误差(TEa);测量中间精密度小于 1/3 TEa。正确度:室间质评合格。

10.2·测量区间:0.4～50.00 pmol/L。可报告区间:0.4～50.00 pmol/L,若超出测量区间,结果报告为大于可报告区间的上限。

10.3·干扰和交叉反应

10.3.1　该方法不受黄疸(胆红素＜66 mg/dl)、溶血(血红蛋白＜1.0 g/dl)、脂血(脂质＜2 000 mg/dl)和生物素＜70 ng/ml、IgG＜7 g/dl 以及 IgM＜1 g/dl 等干扰的影响。

10.3.2 对于接受高剂量生物素治疗的患者（>5 mg/d），必须在末次生物素治疗 8 h 后采集样本。不受类风湿因子干扰（最高达到 1 200 U/ml）。任何能改变结合蛋白结合特性的因素都会影响 FT3 的检测结果［例如药物，NTIS（非甲状腺疾病）或者 FDH 患者（家族性异常白蛋白高甲状腺素血症）］。17 种常用药物经试验对本测定无干扰，但日常治疗剂量的尿磺酸和左甲状腺素可导致 FT3 升高。少数病例中极高浓度的分析物特异性抗体，链霉亲和素或钌抗体会影响检测结果。

11. 临床意义

11.1·FT3 明显升高：主要见于甲状腺功能亢进、弥漫性毒性甲状腺肿（Graves 病）、初期慢性淋巴细胞性甲状腺炎（桥本甲状腺炎）等患者血中；缺碘也会引起 FT3 浓度的代偿性升高。

11.2·FT3 明显降低：主要见于甲状腺功能减退、低 T3 综合征、黏液性水肿、晚期桥本甲状腺炎等患者中。

11.3·个体应用糖皮质激素、苯妥英钠、多巴胺等药物治疗时可出现 FT3 的降低。

参考文献

［1］尚红，王毓三，申子瑜.全国临床检验操作规程［M］.4 版.北京：人民卫生出版社，2015.

［2］万学红，卢雪峰.诊断学［M］.8 版.北京：人民卫生出版社，2013.

［3］中国合格评定国家认可委员会.CNAS－CL02：医学实验室质量和能力认可准则（ISO15189：2012，IDT）［S］.2015.

［4］中国合格评定国家认可委员会.CNAS－CL02－A003：医学实验室质量和能力认可准则在临床化学检验领域的应用说明［S］.2018.

（王晓琴　张　宁）

甲状腺素检测标准操作规程

××医院检验科临床化学组作业指导书	文件编号：××-JYK-HX-SOP-×××
版本： 生效日期：	共 页 第 页

1. 目的

规范甲状腺素(T4)的检测实验,确保检测结果的准确性和重复性。

2. 方法和原理

2.1·方法：电化学发光法。

2.2·原理

2.2.1 第1步：标本、钌(Ru)标记的抗T4抗体一起孵育,反应管中的8-苯基-1-萘磺酸(ANS)可使样本中与结合蛋白结合的T4释放出来。

2.2.2 第2步：加入链霉亲和素包被的微粒和生物素化的T4,后者占据标记抗体上仍然游离的结合位点,形成抗体-半抗原复合物形成的免疫复合物通过生物素、链霉亲和素之间的反应结合到微粒上。

2.2.3 第3步：反应混合液吸到测量池中,微粒通过磁铁吸附到电极上,未结合的物质被清洗液洗去,电极加电压后产生化学发光,通过光电倍增管进行测定。检测结果由仪器自动从标准曲线上查出。此曲线由仪器通过2点定标校正,由试剂条形码扫描入仪器的原版标准曲线而得。

3. 标本要求与患者准备

3.1·类型：血清、血浆。建议空腹8～12 h静脉采血,尤以早晨空腹为佳。

3.2·容器：标准采样管或含分离凝胶的试管采集的血清。血浆：肝素钠、锂、铵；EDTA-K3；柠檬酸盐；用氟化钠/草酸钾抗凝时,结果分别较血清测定结果低10%和26%。

3.3·保存和运送：室温保存,及时送检。2～8℃可稳定7天,-20℃可稳定1个月。标本只能冻融1次。有沉淀的标本使用前需离心。不要使用加热灭活的标本。标本和质控品禁用叠氮钠防腐。标本、定标液和质控品在测定前应预温到室温。

3.4·采血量：静脉血3 ml。2 500～3 000 r/min离心6～10 min,分离血清,待上机。

4. 试剂和仪器

4.1·试剂

4.1.1 来源：××试剂。规格：见试剂说明书。代号：见试剂说明书。

4.1.2 试剂盒组成

4.1.2.1 M(透明瓶盖)：链霉亲和素包被的微粒,1瓶,12 ml。粒子浓度0.72 mg/ml,生物素结合能力470 ng生物素/mg粒子,含防腐剂。

4.1.2.2 R1(灰色瓶盖)：钌复合物标记的羊抗T4多克隆抗体,1瓶,18 ml,浓度100 ng/ml,ANS 1 mg/ml,磷酸缓冲液0.1 mol/L,pH 7.4,含防腐剂。

4.1.2.3　R2(黑色瓶盖):生物素化的 T4,1 瓶,18 ml,浓度 20 ng/ml,ANS 0.08 mg/ml,磷酸缓冲液 0.1 mol/L,pH 7.4,含防腐剂。

4.1.3　储存和稳定性

4.1.3.1　存放于 2～8℃。请垂直摆放试剂盒,确保使用前自动混合过程中微粒完全有效。

4.1.3.2　稳定性:未开瓶试剂盒置 2～8℃,最长稳定至失效期。开封后,2～8℃ 12 周。

4.1.4　试剂的准备:试剂配套包装,打开包装后直接使用。试剂信息在装载时通过芯片自动读取。试剂应避免形成气泡。

4.2·校准品:每批试剂有一条形码标签,含有该批试剂定标所需的特殊信息。

4.3·质控品:具体见《××全自动电化学发光免疫分析质控程序》。

4.4·仪器:××全自动电化学发光免疫分析仪。

5. 操作步骤

5.1·仪器操作参阅《××全自动电化学发光免疫分析仪标准操作规程》。

5.2·分析参数:详见相关用户指南和仪器说明书。

6. 校准

6.1·校准品计量学溯源:溯源至××参考物质。

6.2·校准品准备与储存:每瓶校准品准确加 1.0 ml 蒸馏水复溶,轻轻旋转摇匀,室温放置 30 min 待充分溶解后分装,-20℃冷冻可保存 4 周,复溶后 2～8℃可稳定 2 天,室温稳定 8 h(分装的标准品只允许冻融一次)。

6.3·校准条件:在室内质控失控、试剂批号更换后、影响检测的维修或者更换主要部件后。批校准稳定 28 天,盒校准 7 天。

6.4·校准操作:参见仪器标准操作规程。

7. 质控

具体见《××全自动电化学发光免疫分析仪质控程序》。

8. 结果判断

仪器会自动计算 T4 的含量,单位是 nmol/L、μg/dl。

9. 生物参考区间

成人 T4:66～181 nmol/L。

10. 性能参数

10.1·精密度:测量重复性小于 1/4 允许总误差(TEa);测量中间精密度小于 1/3 TEa。正确度:室间质评合格。

10.2·测量区间:5.4～320.0 nmol/L。可报告区间:5.4～320.0 nmol/L,若超出测量区间,结果报告为大于可报告区间的上限。

10.3·干扰和交叉反应:该方法不受黄疸(胆红素＜37 mg/dl)、溶血(血红蛋白＜2.3 g/dl)、脂血(脂质＜2 500 mg/dl)和生物素＜100 ng/ml 等干扰。接受高剂量生物素(＞5 mg/d)治疗的患者,至少要等最后一次摄入生物素 8 h 后才能采血。不受类风湿因子干扰(2 400 U/ml)。

肾透析患者的标本也无干扰。使用含 D‐T4 降血脂制剂的患者不适合本实验,如该患者需检查甲状腺功能,须停药 4~6 周,等恢复生理状态后再进行测定。本实验受甲状腺激素自身抗体的干扰;偶尔会遇到抗链霉亲和素抗体和抗钌抗体的干扰。

10.4·变异的潜在来源

10.4.1 接受过小鼠单抗治疗或体内诊断的患者会出现假阳性反应。

10.4.2 有极少数患者因含有高滴度的抗链霉亲和素抗体或钌抗体而产生假阳性。

10.4.3 患者体内若存在甲状腺激素自身抗体会影响检测结果。结合蛋白发生病理性改变也可影响检测结果。

11. 临床意义

11.1·甲状腺功能紊乱症的鉴别诊断:甲状腺功能亢进症、T3 毒血症、慢性甲状腺炎急性恶化期等患者中 T4 水平显著升高;原发或激发性甲状腺功能减退,如黏液性水肿、呆小症时血中 T4 水平显著降低。

11.2·血液循环中大部分(>99%)的总甲状腺素(T4)以与其他蛋白质结合的形式存在,结合蛋白质的状况对 T4 水平有较大的影响。甲状腺结合球蛋白结合力增高征患者血中 T4 水平显著升高;而结合力降低的患者,血中 T4 则水平降低。另外,妊娠、服用雌激素或肾病综合征时也能引起体内结合蛋白的水平变化,影响 T4 的测定。

11.3·个体服用某些药物,如大量服用甲状腺素时血中 T4 水平明显升高;而服用抗甲状腺药物、苯妥英钠、硫酸制剂等时血中 T4 水平显著降低。

11.4·TSH 抑制治疗的监测。

参考文献

[1] 尚红,王毓三,申子瑜.全国临床检验操作规程[M].4 版.北京:人民卫生出版社,2015.

[2] 万学红,卢雪峰.诊断学[M].8 版.北京:人民卫生出版社,2013.

[3] 中国合格评定国家认可委员会.CNAS‐CL02:医学实验室质量和能力认可准则(ISO15189:2012,IDT)[S].2015.

[4] 中国合格评定国家认可委员会.CNAS‐CL02‐A003:医学实验室质量和能力认可准则在临床化学检验领域的应用说明[S].2018.

(王晓琴　张　宁)

游离甲状腺素检测标准操作规程

××医院检验科临床化学组作业指导书	文件编号：××-JYK-HX-SOP-×××
版本： 生效日期：	共 页 第 页

1. 目的

规范游离甲状腺素(FT4)的检测实验,确保检测结果的准确性和重复性。

2. 方法和原理

2.1·方法：电化学发光法。

2.2·原理

2.2.1 第1步：标本与钌(Ru)标记的特异性抗人FT4抗体在反应管中一起孵育。

2.2.2 第2步：加入链霉亲和素包被的微粒和生物素化的FT4。后者占据标记抗体上仍然游离的结合位点,形成抗体-半抗原复合物。形成的免疫复合物通过生物素、链霉亲和素之间的反应结合到微粒上。

2.2.3 第3步：反应混合液吸到测量池中,微粒通过磁铁吸附到电极上,未结合的物质被清洗液洗去,电极加电压后产生化学发光,用光电倍增管进行测定。通过检测仪的校准曲线得到最后检测结果(校准曲线通过2点校准和试剂条形码提供的主曲线生成)。

3. 标本要求与患者准备

3.1·类型：血清、血浆。建议空腹8～12 h静脉采血,尤以早晨空腹为佳。

3.2·容器：标准采样管或含分离凝胶的试管采集的血清。血浆：肝素钠、锂、铵；EDTA-K3；柠檬酸盐；氟化钠/草酸钾抗凝均可。

3.3·保存和运送：室温保存,及时送检。2～8℃可稳定7天,-20℃可稳定1个月。标本只能冻融1次。有沉淀的标本使用前需离心。不要使用加热灭活的标本。标本和质控品禁用叠氮钠防腐。标本、定标液和质控品在测定前应预温到室温。

3.4·采血量：静脉血3 ml。2 500～3 000 r/min离心6～10 min,分离血清,待上机。

4. 试剂和仪器

4.1·试剂

4.1.1 来源：××试剂。规格：见试剂说明书。代号：见试剂说明书。

4.1.2 试剂盒组成

4.1.2.1 M(透明瓶盖)：链霉亲和素包被的微粒,1瓶,12 ml。粒子浓度0.72 mg/ml,含防腐剂。

4.1.2.2 R1(灰色瓶盖)：钌复合物标记的羊抗T4多克隆抗体,1瓶,18 ml,浓度75 ng/ml,磷酸缓冲液0.1 mol/L,pH 7.0,含防腐剂。

4.1.2.3 R2(黑色瓶盖)：生物素化的T4,1瓶,18 ml,浓度高于2.5 ng/ml,磷酸缓冲液0.1 mol/L,pH 7.0,含防腐剂。

4.1.3 储存和稳定性

4.1.3.1 存放于 2～8℃。请垂直摆放试剂盒,确保使用前自动混合过程中微粒完全有效。

4.1.3.2 稳定性:未开瓶试剂盒置 2～8℃,最长稳定至失效期。开封后,2～8℃ 12 周。

4.1.4 试剂的准备:试剂配套包装,打开包装后直接使用。试剂信息在装载时通过芯片自动读取。试剂应避免形成气泡。

4.2·校准品:每批试剂有一条形码标签,含有该批试剂定标所需的特殊信息。

4.3·质控品:具体见《××全自动电化学发光免疫分析质控程序》。

4.4·仪器:××全自动电化学发光免疫分析仪。

5. 操作步骤

5.1·仪器操作参阅《××全自动电化学发光免疫分析仪标准操作规程》。

5.2·分析参数:详见相关用户指南和仪器说明书。

6. 校准

6.1·校准品计量学溯源:溯源至××参考物质。

6.2·校准品准备与储存:每瓶校准品准确加 1.0 ml 蒸馏水复溶,轻轻旋转摇匀,室温放置 30 min 待充分溶解后分装,-20℃冷冻可保存 4 周,复溶后 2～8℃可稳定 2 天,室温稳定 8 h(分装的标准品只允许冻融一次)。

6.3·校准条件:在室内质控失控、试剂批号更换后、影响检测的维修或者更换主要部件后。批校准稳定 28 天,盒校准 7 天。

6.4·校准操作:参见仪器标准操作规程。

7. 质控

具体见《××全自动电化学发光免疫分析仪质控程序》。

8. 结果判断

仪器会自动计算 FT4 的含量,结果传输到 LIS 检验系统。单位是 pmol/L、pg/ml 或 ng/dl。

9. 生物参考区间

成人 FT4:12～22 pmol/L。

10. 性能参数

10.1·精密度:测量重复性小于 1/4 允许总误差(TEa);测量中间精密度小于 1/3 TEa。正确度:室间质评合格。

10.2·测量区间:0.3～100 pmol/L。可报告区间:0.3～100 pmol/L,若超出测量区间,结果报告为大于可报告区间的上限。

10.3·干扰和交叉反应:该方法不受黄疸(胆红素<41 mg/dl)、溶血(血红蛋白<1.0 g/dl)、脂血(脂质<2 000 mg/dl)和生物素<20 ng/ml 等干扰。接受高剂量生物素(>5 mg/d)治疗的患者,至少要等最后一次摄入生物素 8 h 后才能采血。不受类风湿因子干扰(最高达到 1 200 U/ml),透析患者的标本也不干扰。任何能改变结合蛋白结合特性的因素都会影响 FT4 的检测结果[例如药物,NTIS(非甲状腺疾病)或者 FDH 患者(家族性异常白蛋白高甲状腺素血症)]。接受 D－T4 成分降脂药物的患者不能检测 T4。如果需要对这类患者进行甲状腺功能的检测,必须停药 4～6 周,使生理状态回复正常后方能进行。本实验受甲状腺激素自身抗体的干扰,偶尔会遇到抗链霉亲和素抗体的干扰。日常治疗剂量的利尿磺酸和左甲状腺素会导致 FT4 升高。

10.4·变异的潜在来源

10.4.1 接受过小鼠单抗治疗或体内诊断的患者会出现假阳性反应。

10.4.2 有极少数患者因含有高滴度的抗链霉亲和素抗体或钌抗体而产生假阳性。

11. 临床意义

11.1·FT4 明显升高:主要见于甲状腺功能亢进(包括甲亢危象)、多结节性甲状腺囊肿、弥漫性毒性甲状腺肿、初期桥本甲状腺炎、部分无痛性甲状腺炎等。

11.2·甲状腺功能减退、黏液性水肿、晚期桥本甲状腺炎等患者中 FT4 的降低较 FT3 更明显。

11.3·某些非甲状腺疾病,如重症感染发热、危重患者可见 FT4 升高;而部分肾病综合征患者可见 FT4 水平降低。

11.4·服用药物治疗(如肝素、胺碘酮等)会引起 FT4 的升高,而应用抗甲状腺药物、苯妥英钠、糖皮质激素等患者体内 FT4 水平降低。

参考文献

[1] 尚红,王毓三,申子瑜.全国临床检验操作规程[M].4 版.北京:人民卫生出版社,2015.

[2] 万学红,卢雪峰.诊断学[M].8 版.北京:人民卫生出版社,2013.

[3] 中国合格评定国家认可委员会.CNAS－CL02:医学实验室质量和能力认可准则(ISO15189:2012,IDT)[S].2015.

[4] 中国合格评定国家认可委员会.CNAS－CL02－A003:医学实验室质量和能力认可准则在临床化学检验领域的应用说明[S].2018.

(王晓琴 张 宁)

甲状腺球蛋白检测标准操作规程

××医院检验科临床化学组作业指导书	文件编号：××-JYK-HX-SOP-×××
版本： 生效日期：	共 页 第 页

1. 目的
规范游离甲状腺球蛋白(Tg)的检测实验,确保检测结果的准确性和重复性。

2. 方法和原理
2.1·方法：电化学发光法。

2.2·原理

2.2.1 第1步：标本与生物素化的抗甲状腺球蛋白单克隆抗体和钌(Ru)标记的抗甲状腺球蛋白单克隆抗体混匀,形成夹心复合物。

2.2.2 第2步：加入链霉亲和素包被的微粒,让上述形成的复合物通过生物素与链霉亲和素间的反应结合到微粒上。

2.2.3 第3步：反应混合液吸到测量池中,微粒通过磁铁吸附到电极上,未结合的物质被清洗液洗去,电极加电压后产生化学发光,通过光电倍增管进行测定。检测结果由机器自动从标准曲线上查出。此曲线由仪器通过2点定标校正,由试剂条形码扫描入仪器的原版标准曲线而得。

3. 标本要求与患者准备
3.1·类型：血清、血浆。建议空腹8～12 h静脉采血,尤以早晨空腹为佳。

3.2·容器：血清：用标准管或者有分离胶的试管采集。血浆：K2-EDTA、K3-EDTA血浆。

3.3·保存和运送：室温保存,及时送检。2～8℃可稳定3天,-20℃可稳定1个月。标本只能冻融1次。有沉淀的标本使用前需离心。不要使用加热灭活的标本。标本和质控品禁用叠氮钠防腐。标本、定标液和质控品在测定前应预温到室温。

3.4·采血量：静脉血3 ml。2 500～3 000 r/min离心6～10 min,分离血清,待上机。

4. 试剂和仪器
4.1·试剂

4.1.1 来源：××试剂。规格：见试剂说明书。代号：见试剂说明书。

4.1.2 试剂盒组成

4.1.2.1 M(透明瓶盖)：链霉亲和素包被的微粒,1瓶,6.5 ml。粒子浓度0.72 mg/ml,含防腐剂。

4.1.2.2 R1(灰色瓶盖)：生物素化的抗甲状腺球蛋白单克隆抗体,1瓶,9 ml,浓度1 mg/L,磷酸缓冲液0.05 mol/L,pH 6.3,含防腐剂。

4.1.2.3 R2(黑色瓶盖)：钌复合物标记的抗甲状腺球蛋白单克隆抗体,1瓶,9 ml,浓度

3.1 mg/L,磷酸缓冲液 0.05 mol/L,pH 6.3,含防腐剂。

4.1.3　储存和稳定性

4.1.3.1　存放于 2～8℃。请垂直摆放试剂盒,确保使用前自动混合过程中微粒完全有效。

4.1.3.2　稳定性:未开瓶试剂盒置 2～8℃,最长稳定至失效期。开封后,2～8℃ 12 周。

4.1.4　试剂的准备:试剂配套包装,打开包装后直接使用。试剂信息在装载时通过芯片自动读取。试剂应避免形成气泡。

4.2·校准品:每批试剂有一条形码标签,含有该批试剂定标所需的特殊信息。

4.3·质控品:具体见《××全自动电化学发光免疫分析质控程序》。

4.4·仪器:××全自动电化学发光免疫分析仪。

5. 操作步骤

5.1·仪器操作参阅《××全自动电化学发光免疫分析仪标准操作规程》。

5.2·分析参数:详见相关用户指南和仪器说明书。

6. 校准

6.1·校准品计量学溯源:溯源至××参考物质。

6.2·校准品准备与储存:每瓶校准品准确加 1.0 ml 蒸馏水复溶,轻轻旋转摇匀,室温放置 30 min 待充分溶解后分装,－20℃冷冻可保存 4 周,复溶后 2～8℃可稳定 2 天,室温稳定 8 h(分装的标准品只允许冻融一次)。

6.3·校准条件:在室内质控失控、试剂批号更换后、影响检测的维修或者更换主要部件后。批校准稳定 28 天,盒校准 7 天。

6.4·校准操作:参见仪器标准操作规程。

7. 质控

具体见《××全自动电化学发光免疫分析仪质控程序》。

8. 结果判断

仪器自动计算甲状腺球蛋白含量,结果传输到 LIS 检验系统。单位是 ng/ml 或 μg/L。

9. 生物参考区间

1.4～78 μg/L。

10. 性能参数

10.1·精密度:测量重复性小于 1/4 允许总误差(TEa);测量中间精密度小于 1/3 TEa。正确度:室间质评合格。

10.2·测量区间:0.04～500 ng/ml。可报告区间:0.04～500 ng/ml,若超出测量区间,结果报告为大于可报告区间的上限。

10.3·干扰和交叉反应:该方法不受黄疸(胆红素<66 mg/dl)、溶血(血红蛋白<0.6 g/dl)、脂血(脂质<2 000 mg/dl)和生物素<30 ng/ml,IgG≤2 g/dl,IgA≤1.6 g/dl,IgM≤0.5 g/dl 等干扰。不受类风湿因子干扰(600 U/ml)。甲状腺球蛋白浓度高达 120 000 ng/ml 也不出现钩状效应。接受高剂量生物素(>5 mg/d)治疗的患者,至少要等最后一次摄入生物素 8 h 后才能采血。接受过小鼠单抗治疗或诊断的患者可能会出现假阳性反应。偶尔会遇到抗链霉亲和素抗体和抗钌抗体的干扰。甲状腺球蛋白测定可受到患者血清中抗甲状腺球蛋白抗体(TGAb)和非特异性因素的干扰。应通过 Tg 回收试验确认或者 Anti‐Tg 测定进行检验。

10.4·变异的潜在来源

10.4.1 接受过小鼠单抗治疗或体内诊断的患者会出现假阳性反应。

10.4.2 有极少数患者因含有高滴度的抗链霉亲和素抗体或钌抗体而产生假阳性。

11. 临床意义

11.1·所有类型的甲状腺功能亢进症：包括 Graves 病、毒性结节性甲状腺肿、亚急性甲状腺炎和淋巴细胞甲状腺炎等患者血中 Tg 水平升高。Tg 检测有助于鉴别诊断外源性甲状腺激素和内源性因素引起的甲状腺功能亢进症。

11.2·良性的甲状腺结节和恶性的甲状腺癌患者体内 Tg 水平均明显升高。Tg 在对不同甲状腺癌患者治疗过程中是非常有用的指标，全部或几乎全部切除甲状腺和残留甲状腺组织放射碘切除手术成功后，Tg 水平会下降到非常低或者无法检测出的水平。

11.3·先天性甲状腺功能减退者：Tg 测定有助于鉴别甲状腺完全缺失、甲状腺发育不全或其他病理状况。Tg 测定也可用于鉴别诊断亚急性甲状腺炎和假性甲状腺毒症，后者因 TSH 的抑制作用而使 Tg 含量降低。某些应用甲状腺激素的患者，通常也会引起血中 Tg 水平的降低。

参考文献

[1] 尚红,王毓三,申子瑜.全国临床检验操作规程[M].4 版.北京：人民卫生出版社,2015.

[2] 万学红,卢雪峰.诊断学[M].8 版.北京：人民卫生出版社,2013.

[3] 中国合格评定国家认可委员会.CNAS‐CL02：医学实验室质量和能力认可准则(ISO15189：2012,IDT)[S].2015.

[4] 中国合格评定国家认可委员会.CNAS‐CL02‐A003：医学实验室质量和能力认可准则在临床化学检验领域的应用说明[S].2018.

（王晓琴 张 宁）

甲状旁腺激素检测标准操作规程

××医院检验科临床化学组作业指导书	文件编号：××‑JYK‑HX‑SOP‑×××
版本： 生效日期：	共 页 第 页

1. 目的

规范甲状旁腺激素(PTH)的检测实验,确保检测结果的准确性和重复性。

2. 方法和原理

2.1·方法：电化学发光法。

2.2·原理

2.2.1 第1步：标本与生物素PTH特异性单克隆抗体和钌复合体标记的PTH特异性单克隆抗体一起孵育,反应形成抗原抗体复合体。

2.2.2 第2步：加入链霉亲和素包被的磁珠微粒后,该复合体通过生物素与链霉亲和素的相互作用与固相结合。加入链霉亲和素包被的微粒,让上述形成的复合物通过生物素与链霉亲和素间的反应结合到微粒上。

2.2.3 第3步：反应混合液吸到测量池中,微粒通过磁铁吸附到电极上,未结合的物质被清洗液洗去,电极加电压后产生化学发光,通过光电倍增管进行测定。检测结果由机器自动从标准曲线上查出。此曲线由仪器通过2点定标校正,由试剂条形码扫描入仪器的原版标准曲线而得。

3. 标本要求与患者准备

3.1·类型：血清、血浆。建议空腹8～12 h静脉采血,尤以早晨空腹为佳。

3.2·容器：标准采样管或含分离凝胶的试管采集的血清。血浆：优先选择K3‑EDTA抗凝的血浆,其较血清稳定时间长。

3.3·保存和运送：室温保存,及时送检。血清：15～25℃可稳定保存8 h,2～8℃可稳定保存2天,－20℃可稳定保存6个月。血浆：15～25℃可稳定保存2天,2～8℃可稳定保存3天,－20℃可稳定保存6个月。标本只能冻融1次。有沉淀的标本使用前需离心。不要使用加热灭活的标本。标本和质控品禁用叠氮钠防腐。标本、定标液和质控品在测定前应预温到室温。

3.4·采血量：静脉血3 ml。2 500～3 000 r/min离心6～10 min,分离血清,待上机。

4. 试剂和仪器

4.1·试剂

4.1.1 来源：××试剂。规格：见试剂说明书。代号：见试剂说明书。

4.1.2 试剂盒组成

4.1.2.1 M(透明瓶盖)：链霉亲和素包被的磁珠微粒,1瓶,6.5 ml。粒子浓度0.72 mg/ml,含防腐剂。

4.1.2.2 R1(灰色瓶盖)：生物素化的抗-PTH抗体,1瓶,7 ml,浓度2.3 mg/L,磷酸盐缓冲液100 mmol/L,pH 7.0,含防腐剂。

4.1.2.3 R2(黑色瓶盖)：钌复合物标记的抗-PTH抗体,1瓶,7 ml,浓度2.0 mg/L,磷酸盐缓冲液100 mmol/L,pH 7.0,含防腐剂。

4.1.3 储存和稳定性

4.1.3.1 存放于2～8℃。请垂直摆放试剂盒,确保使用前自动混合过程中微粒完全有效。

4.1.3.2 稳定性：未开瓶试剂盒置2～8℃,最长稳定至失效期。开封后,2～8℃ 12周。

4.1.4 试剂的准备：试剂配套包装,打开包装后直接使用。试剂信息在装载时通过芯片自动读取。试剂应避免形成气泡。

4.2·校准品：每批试剂有一条形码标签,含有该批试剂定标所需的特殊信息。

4.3·质控品：具体见《××全自动电化学发光免疫分析质控程序》。

4.4·仪器：××全自动电化学发光免疫分析仪。

5. 操作步骤

5.1·仪器操作参阅《××全自动电化学发光免疫分析仪标准操作规程》。

5.2·分析参数：详见相关用户指南和仪器说明书。

6. 校准

6.1·校准品计量学溯源：溯源至××参考物质。

6.2·校准品准备与储存：每瓶校准品准确加1.0 ml蒸馏水复溶,轻轻旋转摇匀,室温放置30 min待充分溶解后分装,-20℃冷冻可保存4周,复溶后2～8℃可稳定2天,室温稳定8 h(分装的标准品只允许冻融一次)。

6.3·校准条件：在室内质控失控、试剂批号更换后、影响检测的维修或者更换主要部件后。

6.4·校准操作：参见仪器标准操作规程。

7. 质控

具体见《××全自动电化学发光免疫分析仪质控程序》。

8. 结果判断

分析仪自动计算每份标本的测定浓度,结果传输到LIS检验系统。单位为pg/ml或pmol/L。

9. 生物参考区间

15～65 pg/ml(1.6～6.9 pmol/L)。如有必要,各实验室应自己测定一个正常值范围。

10. 性能参数

10.1·精密度：测量重复性小于1/4允许总误差(TEa)；测量中间精密度小于1/3 TEa。正确度：室间质评合格。

10.2·测量区间：1.20～5 000 pg/ml或0.127～530 pmol/L。可报告区间：1.20～5 000 pg/ml或0.127～530 pmol/L,若超出测量区间,结果报告为小于或大于可报告区间的下限或上限值报告结果。

10.3·干扰和交叉反应：该方法不受黄疸（胆红素＜65 mg/dl）、溶血（血红蛋白＜1.5 g/dl）、脂血（脂质＜1 500 mg/dl）和生物素＜50 ng/ml等干扰。接受高剂量生物素（＞5 mg/d）治疗的患者，至少要等最后一次摄入生物素8 h后才能采血。不受类风湿因子（1 500 U/ml）干扰。PTH浓度高达17 000 pg/ml也不出现钩状效应。对于接受高剂量生物素（＞5 mg/d）治疗的患者，必须在末次摄入生物素8 h后才能采集样本。少数病例中极高浓度的分析物特异性抗体、链霉亲和素抗体或钌抗体会影响检测结果。

10.4·变异的潜在来源

10.4.1 接受过小鼠单抗治疗或体内诊断的患者会出现假阳性反应。

10.4.2 有极少数患者因含有高滴度的抗链霉亲和素抗体或钌抗体而产生假阳性。

11. 临床意义

11.1·PTH对于保持钙离子内环境稳定具有关键作用，定量测定钙代谢紊乱患者的血液PTH浓度可有助于高钙血症和低钙血症的鉴别诊断。

11.2·甲状旁腺功能亢进的诊断和鉴别诊断：高钙血症由原发性甲状旁腺功能亢进或异位PTH分泌（假性甲状旁腺功能亢进）引起时，多数患者PTH水平升高。相反，如果是恶性肿瘤或其他病因，PTH水平可能下降或在正常范围之内。

11.3·甲状旁腺功能减退的诊断和鉴别诊断：原发性甲状旁腺功能减退表现为低PTH水平伴随低血钙水平，而继发性甲状旁腺功能减退患者中，血清PTH水平较低，血清钙离子水平上升。

11.4·美国临床实践指南推荐对慢性肾病患者定期检测血清钙、磷和PTH，以用于该类患者骨代谢的监测及疗效评估。

11.5·PTH测定还可评估肾病患者骨营养不良的危险程度和甲状旁腺功能亢进患者的维生素D缺乏或吸收障碍情况。肾衰期血中维生素D_3浓度降低，使肠道钙吸收障碍，导致PTH分泌增加。

11.6·Ⅱ型骨质疏松症患者血清维生素D_2和维生素D_3明显下降，而血清PTH有升高趋势。

参考文献

[1] 尚红,王毓三,申子瑜.全国临床检验操作规程[M].4版.北京:人民卫生出版社,2015.

[2] 万学红,卢雪峰.诊断学[M].8版.北京:人民卫生出版社,2013.

[3] 中国合格评定国家认可委员会.CNAS-CL02:医学实验室质量和能力认可准则(ISO15189:2012,IDT)[S].2015.

[4] 中国合格评定国家认可委员会.CNAS-CL02-A003:医学实验室质量和能力认可准则在临床化学检验领域的应用说明[S].2018.

（王晓琴　张　宁）

降钙素检测标准操作规程

××医院检验科临床化学组作业指导书	文件编号：××-JYK-HX-SOP-×××
版本： 生效日期：	共 页 第 页

1. 目的

规范降钙素(CT)的检测实验,确保检测结果的准确性和重复性。

2. 方法和原理

2.1·方法：电化学发光法。

2.2·原理

2.2.1 第1步：标本与生物素化的CT特异性单克隆抗体和钌复合物标记的CT特异性单克隆抗体一起孵育,反应形成"三明治"样抗原-抗体复合物。

2.2.2 第2步：链霉亲和素包被的磁珠微粒后,该复合物通过生物素与链霉亲和素的相互作用与固相结合。

2.2.3 第3步：反应混合液吸到测量池中,微粒通过磁铁吸附到电极上,未结合的物质被清洗液洗去,电极加电压后产生化学发光,通过光电倍增管进行测定。检测结果由仪器自动从标准曲线上查出。此曲线由仪器通过2点定标校正,由试剂条形码扫描入仪器的原版标准曲线而得。

3. 标本要求与患者准备

3.1·类型：血清。建议空腹8~12 h静脉采血,尤以早晨空腹为佳。

3.2·容器：真空采血管。

3.3·保存和运送：室温保存,及时送检。2~8℃温度下可稳定保存6 h,-20℃温度下可稳定保存30天。标本只能冻融1次。有沉淀的标本使用前需离心。不要使用加热灭活的标本。标本和质控品禁用叠氮钠防腐。标本、定标液和质控品在测定前应预温到室温。

3.4·采血量：静脉血3 ml。2 500~3 000 r/min离心6~10 min,分离血清,待上机。

4. 试剂和仪器

4.1·试剂

4.1.1 来源：××试剂。规格：见试剂说明书。代号：见试剂说明书。

4.1.2 试剂盒组成

4.1.2.1 M(透明瓶盖)：链霉亲和素包被的磁珠微粒,1瓶,6.5 ml。粒子浓度0.72 mg/ml,含防腐剂。

4.1.2.2 R1(灰色瓶盖)：生物素化的抗人降钙素抗体,1瓶,8 ml,浓度1.50 mg/L,磷酸盐缓冲液100 mmol/L,pH 7.2,含防腐剂。

4.1.2.3 R2(黑色瓶盖)：钌复合物标记的抗TSH单克隆抗体,1瓶,12 ml,浓度1.2 mg/L,磷酸缓冲液0.1 mol/L,pH 7.2,含防腐剂。

4.1.3 储存和稳定性

4.1.3.1 存放于 2～8℃。请垂直摆放试剂盒,确保使用前自动混合过程中微粒完全有效。

4.1.3.2 稳定性:未开瓶试剂盒置 2～8℃,最长稳定至失效期。开封后,2～8℃ 12 周。

4.1.4 试剂的准备:试剂配套包装,打开包装后直接使用。试剂信息在装载时通过芯片自动读取。试剂应避免形成气泡。

4.2·校准品:每批试剂有一条形码标签,含有该批试剂定标所需的特殊信息。

4.3·质控品:具体见《××全自动电化学发光免疫分析质控程序》。

4.4·仪器:××全自动电化学发光免疫分析仪。

5. 操作步骤

5.1·仪器操作参阅《××全自动电化学发光免疫分析仪标准操作规程》。

5.2·分析参数:详见相关用户指南和仪器说明书。

6. 校准

6.1·校准品计量学溯源:溯源至××参考物质。

6.2·校准品准备与储存:每瓶校准品准确加 1.0 ml 蒸馏水复溶,轻轻旋转摇匀,室温放置 30 min 待充分溶解后分装,－20℃冷冻可保存 4 周,复溶后 2～8℃可稳定 2 天,室温稳定 8 h(分装的标准品只允许冻融一次)。

6.3·校准条件:在室内质控失控、试剂批号更换后、影响检测的维修或者更换主要部件后。批校准稳定 28 天,盒校准 7 天。

6.4·校准操作:参见仪器标准操作规程。

7. 质控

具体见《××全自动电化学发光免疫分析仪质控程序》。

8. 结果判断

仪器会自动计算 CT 的含量,单位是 pg/ml 或 pmol/L。

9. 生物参考区间

9.1·女性:<6.4 pg/ml。

9.2·男性:<9.52 pg/ml。

10. 性能参数

10.1·精密度:测量重复性小于 1/4 允许总误差(TEa);测量中间精密度小于 1/3 TEa。正确度:室间质评合格。

10.2·测量区间:0.5～2 000 pg/ml。可报告区间:0.5～2 000 pg/ml,若超出测量区间,结果报告为大于可报告区间的上限。高于检测范围的标本可用多项检测稀释液稀释。建议 1∶100 稀释。稀释后的标本 CT 浓度必须>20 pg/ml。如用手工稀释,结果需乘上稀释倍数。如果是仪器自动稀释,仪器会自动计算结果。

10.3·干扰和交叉反应:检测结果不受黄疸(胆红素<1 128 μmol/L 或<66 mg/dl)、溶血(血红蛋白<0.124 mmol/L 或<0.2 g/dl)、脂血(脂肪乳<2 000 mg/dl)和生物素(<40 ng/ml

或<163 nmol/L)、IgG<4 g/dl 以及 IgM<1.6 g/dl 的影响。

10.4·变异的潜在来源

10.4.1 接受过小鼠单抗治疗或体内诊断的患者会出现假阳性反应。

10.4.2 有极少数患者因含有高滴度的抗链霉亲和素抗体或钌抗体而产生假阳性。

11. 临床意义

11.1·CT 可作为诊断甲状腺髓样癌(medullary thyroid carcinoma,MTC)的肿瘤标志物。MTC 是由 C 细胞发展而来,能大量分泌 CT。MTC 经手术治疗后 CT 水平可恢复正常,若手术不彻底或术后复发或已转移,则 CT 水平不降或不能降低至正常水平。

11.2·CT 升高还可见于肺癌、乳腺癌等引起的异位内分泌综合征,且 CT 水平与病变活动程度呈明显相关。

11.3·在白血病、骨髓增生性疾病、妊娠期、恶性贫血、肾衰竭、慢性炎症等疾病中也可见到 CT 水平升高。

参考文献

[1] 尚红,王毓三,申子瑜.全国临床检验操作规程[M].4 版.北京:人民卫生出版社,2015.

[2] 万学红,卢雪峰.诊断学[M].8 版.北京:人民卫生出版社,2013.

[3] 中国合格评定国家认可委员会.CNAS-CL02:医学实验室质量和能力认可准则(ISO15189:2012,IDT)[S].2015.

[4] 中国合格评定国家认可委员会.CNAS-CL02-A003:医学实验室质量和能力认可准则在临床化学检验领域的应用说明[S].2018.

（王晓琴　张　宁）

皮质醇检测标准操作规程

××医院检验科临床化学组作业指导书	文件编号：××-JYK-HX-SOP-×××
版本： 生效日期：	共 页 第 页

1. 目的

规范皮质醇(cortisol)的检测实验,确保检测结果的准确性和重复性。

2. 方法和原理

2.1·方法：电化学发光法。

2.2·原理

2.2.1 第1步：标本与生物素化的抗皮质醇抗体和钌(Ru)标记的皮质醇衍生物混匀,分别形成复合物,数量取决于标本中待测物的浓度。生物素化的抗皮质醇抗体一部分与标本中待测物结合,另一部分与钌标记的皮质醇衍生物结合。

2.2.2 第2步：加入链霉亲和素包被的微粒。形成的复合物通过生物素、链霉亲和素之间的反应结合到微粒上。

2.2.3 第3步：反应混合液吸到测量池中,微粒通过磁铁吸附到电极上,未结合的物质被清洗液洗去,电极加电压后产生化学发光,通过光电倍增管进行测定。检测结果由机器自动从标准曲线上查出。此曲线由仪器通过2点定标校正,由试剂条形码扫描入仪器的原版标准曲线而得。

3. 标本要求与患者准备

3.1·类型：血清、血浆、尿液和唾液。建议空腹8～12 h静脉采血,尤以早晨空腹为佳。

3.2·容器：标准采样管或含分离凝胶的试管采集的血清。肝素或EDTA抗凝的血浆。用枸橼酸钠抗凝血浆作为检测样本时,所得结果必须予以校准;氟化钠/草酸钾抗凝血浆样本的测定结果比血清样本低27%。

3.3·保存和运送：室温保存,及时送检。标本在2～8℃可稳定5天,-20℃可稳定3个月。只能冻融一次。含沉淀的标本使用前需离心。不要加热灭活标本。标本和质控品禁用叠氮钠防腐。

注意：由于皮质醇在血中的含量呈现昼夜的周期性变化,应注明采血时间。

3.4·采样量：静脉血3 ml。2 500～3 000 r/min离心6～10 min,分离血清,待上机。

4. 试剂和仪器

4.1·试剂

4.1.1 来源：××试剂。规格：见试剂说明书。代号：见试剂说明书。

4.1.2 试剂盒组成

4.1.2.1 M(透明瓶盖)：链霉亲和素包被的微粒,1瓶,6.5 ml。粒子浓度0.72 mg/ml,生物素结合能力470 ng生物素/mg粒子,含防腐剂。

4.1.2.2　R1(灰色瓶盖)：生物素化的羊抗皮质醇抗体,1瓶,9 ml,浓度90 ng/ml,MES缓冲液0.1 mol/L,pH 6.0,含防腐剂。

4.1.2.3　R2(黑色瓶盖)：钌复合物标记的皮质醇-多肽,1瓶,9 ml,浓度25 ng/ml,达那唑(danazol)20 mg/ml,MES缓冲液0.1 mol/L,pH 6.0,含防腐剂。

4.1.3　储存和稳定性

4.1.3.1　存放于2～8℃。请垂直摆放试剂盒,确保使用前自动混合过程中微粒完全有效。

4.1.3.2　稳定性：未开瓶试剂盒置2～8℃,最长稳定至失效期。开封后,2～8℃ 12周。

4.1.4　试剂的准备：试剂配套包装,打开包装后直接使用。试剂信息在装载时通过芯片自动读取。试剂应避免形成气泡。

4.2·校准品：每批试剂有一条形码标签,含有该批试剂定标所需的特殊信息。

4.3·质控品：具体见《××全自动电化学发光免疫分析质控程序》。

4.4·仪器：××全自动电化学发光免疫分析仪。

5. 操作步骤

5.1·仪器操作参阅《××全自动电化学发光免疫分析仪标准操作规程》。

5.2·分析参数：详见相关用户指南和仪器说明书。

6. 校准

6.1·校准品计量学溯源：溯源至××参考物质。

6.2·校准品准备与储存：每瓶校准品准确加1.0 ml蒸馏水复溶,垂直加盖室温静置15 min,小心混匀并避免产生气泡,待充分溶解后分装,−20℃冷冻可保存3个月(分装的标准品只允许冻融一次)。

6.3·校准条件：在室内质控失控、试剂批号更换后、影响检测的维修或者更换主要部件后。批校准稳定28天,盒校准7天。

6.4·校准操作：参见仪器标准操作规程。

7. 质控

具体见《××全自动电化学发光免疫分析仪质控程序》。

8. 结果判断

仪器会自动计算皮质醇含量,单位是nmol/L、μg/dl或μg/L。

9. 生物参考区间

9.1·血清和血浆：上午：171～536 nmol/L;下午：64～340 nmol/L。

9.2·尿中游离皮质醇：100～379 nmol/24 h。

9.3·唾液：上午：<19.1 nmol/L;下午：<11.9 nmol/L。

10. 性能参数

10.1·精密度：测量重复性小于1/4允许总误差(TEa);测量中间精密度小于1/3 TEa。正确度：室间质评合格。

10.2·测量区间：0.5～2 000 pg/ml(1.00～1 750 nmol/L)。可报告区间：0.5～2 000 pg/ml

（1.00～1 750 nmol/L），若超出测量区间，结果报告为大于可报告区间的上限。

10.3·干扰和交叉反应

10.3.1　该方法不受黄疸（胆红素＜60 mg/dl）、溶血（血红蛋白＜1.9 g/dl）、脂血（脂质＜2 700 mg/dl）和生物素＜60 ng/ml等干扰。

10.3.2　接受高剂量生物素（＞5 mg/d）治疗的患者，至少要等最后一次摄入生物素8 h后才能采血。不受类风湿因子干扰（1 100 U/ml）。17种常用药物经试验对本测定无干扰。偶尔会遇到抗链霉亲和素抗体以及其他免疫反应的干扰。怀孕、使用避孕药和雌激素治疗会导致皮质醇测定结果不准确。在使用泼尼松龙、甲基泼尼松龙或泼尼松治疗的患者会出现假性皮质醇升高。本测定与皮质酮、去氧皮质酮、脱氧皮质醇、羟化皮质醇、孕酮等有不同程度的交叉反应。另外严重的应激反应也导致皮质醇升高。

10.4·变异的潜在来源

10.4.1　接受过小鼠单抗治疗或体内诊断的患者会出现假阳性反应。

10.4.2　有极少数患者因含有高滴度的抗链霉亲和素抗体而产生假阳性。

11. 临床意义

11.1·血清皮质醇的浓度具有昼夜节律性变化，通常最高峰值出现在清晨，随后逐渐降低，夜间浓度可降至峰值浓度的一半左右。因此在解释结果时，明确采血时间非常重要。

11.2·检测患者血液循环中皮质醇的含量可用于诊断肾上腺、垂体和下丘脑的功能是否正常，如库欣综合征患者皮质醇含量明显增高，而艾迪生病患者皮质醇浓度明显降低。皮质醇测定也可用于库欣综合征使用地塞米松抑制治疗或艾迪生病使用激素替代治疗的疗效监测。

11.3·可以选择测定患者24 h尿液中的皮质醇浓度，因为尿液中排泄的皮质醇不受昼夜节律性分泌的影响。尿液中皮质醇均不与转运蛋白结合，因此被称为尿游离皮质醇。

11.4·有研究认为测定患者夜晚唾液中的皮质醇比测定尿液游离皮质醇更有价值，特别适用于儿童、精神病患者以及由于不同的压力因素影响肾上腺皮质过度分泌肾上腺类固醇激素的个体。

参考文献

[1] 尚红,王毓三,申子瑜.全国临床检验操作规程[M].4版.北京：人民卫生出版社,2015.
[2] 万学红,卢雪峰.诊断学[M].8版.北京：人民卫生出版社,2013.
[3] 中国合格评定国家认可委员会.CNAS-CL02：医学实验室质量和能力认可准则(ISO15189：2012,IDT)[S].2015.
[4] 中国合格评定国家认可委员会.CNAS-CL02-A003：医学实验室质量和能力认可准则在临床化学检验领域的应用说明[S].2018.

（王晓琴　张　宁）

雌二醇检测标准操作规程

××医院检验科临床化学组作业指导书	文件编号：××-JYK-HX-SOP-×××
版本： 生效日期：	共 页 第 页

1. 目的
规范雌二醇(estradiol，E_2)的检测实验，确保检测结果的准确性和重复性。

2. 方法和原理
2.1·方法：电化学发光法。

2.2·原理

2.2.1 第1步：标本与生物素化的抗 E_2 抗体混匀，形成复合物，其数量取决于标本中待测物的浓度。

2.2.2 第2步：加入链霉亲和素包被的微粒和钌(Ru)标记的 E_2 衍生物。游离的、未结合生物素化抗体即与此衍生物结合，并且通过生物素、链霉亲和素之间的反应结合到微球上。让上述形成的复合物通过生物素与链霉亲和素间的反应结合到微粒上。

2.2.3 第3步：反应混合液吸到测量池中，微粒通过磁铁吸附到电极上，未结合的物质被清洗液洗去，电极加电压后产生化学发光，通过光电倍增管进行测定。检测结果由机器自动从标准曲线上查出。此曲线由仪器通过2点定标校正，由试剂条形码扫描入仪器的原版标准曲线而得。

3. 标本要求和患者准备
3.1·类型：血清、血浆。患者在采血前24 h内应避免剧烈运动和饮酒，不宜改变饮食和睡眠习惯。空腹静脉采血，采血时间以上午7～9点为宜，门诊患者提倡静坐15 min后采血。

3.2·容器：血清：使用标准取样试管或含分离胶的试管采集。血浆：肝素、EDTA-K3、枸橼酸钠或氟化钠/草酸钾抗凝均可。

3.3·保存和运送：标本在2～8℃可稳定2天，-20℃可稳定6个月。只能冻融一次。含沉淀的标本使用前需离心。标本和质控品禁用叠氮钠防腐。标本、校准液和质控品在测定前的温度应与室温平衡；放入仪器后应在2 h内测定，以避免蒸发的影响。

3.4·采血量：3 ml。2 500～3 000 r/min离心6～10 min，分离血清，待上机。

4. 试剂和仪器
4.1·试剂

4.1.1 来源：××试剂。规格：见试剂说明书。代号：见试剂说明书。

4.1.2 试剂盒组成

4.1.2.1 M(透明瓶盖)：包被链霉亲和素的磁珠微粒，1瓶，6.5 ml。粒子浓度0.72 mg/ml，含防腐剂。

4.1.2.2 R1(灰色瓶盖)：生物素标记的抗 E_2 抗体，1瓶，8 ml，浓度45 ng/ml，甲二氢睾酮 130 ng/ml,MES 缓冲液 50 mmol/L,pH 6.0,含防腐剂。

4.1.2.3 R2(黑色瓶盖):钌复合物标记的雌二醇衍生物,1 瓶,8 ml,浓度为 2.75 ng/ml,MES 缓冲液 50 mmol/L,pH 6.0,含防腐剂。

4.1.2.4 E2 定标液(CalSet)和通用质控品 1 和 2,两水平。

4.1.3 储存和稳定性

4.1.3.1 存放于 2～8℃。请垂直摆放试剂盒,确保使用前自动混合过程中微粒完全有效。

4.1.3.2 稳定性:未开瓶试剂盒置 2～8℃,最长稳定至失效期。开封后,2～8℃ 12 周。

4.1.4 试剂的准备:试剂配套包装,打开包装后直接使用。试剂信息在装载时通过芯片自动读取。试剂应避免形成气泡。

4.2·校准品:每批试剂有一条形码标签,含有该批试剂定标所需的特殊信息。

4.3·质控品:具体见《××全自动电化学发光免疫分析质控程序》。

4.4·仪器:××全自动电化学发光免疫分析仪。

5. 操作步骤

5.1·仪器操作参阅《××全自动电化学发光免疫分析仪标准操作规程》。

5.2·分析参数:详见相关用户指南和仪器说明书。

6. 校准

6.1·校准品计量学溯源:溯源至××参考物质。

6.2·校准品准备与储存:每瓶校准品准确加 1.0 ml 蒸馏水复溶,垂直加盖室温静置 15 min,小心混匀并避免产生气泡,待充分溶解后分装,−20℃ 冷冻可保存 3 个月(分装的标准品只允许冻融一次)。

6.3·校准条件:在室内质控失控、试剂批号更换后、影响检测的维修或者更换主要部件后。批校准稳定 28 天,盒校准 7 天。

6.4·校准操作:每个试剂组带有一个含有各批试剂定标具体信息的条形码标签。使用 CalSet,使预定义的主曲线适用于分析仪。

7. 质控

具体见《××全自动电化学发光免疫分析仪质控程序》。

8. 结果判断

分析仪自动计算出各样本中被测物浓度(ng/ml 或 nmol/L),结果传输到 LIS 检验系统。单位是 pmol/L、pg/ml 或 ng/L。

9. 生物参考区间

9.1·男性:7.63～42.6 ng/L。

9.2·未孕女性:卵泡期 12.5～166 ng/L,排卵期 85.5～498 ng/L,黄体期 43.8～211 ng/L。

9.3·妊娠女性:前 3 个月:215～4 300 ng/L。

9.4·绝经后女性:5.00～54.7 ng/L。

9.5·儿童:男孩 5.00～20.0 ng/L,女孩 6.0～27.0 ng/L。

9.6·实验室应当进行自身人群期望值调查评估,如有必要,可建立自己的参考范围。

10. 性能参数

10.1・精密度：测量重复性小于 1/4 允许总误差(TEa)；测量中间精密度小于 1/3 TEa。正确度：室间质评合格。

10.2・测量区间：18.4～15 781 pmol/L(5.00～4 300 pg/ml)，样本中雌二醇含量超出检测范围时，可设定分析仪自动稀释检测样本。可报告区间：18.4～15 781 pmol/L,若超出测量区间,结果报告为大于可报告区间的上限。

10.3・干扰和交叉反应

10.3.1　以下情况检测结果不受干扰：黄疸(胆红素<1 129 μmol/L 或<66 mg/dl)、溶血(血红蛋白<0.621 mmol/L 或<1 g/dl)、脂血(三酰甘油<1 000 mg/dl)和生物素<147 nmol/L 或<36 ng/ml。

10.3.2　对于接受高剂量生物素治疗的患者(>5 mg/d),需在末次生物素治疗8 h 后采集样本。类风湿因子≤1 200 U/ml 时,检测结果不受影响。对 18 种常用药物进行试验,未发现会影响检测结果。检测接种过兔血清疫苗或将兔子当作宠物的患者样本可能会得到错误的结果。少数病例中,高滴度的抗分析物特异性抗体,抗链霉素或钌的抗体会影响检测结果。恰当的实验设计可将影响程度降到最低。作为诊断指标,必须结合患者病史,临床检查和其他临床资料来综合评估检测结果。

10.4・变异的潜在来源

10.4.1　接受过小鼠单抗治疗或体内诊断的患者会出现假阳性反应。

10.4.2　有极少数患者因含有高滴度的抗链霉亲和素抗体而产生假阳性。

11. 临床意义

11.1・E2 检测是检查下丘脑-垂体-性腺轴功能的指标之一,主要用于青春期前内分泌疾病的鉴别诊断、闭经或月经异常时对卵巢功能的评价。

11.2・E2 水平可反映卵泡成熟度,E2 的测定有助于监测排卵的情况。也可用于不孕不育的治疗和判定体外受精的排卵时间。

11.3・肾上腺皮质增生或肿瘤、睾丸肿瘤、卵巢肿瘤、男性乳房增生症、原发性或继发性性早熟、无排卵功能性子宫出血、多胎妊娠、肝硬化等患者 E2 均升高。

11.4・下丘脑病变、腺垂体功能减退、原发性或继发性卵巢功能不足、绝经期、皮质醇增多症、葡萄胎、无脑儿等患者体内 E2 均降低。重症妊娠期高血压疾病患者血中 E2 水平往往较低,若血中 E2 水平特别低,则提示有胎儿宫内死亡的可能。

参考文献

[1] 尚红,王毓三,申子瑜.全国临床检验操作规程[M].4 版.北京：人民卫生出版社,2015.

[2] 万学红,卢雪峰.诊断学[M].8 版.北京：人民卫生出版社,2013.

[3] 中国合格评定国家认可委员会.CNAS－CL02：医学实验室质量和能力认可准则(ISO15189：2012,IDT)[S].2015.

[4] 中国合格评定国家认可委员会.CNAS－CL02－A003：医学实验室质量和能力认可准则在临床化学检验领域的应用说明[S].2018.

(王晓琴　张　宁)

孕酮检测标准操作规程

××医院检验科临床化学组作业指导书	文件编号：××-JYK-HX-SOP-×××
版本： 生效日期：	共 页 第 页

1. 目的

规范孕酮(progesterone)的检测实验,确保检测结果的准确性和重复性。

2. 方法和原理

2.1·方法：电化学发光法。

2.2·原理

2.2.1 第1步：标本与生物素化的抗孕酮抗体、钌(Ru)标记的孕酮衍生物与达那唑混匀,释放孕酮。标本中的孕酮与标记的孕酮衍生物同时竞争抗体上的结合位点。

2.2.2 第2步：加入链霉亲和素包被的微粒。形成的免疫复合物通过生物素、链霉亲和素之间的反应结合到微粒上。结合到固相上的标记的孕酮衍生物的数量与标本中的孕酮含量成反比。

2.2.3 第3步：反应混合液吸到测量池中,微粒通过磁铁吸附到电极上,未结合的物质被清洗液洗去,电极加电压后产生化学发光,通过光电倍增管进行测定。检测结果由机器自动从标准曲线上查出。此曲线由仪器通过2点定标校正,由试剂条形码扫描入仪器的原版标准曲线而得。

3. 标本要求与患者准备

3.1·类型：血清、血浆。患者在采血前24 h内应避免剧烈运动和饮酒,不宜改变饮食和睡眠习惯。空腹静脉采血,采血时间以上午7～9点为宜,门诊患者提倡静坐15 min后采血。

3.2·容器：血清：使用标准取样试管或含分离胶的试管采集。血浆：肝素锂、肝素钠、K3-EDTA、柠檬酸钠和氟化钠/草酸钾都适用。使用枸橼酸钠时,检测结果必须校正。

3.3·保存和运送：2～8℃可保存5天；-20℃可保存6个月。只能冻融一次。含沉淀的标本使用前需离心。不要加热灭活标本。标本和质控液禁用叠氮钠防腐。标本、校准液和质控品在测定前的温度应与室温平衡；放入仪器后应在2 h内测定,以避免蒸发的影响。

3.4·采血量：3 ml。2 500～3 000 r/min离心6～10 min,分离血清,待上机。

4. 试剂和仪器

4.1·试剂

4.1.1 来源：××试剂。规格：见试剂说明书。代号：见试剂说明书。

4.1.2 试剂盒组成

4.1.2.1 M(透明瓶盖)：包被链霉亲和素的磁珠微粒,1瓶,6.5 ml。粒子浓度0.72 mg/ml,含防腐剂。

4.1.2.2 R1(灰色瓶盖)：生物素标记的抗孕酮抗体,1瓶,10 ml,浓度0.15 mg/L,磷酸缓冲液 25 mmol/L,pH 7.0,含防腐剂。

4.1.2.3　R2(黑色瓶盖):钌标记的孕酮多肽,1 瓶,8 ml,浓度为 10 ng/ml,磷酸缓冲液 25 mmol/L,pH 7.0,含防腐剂。

4.1.2.4　PROG 定标液(CalSet)和通用质控品 1 和 2,两水平。

4.1.3　储存和稳定性

4.1.3.1　存于 2～8℃。请垂直摆放试剂盒,确保使用前自动混合过程中微粒完全有效。

4.1.3.2　稳定性:未开瓶试剂盒置 2～8℃,最长稳定至失效期。开封后,2～8℃ 12 周。

4.1.4　试剂的准备:试剂配套包装,打开包装后直接使用。试剂信息在装载时通过芯片自动读取。试剂应避免形成气泡。

4.2·校准品:每批试剂有一条形码标签,含有该批试剂定标所需的特殊信息。

4.3·质控品:具体见《××全自动电化学发光免疫分析质控程序》。

4.4·仪器:××全自动电化学发光免疫分析仪。

5. 操作步骤

5.1·仪器操作参阅《××全自动电化学发光免疫分析仪标准操作规程》。

5.2·分析参数:详见相关用户指南和仪器说明书。

6. 校准

6.1·校准品计量学溯源:溯源至××参考物质。

6.2·校准品准备与储存:每瓶校准品准确加 1.0 ml 蒸馏水复溶,垂直加盖室温静置 15 min,小心混匀并避免产生气泡,待充分溶解后分装,－20℃冷冻可保存 3 个月(分装的标准品只允许冻融一次)。

6.3·校准条件:在室内质控失控、试剂批号更换后、影响检测的维修或者更换主要部件后。批校准稳定 28 天,盒校准 7 天。

6.4·校准操作:每个试剂组带有一个含有各批试剂定标具体信息的条形码标签。使用 CalSet,使预定义的主曲线适用于分析仪。

7. 质控

具体见《××全自动电化学发光免疫分析仪质控程序》。

8. 结果判断

分析仪自动计算每份标本的测定浓度,结果传输到 LIS 检验系统。单位为 nmoL/L、ng/ml 或 ug/L。

9. 生物参考区间

9.1·男性:0.2～1.4 ng/ml。

9.2·女性:卵泡期:0.2～1.5 ng/ml;排卵期:0.8～3.0 ng/ml;黄体期:1.7～27.0 ng/ml;绝经期:0.1～0.8 ng/ml。

9.3·如有必要,可建立自己的参考范围。

10. 性能参数

10.1·精密度:测量重复性小于 1/4 允许总误差(TEa);测量中间精密度小于 1/3 TEa。

正确度：室间质评合格。

10.2·测量区间：0.095～191 nmol/L 或 0.030～60.0 ng/ml。可报告区间：0.095～191 nmol/L 或 0.030～60.0 ng/ml，若超出测量区间，结果报告为大于可报告区间的上限。

10.3·干扰和交叉反应

10.3.1 检测结果不受黄疸（胆红素＜54 mg/dl 或＜923 μmol/L）、溶血（血红蛋白＜0.621 mmol/L 或＜1 g/dl）、脂血（三酰甘油＜720 mg/dl）和生物素＜82 nmol/L 或＜20 ng/ml 的影响。

10.3.2 对于接受高剂量生物素治疗的患者（＞5 mg/d），需在末次生物素治疗 8 h 后采集本。类风湿因子≤2 000 U/ml 时，检测结果不受影响。对 18 种常用药物进行试验，未发现会影响检测结果。只有保泰松在治疗剂量水平给药会对检测产生干扰（孕酮检测值下降）。少数病例中，高滴度的分析物特异性抗体（如 HAMA）、链霉亲和素或钌会影响检测结果。

10.4·变异的潜在来源

10.4.1 接受过小鼠单抗治疗或体内诊断的患者会出现假阳性反应。

10.4.2 有极少数患者因含有高滴度的抗链霉亲和素抗体而产生假阳性。

11. 临床意义

11.1·排卵及黄体功能的监测：孕酮水平与黄体的发育和萎缩有关，检测孕酮可用于监测排卵以及黄体期的评估，有助于生育诊断。

11.2·体外受精-胚胎移植的预后评估。

11.3·异位妊娠的鉴别诊断：异位妊娠时血孕酮水平偏低；测定血孕酮水平在宫外孕的鉴别诊断中可以作为参考依据。

11.4·血孕酮水平升高见于葡萄胎、轻度妊娠期高血压疾病、糖尿病孕妇、多胎妊娠、先天性 17-羟化酶缺乏症、先天性肾上腺增生、卵巢颗粒层膜细胞瘤、卵巢脂肪样瘤等疾病。

11.5·血孕酮水平降低见于黄体生成障碍和功能不良、多囊卵巢综合征、无排卵型功能失调、先兆流产、胎儿发育迟缓、死胎、严重妊娠期高血压疾病、妊娠性胎盘功能不良等疾病。

参考文献

[1] 尚红,王毓三,申子瑜.全国临床检验操作规程[M].4 版.北京：人民卫生出版社,2015.

[2] 万学红,卢雪峰.诊断学[M].8 版.北京：人民卫生出版社,2013.

[3] 中国合格评定国家认可委员会.CNAS-CL02：医学实验室质量和能力认可准则(ISO15189：2012,IDT)[S].2015.

[4] 中国合格评定国家认可委员会.CNAS-CL02-A003：医学实验室质量和能力认可准则在临床化学检验领域的应用说明[S].2018.

（王晓琴 张 宁）

睾酮检测标准操作规程

××医院检验科临床化学组作业指导书	文件编号：××‐JYK‐HX‐SOP‐×××
版本： 生效日期：	共　　页　　第　　页

1. 目的

规范睾酮(testosterone)的检测实验,确保检测结果的准确性和重复性。

2. 方法和原理

2.1·方法：电化学发光法。

2.2·原理

2.2.1　第 1 步：标本与生物素化的抗睾酮单克隆抗体和钌(Ru)标记的睾酮衍生物混匀。一部分抗体的结合位点与标本中的待测物结合(其数量取决于标本中待测物的浓度),一部分则与钌标记的半抗原结合,形成各自的免疫复合物。

2.2.2　第 2 步：加入链霉亲和素包被的微粒,免疫复合物通过生物素与链霉亲和素间的反应结合到微粒上。

2.2.3　第 3 步：反应混合液吸到测量池中,微粒通过磁铁吸附到电极上,未结合的物质被清洗液洗去,电极加电压后产生化学发光,通过光电倍增管进行测定。检测结果由机器自动从标准曲线上查出。此曲线由仪器通过 2 点定标校正,由试剂条形码扫描入仪器的原版标准曲线而得。

3. 标本要求与患者准备

3.1·类型：血清、血浆。患者在采血前 24 h 内应避免剧烈运动和饮酒,不宜改变饮食和睡眠习惯。空腹静脉采血,采血时间以上午 7～9 点为宜,门诊患者提倡静坐 15 min 后采血。

3.2·容器：血清：使用标准取样试管或含分离胶的试管采集。血浆：肝素锂、钠、铵；EDTA‐K3；氟化钠/草酸钾抗凝均可。如采用柠檬酸钠抗凝,结果应进行校正。

3.3·保存和运送：室温保存,及时送检。标本在 2～8℃可稳定 14 h,－20℃可稳定 6 个月。只能冻融一次。含沉淀的标本使用前需离心。不要加热灭活标本。标本和质控品禁用叠氮钠防腐。

3.4·采血量：静脉血 3 ml。2 500～3 000 r/min 离心 6～10 min,分离血清,待上机。

4. 试剂和仪器

4.1·试剂

4.1.1　来源：××试剂。规格：见试剂说明书。代号：见试剂说明书。

4.1.2　试剂盒组成

4.1.2.1　M(透明瓶盖)：链霉亲和素包被的微粒,1 瓶,6.5 ml。粒子浓度 0.72 mg/ml,生物素结合能力 470 ng 生物素/ml 粒子,含防腐剂。

4.1.2.2　R1(灰色瓶盖)：生物素化的抗睾酮单克隆抗体,1 瓶,8 ml,浓度 55 ng/ml,磷酸缓冲液,40 mmol/L,pH 7.0,含防腐剂。

4.1.2.3　R2(黑色瓶盖):钌标记的睾酮多肽,1 瓶,8 ml,浓度 3 ng/ml,释放试剂 ANS/炔诺孕酮,磷酸缓冲液,40 mmol/L,pH 7.0,含防腐剂。

4.1.2.4　TESTO 定标液(CalSet)和通用质控品 1 和 2,两水平。

4.1.3　储存和稳定性

4.1.3.1　存放于 2～8℃。请垂直摆放试剂盒,确保使用前自动混合过程中微粒完全有效。

4.1.3.2　稳定性:未开瓶试剂盒置 2～8℃,最长稳定至失效期。开封后,2～8℃ 12 周。

4.1.4　试剂的准备:试剂配套包装,打开包装后直接使用。试剂信息在装载时通过芯片自动读取。试剂应避免形成气泡。

4.2·校准品:每批试剂有一条形码标签,含有该批试剂定标所需的特殊信息。

4.3·质控品:具体见《××全自动电化学发光免疫分析质控程序》。

4.4·仪器:××全自动电化学发光免疫分析仪。

5. 操作步骤

5.1·仪器操作参阅《××全自动电化学发光免疫分析仪标准操作规程》。

5.2·分析参数:详见相关用户指南和仪器说明书。

6. 校准

6.1·校准品计量学溯源:溯源至××参考物质。

6.2·校准品准备与储存:每瓶校准品准确加 1.0 ml 蒸馏水复溶,垂直加盖室温静置 15 min,小心混匀并避免产生气泡,待充分溶解后分装,－20℃冷冻可保存 3 个月(分装的标准品只允许冻融一次)。

6.3·校准条件:在室内质控失控、试剂批号更换后、影响检测的维修或者更换主要部件后。批校准稳定 28 天,盒校准 7 天。

6.4·校准操作:参见仪器标准操作规程。

7. 质控

具体见《××全自动电化学发光免疫分析仪质控程序》。

8. 结果判断

分析仪自动计算每份标本的测定浓度,单位为 nmol/L、ng/ml 或 $\mu g/L$。

9. 生物参考区间

9.1·男性:20～49 岁:2.49～8.36 $\mu g/L$。≥50 岁:1.93～7.40 $\mu g/L$。

9.2·女性:20～49 岁:0.084～0.481 $\mu g/L$。≥50 岁:0.029～0.408 $\mu g/L$。

9.3·每个实验室必须调查各自患者群体的参考范围变异性,必要时根据具体情况制订自己的参考范围。

10. 性能参数

10.1·精密度:测量重复性小于 1/4 允许总误差(TEa);测量中间精密度小于 1/3 TEa。正确度:室间质评合格。

10.2·测量区间：0.025～15.0 ng/ml。可报告区间：0.025～15.0 ng/ml，若超出测量区间，结果报告为大于可报告区间的上限。

10.3·干扰和交叉反应：对于接受高剂量生物素治疗的患者（>5 mg/d），必须在末次生物素治疗 8 h 后采集样本。检测结果不受类风湿因子影响（RF<1 000 U/ml）。体外对 18 种常用药物进行试验，未发现会影响检测结果。对 2 种特殊药物进行额外的试验发现诺龙（国际通用命名，WHO）能产生明显的干扰。使用该药物进行治疗的患者不建议进行睾酮检测。个别病例发现终末期的肾衰竭女性患者出现睾酮水平的增加。少数病例中高浓度的分析物特异性抗体、生物素抗体和钌抗体会影响检测结果。女性出现异常升高的睾酮值必须使用萃取法或 LC - MS/MS 进行确定。

10.4·变异的潜在来源

10.4.1 接受过小鼠单抗治疗或体内诊断的患者会出现假阳性反应。

10.4.2 有极少数患者因含有高滴度的抗链霉亲和素抗体而产生假阳性。

11. 临床意义

11.1·男性体内睾酮水平减低时，可见于生殖功能障碍、垂体功能减退、泌乳素过高症、肝硬化、慢性肾功能不全及克兰费尔特综合征等。

11.2·男性体内睾酮水平升高时，可能由于先天性肾上腺增生症、睾丸良性间质细胞瘤及下丘脑-垂体-睾丸轴异常等原因所致。

11.3·女性体内睾酮水平上升可能提示雄激素综合征、多囊卵巢综合征、间质泡膜增殖症、先天性肾上腺增生症、卵巢肿瘤、肾上腺肿瘤、肾上腺发育不良、卵巢功能障碍或下丘脑-垂体-卵巢轴紊乱等。

参考文献

[1] 尚红,王毓三,申子瑜.全国临床检验操作规程[M].4 版.北京：人民卫生出版社,2015.
[2] 万学红,卢雪峰.诊断学[M].8 版.北京：人民卫生出版社,2013.
[3] 中国合格评定国家认可委员会.CNAS - CL02：医学实验室质量和能力认可准则(ISO15189：2012,IDT)[S].2015.
[4] 中国合格评定国家认可委员会.CNAS - CL02 - A003：医学实验室质量和能力认可准则在临床化学检验领域的应用说明[S].2018.

（王晓琴 张 宁）

人绒毛膜促性腺激素检测标准操作规程

××医院检验科临床化学组作业指导书	文件编号：××-JYK-HX-SOP-×××
版本：	生效日期：	共　页　第　页

1. 目的

规范人绒毛膜促性腺激素(human chorionic gonadotropin，HCG)的检测实验,确保检测结果的准确性和重复性。

2. 方法和原理

2.1·方法：电化学发光法。

2.2·原理

2.2.1　第1步：标本与生物素标记抗HCG单克隆抗体和钌(Ru)标记的抗HCG单克隆抗体混匀,形成夹心复合物。

2.2.2　第2步：加入链霉亲和素包被的微粒,让上述形成的复合物通过生物素与链霉亲和素间的反应结合到微粒上。

2.2.3　第3步：反应混合液吸到测量池中,微粒通过磁铁吸附到电极上,未结合的物质被清洗液洗去,电极加电压后产生化学发光,通过光电倍增管进行测定。检测结果由机器自动从标准曲线上查出。此曲线由仪器通过2点定标校正,由试剂条形码扫描入仪器的原版标准曲线而得。

3. 标本的采集与患者准备

3.1·类型：血清、血浆。患者在采血前24 h内应避免剧烈运动和饮酒,不宜改变饮食和睡眠习惯。空腹静脉采血,采血时间以上午7～9点为宜,门诊患者提倡静坐15 min后采血。

3.2·容器：标准采样管或含分离凝胶的试管采集的血清。血浆：肝素、EDTA-K3、枸橼酸钠或草酸钾抗凝均可。

3.3·保存和运送：标本在2～8℃可稳定3天,-20℃可稳定12个月。仅能冻融一次。

3.4·采血量：3 ml。2 500～3 000 r/min离心6～10 min,分离血清,待上机。

4. 试剂和仪器

4.1·试剂

4.1.1　来源：××试剂。规格：见试剂说明书。代号：见试剂说明书。

4.1.2　试剂盒组成

4.1.2.1　M(透明瓶盖)：链霉亲和素包被的微粒,1瓶,6.5 ml。粒子浓度0.72 mg/ml,含防腐剂。

4.1.2.2　R1(灰色瓶盖)：生物素化的抗HCG单克隆抗体,1瓶,9 ml,浓度2.3 mg/L,磷酸缓冲液40 mmol/L,pH 7.5,含防腐剂。

4.1.2.3　R2(黑色瓶盖)：钌标记的抗HCG单克隆抗体,1瓶,10 ml,浓度6.0 mg/L,磷酸缓冲液 40 mmol/L，pH 6.5，含防腐剂。

4.1.2.4　HCG 定标液(CalSet)和通用质控品 1 和 2，两水平。

4.1.3　储存和稳定性

4.1.3.1　存放于 2～8℃。请垂直摆放试剂盒，确保使用前自动混合过程中微粒完全有效。

4.1.3.2　稳定性：未开瓶试剂盒置 2～8℃，最长稳定至失效期。开封后，2～8℃ 12 周。

4.1.4　试剂的准备：试剂配套包装，打开包装后直接使用。试剂信息在装载时通过芯片自动读取。试剂应避免形成气泡。

4.2·校准品：每批试剂有一条形码标签，含有该批试剂定标所需的特殊信息。

4.3·质控品：具体见《××全自动电化学发光免疫分析质控程序》。

4.4·仪器：××全自动电化学发光免疫分析仪。

5. 操作步骤

5.1·仪器操作参阅《××全自动电化学发光免疫分析仪标准操作规程》。

5.2·分析参数：详见相关用户指南和仪器说明书。

6. 校准

6.1·校准品计量学溯源：溯源至××参考物质。

6.2·校准品准备与储存：每瓶校准品准确加 1.0 ml 蒸馏水复溶，垂直加盖室温静置 15 min，小心混匀并避免产生气泡，待充分溶解后分装，-20℃冷冻可保存 3 个月(分装的标准品只允许冻融一次)。

6.3·校准条件：在室内质控失控、试剂批号更换后、影响检测的维修或者更换主要部件后。批校准稳定 28 天，盒校准 7 天。

6.4·校准操作：参见仪器标准操作规程。

7. 质控

具体见《××全自动电化学发光免疫分析仪质控程序》。

8. 结果判断

分析仪自动计算每份标本的测定浓度，单位为 mU/ml 或 U/L。

9. 生物参考区间

9.1·男性：0～2.6 U/L。

9.2·未孕女性：绝经前：0～5.3 U/L。绝经后：0～8.3 U/L。

9.3·妊娠女性：见表 9-6。

表 9-6　妊娠女性生物参考区间

孕　周	HCG(mU/ml)	
	中位数	5%～95%分布位点
3	18.7	5.40～72.0
4	135	10.2～708

（续表）

孕　周	HCG(mU/ml)	
	中位数	5%～95%分布位点
5	1 420	217～8 245
6	3 475	152～32 177
7	35 873	4 059～153 767
8	83 603	31 366～149 094
9	104 475	59 109～135 901
10	85 304	44 186～170 409
12	61 730	27 107～201 615
14	37 082	24 302～93 646
15	28 696	12 540～69 747
16	24 346	8 904～55 332
17	22 064	8 240～51 793
18	22 464	9 649～55 271

9.4·必要时根据具体情况建立适用于自己的参考范围。

10. 性能参数

10.1·精密度：测量重复性小于 1/4 允许总误差(TEa)；测量中间精密度小于 1/3 TEa。正确度：室间质评合格。

10.2·测量区间：0.50～10 000 mU/ml。可报告区间：0.50～10 000 mU/ml,若超出测量区间,结果报告为大于可报告区间的上限。

10.3·干扰和交叉反应：该方法不受黄疸(胆红素<29 mg/dl)、溶血(血红蛋白<1.5 g/dl)、脂血(脂质<2 400 mg/dl)和生物素<40 ng/ml 等干扰。接受高剂量生物素(>5 mg/d)治疗的患者,至少要等最后一次摄入生物素 8 h 后才能采血。不受类风湿因子干扰(667 U/ml)。26 种常用药物经试验对本测定无干扰。HCG 浓度高达 300 000 mU/ml 也不出现钩状效应。

10.4·变异的潜在来源

10.4.1　接受过小鼠单抗治疗或体内诊断的患者会出现假阳性反应。

10.4.2　有极少数患者因含有高滴度的抗链霉亲和素抗体而产生假阳性。

11. 临床意义

11.1·正常妊娠的诊断及妊娠异常的监测：女性停经后,妊娠女性血液和尿液中 HCG 即开始逐渐升高,定量测定母体血液和尿液中 HCG 是确定妊娠的重要标志。HCG 下降则提示流产威胁或稽留流产、宫外孕、妊娠中毒或宫内死亡等妊娠异常。

11.2·异位妊娠的诊断：异位妊娠妇女与同孕龄妇女相比,HCG 水平较低,只有 50% 的异位妊娠妇女尿妊娠试验阳性。妊娠开始 5 周内,异位妊娠女性的 β-HCG 升高幅度远较同孕龄正常妊娠妇女的低。

11.3·滋养层细胞疾病的辅助诊断与疗效监护：葡萄胎、绒癌患者 HCG 浓度较高,术后逐渐下降,葡萄胎清除不全、绒毛膜上皮癌变等患者,HCG 下降后又继续上升。所以动态监测 HCG 水平变化可用于评价治疗效果，尤其是评价化疗效果。

11.4·睾丸与卵巢生殖细胞肿瘤的诊断和监测，还用于早期监测宫外孕、紧迫流产或有葡萄胎史的高危患者的恶性滋养细胞肿瘤。

11.5·评估唐氏综合征的风险：HCG 检测和 AFP 及其他参数（如准确的孕龄、母亲的体重结合）也有助于唐氏综合征的风险评估。在唐氏综合征的妊娠中，母亲的血液 AFP 浓度降低而血清 HCG 浓度大约是正常人群中位数的 2 倍。

参考文献

［1］尚红,王毓三,申子瑜.全国临床检验操作规程［M］.4 版.北京：人民卫生出版社,2015.

［2］万学红,卢雪峰.诊断学［M］.8 版.北京：人民卫生出版社,2013.

［3］中国合格评定国家认可委员会.CNAS－CL02：医学实验室质量和能力认可准则(ISO15189：2012,IDT)［S］.2015.

［4］中国合格评定国家认可委员会.CNAS－CL02－A003：医学实验室质量和能力认可准则在临床化学检验领域的应用说明［S］.2018.

（王晓琴　张　宁）

人绒毛膜促性腺激素β检测标准操作规程

××医院检验科临床化学组作业指导书	文件编号：××-JYK-HX-SOP-×××
版本： 生效日期：	共 页 第 页

1. 目的

规范人绒毛膜促性腺激素β(β-human chorionic gonadotropin, β-HCG)的检测实验,确保检测结果的准确性和重复性。

2. 方法和原理

2.1·方法：电化学发光法。

2.2·原理

2.2.1 第1步：标本与生物素化的抗β-HCG单克隆抗体和钌(Ru)标记的抗β-HCG单克隆抗体混匀,形成免疫复合物。

2.2.2 第2步：加入链霉亲和素包被的微粒,让上述形成的复合物通过生物素与链霉亲和素间的反应结合到微粒上。

2.2.3 第3步：反应混合液吸到测量池中,微粒通过磁铁吸附到电极上,未结合的物质被清洗液洗去,电极加电压后产生化学发光,通过光电倍增管进行测定。检测结果由机器自动从标准曲线上查出。此曲线由仪器通过2点定标校正,由试剂条形码扫描入仪器的原版标准曲线而得。

3. 标本要求与患者准备

3.1·类型：血清、血浆。患者在采血前24 h内应避免剧烈运动和饮酒,不宜改变饮食和睡眠习惯。空腹静脉采血,采血时间以上午7～9点为宜,门诊患者提倡静坐15 min后采血。

3.2·容器：标准采样管或含分离凝胶的试管采集的血清。血浆：肝素、EDTA-K3、枸橼酸钠或草酸钾抗凝均可。

3.3·保存和运送：标本在2～8℃可稳定3天,-20℃可稳定12个月。仅能冻融一次。

3.4·采血量：3 ml。2 500～3 000 r/min离心6～10 min,分离血清,待上机。

4. 试剂和仪器

4.1·试剂

4.1.1 来源：××试剂。规格：见试剂说明书。代号：见试剂说明书。

4.1.2 试剂盒组成

4.1.2.1 M(透明瓶盖)：链霉亲和素包被的微粒,粒子浓度0.72 mg/ml,生物素结合能力470 ng生物素/mg粒子,含防腐剂。

4.1.2.2 R1(灰色瓶盖)：生物素化的抗β-HCG单克隆抗体,浓度6.3 mg/L,磷酸缓冲液0.04 mol/L,pH 7.5,含防腐剂。

4.1.2.3 R2(黑色瓶盖)：钌复合物标记的抗β-HCG单克隆抗体,1瓶,10 ml,浓度

4.6 mg/L磷酸缓冲液 0.04 mol/L,pH 6.5,含防腐剂。

4.1.3 储存和稳定性

4.1.3.1 存放于 2～8℃。请垂直摆放试剂盒,确保使用前自动混合过程中微粒完全有效。

4.1.3.2 稳定性:未开瓶试剂盒置 2～8℃,最长稳定至失效期。开封后,2～8℃ 12周。

4.1.4 试剂的准备:试剂配套包装,打开包装后直接使用。试剂信息在装载时通过芯片自动读取。试剂应避免形成气泡。

4.2 · 校准品:每批试剂有一条形码标签,含有该批试剂定标所需的特殊信息。

4.3 · 质控品:具体见《××全自动电化学发光免疫分析质控程序》。

4.4 · 仪器:××全自动电化学发光免疫分析仪。

5. 操作步骤

5.1 · 仪器操作参阅《××全自动电化学发光免疫分析仪标准操作规程》。

5.2 · 分析参数:详见相关用户指南和仪器说明书。

6. 校准

6.1 · 校准品计量学溯源:溯源至××参考物质。

6.2 · 校准品准备与储存:每瓶校准品准确加 1.0 ml 蒸馏水复溶,垂直加盖室温静置 15 min,小心混匀并避免产生气泡,待充分溶解后分装,－20℃冷冻可保存 3 个月(分装的标准品只允许冻融一次)。

6.3 · 校准条件:在室内质控失控、试剂批号更换后、影响检测的维修或者更换主要部件后。批校准稳定 28 天,盒校准 7 天。

6.4 · 校准操作:参见仪器标准操作规程。

7. 质控

具体见《××全自动电化学发光免疫分析仪质控程序》。

8. 结果判断

分析仪自动计算每份标本的测定浓度,单位是 mU/ml。

9. 生物参考区间

9.1 · 非怀孕、健康妇女第 97.5％值:3 mU/ml;更年期后健康妇女:6 mU/ml;健康男性第 97.5％值:2 mU/ml;妊娠女性:见表 9-7。

表 9-7　妊娠女性生物参考区间

孕　周	β-HCG(mU/ml)	
	中位数	5%～95%分布位点
4	1.11	0.04～4.48
5	8.05	0.27～28.7
6	29.7	3.70～84.9
7	58.8	9.70～120
8	79.5	31.1～184

（续表）

孕　　周	β-HCG(mU/ml)	
	中位数	5%～95%分布位点
9	91.5	61.2～152
10	71.0	22.0～143
14	33.1	14.3～75.8
15	27.5	12.3～60.3
16	21.9	8.8～54.5
17	18.0	8.1～51.3
18	18.4	3.9～49.4
19	20.9	3.6～56.6

9.2·必要时根据具体情况建立适用于自己的参考范围。

10. 性能参数

10.1·精密度：测量重复性小于 1/4 允许总误差（TEa）；测量中间精密度小于 1/3 TEa。正确度：室间质评合格。

10.2·测量区间：0.100～10 000 mU/ml。可报告区间：0.100～10 000 mU/ml，若超出测量区间，结果报告为大于可报告区间的上限。

10.3·干扰和交叉反应：该方法不受黄疸（胆红素<29 mg/dl）、溶血（血红蛋白<1.5 g/dl）、脂血（脂质<2 400 mg/dl）和生物素<40 ng/ml 等干扰。接受高剂量生物素（>5 mg/d）治疗的患者，至少要等最后一次摄入生物素 8 h 后才能采血。不受类风湿因子干扰（667 U/ml）。26 种常用药物经试验对本测定无干扰。HCG 浓度高达 300 000 mU/ml 也不出现钩状效应。

10.4·变异的潜在来源

10.4.1　接受过小鼠单抗治疗或体内诊断的患者会出现假阳性反应。

10.4.2　有极少数患者因含有高滴度的抗链霉亲和素抗体而产生假阳性。

11. 临床意义

HCG 是由胎盘的滋养层细胞分泌的糖蛋白，由 α 和 β 亚基组成二聚体结构。α 亚基与垂体分泌的 FSH、LH 和 TSH 等的 α 亚基基本相似，相互间能发生交叉反应，而 β 亚基的结构各不相似。因此，检测 β-HCG 较检测总 HCG 能更准确反映机体内 HCG 含量变化。检测 β-HCG 项目的临床意义与 HCG 检测意义相同。

参考文献

[1] 尚红,王毓三,申子瑜.全国临床检验操作规程[M].4 版.北京：人民卫生出版社,2015.

[2] 万学红,卢雪峰.诊断学[M].8 版.北京：人民卫生出版社,2013.

[3] 中国合格评定国家认可委员会.CNAS-CL02：医学实验室质量和能力认可准则(ISO15189：2012,IDT)[S].2015.

[4] 中国合格评定国家认可委员会.CNAS-CL02-A003：医学实验室质量和能力认可准则在临床化学检验领域的应用说明[S].2018.

（王晓琴　张　宁）

胰岛素检测标准操作规程

××医院检验科临床化学组作业指导书	文件编号：××-JYK-HX-SOP-×××

版本：	生效日期：	共　页　第　页

1. 目的

规范胰岛素(insulin)的检测实验,确保检测结果的准确性和重复性。

2. 方法和原理

2.1 · 方法：电化学发光法。

2.2 · 原理

2.2.1 第 1 步：样本与生物素化胰岛素特异性单克隆抗体和钌(Ru)标记胰岛素特异性单克隆抗体一起孵育,形成抗原抗体夹心复合物。

2.2.2 第 2 步：加入包被链霉亲和素的磁珠微粒进行孵育,通过生物素和链霉亲和素的相互作用,复合物与磁珠结合。

2.2.3 第 3 步：反应混合液吸到测量池中,微粒通过磁铁吸附到电极上,未结合的物质被清洗液洗去,电极加电压后产生化学发光,通过光电倍增管进行测定。检测结果由机器自动从标准曲线上查出。此曲线由仪器通过 2 点定标校正,由试剂条形码扫描入仪器的原版标准曲线而得。

3. 标本要求与患者准备

3.1 · 类型：血清、血浆。患者在采血前 24 h 内应避免剧烈运动和饮酒,不宜改变饮食和睡眠习惯。空腹静脉采血,采血时间以上午 7～9 点为宜,门诊患者提倡静坐 15 min 后采血。

3.2 · 容器：血清样本须用标准试管或有分离胶的真空管收集。肝素锂和 K3 - EDTA 抗凝的血浆都适用。

3.3 · 保存和运送：室温保存,及时送检。2～8℃可保存 24 h;- 20℃可保存 6 个月。仅能冻融一次。

3.4 · 采血量：静脉血 3 ml。2 500～3 000 r/min 离心 6～10 min,分离血清,待上机。

4. 试剂和仪器

4.1 · 试剂

4.1.1 来源：××试剂。规格：见试剂说明书。代号：见试剂说明书。

4.1.2 试剂盒组成

4.1.2.1 M(透明瓶盖)：链霉亲和素包被的磁珠微粒,1 瓶,6.5 ml。粒子浓度 0.72 mg/ml,含防腐剂。

4.1.2.2 R1(灰色瓶盖)：生物素化抗胰岛素单克隆抗体(鼠),1 瓶,10 ml,浓度 1 mg/L,MES 缓冲液 50 mmol/L,PH 6.0,含防腐剂。

4.1.2.3 R2(黑色瓶盖)：钌标记的胰岛素单克隆抗体(鼠),1 瓶,10 ml,浓度 1.75 mg/L,

MES 冲液 50 mmol/L，pH 6.0，含防腐剂。

4.1.2.4　INS 定标液（CalSet）和通用质控品 1 和 2，两水平。

4.1.3　储存和稳定性

4.1.3.1　存放于 2～8℃。请垂直摆放试剂盒，确保使用前自动混合过程中微粒完全有效。

4.1.3.2　稳定性：未开瓶试剂盒置 2～8℃，最长稳定至失效期。开封后，2～8℃ 12 周。

4.1.4　试剂的准备：试剂配套包装，打开包装后直接使用。试剂信息在装载时通过芯片自动读取。试剂应避免形成气泡。

4.2·校准品：每批试剂有一条形码标签，含有该批试剂定标所需的特殊信息。

4.3·质控品：具体见《××全自动电化学发光免疫分析质控程序》。

4.4·仪器：××全自动电化学发光免疫分析仪。

5. 操作步骤

5.1·仪器操作参阅《××全自动电化学发光免疫分析仪标准操作规程》。

5.2·分析参数：详见相关用户指南和仪器说明书。

6. 校准

6.1·校准品计量学溯源：溯源至××参考物质。

6.2·校准品准备与储存：每瓶校准品准确加 1.0 ml 蒸馏水复溶，垂直加盖室温静置 15 min，小心混匀并避免产生气泡，待充分溶解后分装，－20℃冷冻可保存 3 个月（分装的标准品只允许冻融一次）。

6.3·校准条件：在室内质控失控、试剂批号更换后、影响检测的维修或者更换主要部件后。批校准稳定 28 天，盒校准 7 天。

6.4·校准操作：参见仪器标准操作规程。

7. 质控

具体见《××全自动电化学发光免疫分析仪质控程序》。

8. 结果判断

分析仪自动计算每份标本的测定浓度，单位：mU/L 或 pmol/L。

9. 生物参考区间

空腹时：2.6～24.9 mU/L（17.8～173 pmol/L）。每个实验室必须调查各自患者群体的参考范围变异性，必要时根据具体情况建立自己的参考范围。

10. 性能参数

10.1·精密度：测量重复性小于 1/4 允许总误差（TEa）；测量中间精密度小于 1/3 TEa。正确度：室间质评合格。

10.2·测量区间：0.200～1 000 mU/L 或 1.39～6 945 pmol/L。可报告区间：5～405 U/ml，若超出测量区间，结果报告为大于可报告区间的上限。

10.3·干扰和交叉反应

10.3.1　以下情况检测结果不受干扰：黄疸（胆红素＜1 539 μmol/L 或＜90 mg/dl）、脂血

(脂肪乳＜1 800 mg/dl)和生物素＜246 nmol/L 或＜60 ng/ml。溶血会导致胰岛素降解酶从红细胞内释放,干扰检测。

10.3.2　对于接受高剂量生物素治疗的患者(＞5 mg/d),需在末次生物素治疗 8 h 后采集样本。类风湿因子≤18 900 U/ml 时,检测结果不受影响。胰岛素浓度≤20 000 μU/ml 或138 900 pmol/L时,无高剂量 HOOK 效应。

10.3.3　接受牛、猪或人胰岛素治疗的患者标本可能含有抗胰岛素抗体,会影响检测结果。

10.3.4　由于检测包含单克隆鼠抗体,因此,接受单克隆鼠抗体治疗和诊断的患者标本的检测结果可能会有影响。

10.3.5　少数病例中,极高浓度的抗胰岛素抗体、链霉亲和素或钌抗体会影响检测结果。

10.4・变异的潜在来源

10.4.1　接受过小鼠单抗治疗或体内诊断的患者会出现假阳性反应。

10.4.2　有极少数患者因含有高滴度的抗链霉亲和素抗体而产生假阳性。

11. 临床意义

11.1・对空腹低血糖患者进行评估:主要用来确定葡萄糖/胰岛素的比值以说明关于胰岛素分泌的问题,如甲苯磺丁脲试验、胰高血糖素试验或评价口服糖耐量试验和饥饿激发试验。

11.2・糖尿病的早期检测和诊断:糖尿病临床症状出现之前,胰岛素对服用葡萄糖的反应较迟钝。基础条件下或葡萄糖处理后的胰岛素水平可评估胰腺分泌胰岛素的能力,1 型糖尿病患者的胰岛素水平较低,而 2 型糖尿病患者胰岛素的水平是正常或升高的。

11.3・确认需要胰岛素治疗的糖尿病患者,并将他们与靠饮食控制的糖尿病患者区分开来。评估各种胰岛素制剂在此类患者中的作用持续时间。

11.4・预测 2 型糖尿病的发展并评估患者状况、预测糖尿病易感性。胰岛素持续升高是冠心病发展的一个危险因素。

11.5・通过测定胰岛素浓度和抗胰岛素抗体来评估糖尿病患者中胰岛素抵抗机制。

参考文献

[1] 尚红,王毓三,申子瑜.全国临床检验操作规程[M].4 版.北京:人民卫生出版社,2015.
[2] 万学红,卢雪峰.诊断学[M].8 版.北京:人民卫生出版社,2013.
[3] 中国合格评定国家认可委员会.CNAS－CL02:医学实验室质量和能力认可准则(ISO15189:2012,IDT)[S].2015.
[4] 中国合格评定国家认可委员会.CNAS－CL02－A003:医学实验室质量和能力认可准则在临床化学检验领域的应用说明[S].2018.

(王晓琴　张　宁)

C 肽检测标准操作规程

××医院检验科临床化学组作业指导书	文件编号：××-JYK-HX-SOP-×××
版本： 生效日期：	共 页 第 页

1. 目的

规范 C 肽(C-peptide)的检测实验,确保检测结果的准确性和重复性。

2. 方法和原理

2.1·方法：电化学发光法。

2.2·原理

2.2.1 第 1 步：样本与生物素化的特异性抗人 C 肽单克隆抗体以及钌复合体标记的抗人 C 肽单克隆抗体一起孵育,形成抗原抗体夹心复合物。

2.2.2 第 2 步：添加包被链霉亲和素的磁珠微粒进行孵育,复合体与磁珠通过生物素和链霉亲和素的作用结合。

2.2.3 第 3 步：反应混合液吸到测量池中,微粒通过磁铁吸附到电极上,未结合的物质被清洗液洗去,电极加电压后产生化学发光,通过光电倍增管进行测定。检测结果由机器自动从标准曲线上查出。此曲线由仪器通过 2 点定标校正,由试剂条形码扫描入仪器的原版标准曲线而得。

3. 标本要求与患者准备

3.1·类型：血清、血浆、24 h 尿液。患者在采血前 24 h 内应避免剧烈运动和饮酒,不宜改变饮食和睡眠习惯。空腹静脉采血,采血时间以上午 7～9 点为宜,门诊患者提倡静坐 15 min 后采血。

3.2·容器：血清样本须用标准试管或有分离胶的真空管收集。肝素锂和 K3-EDTA 抗凝的血浆都适用。24 h 尿液样本需用特定稀释液做 1:10 预稀释。

3.3·标本保存和运送：室温保存,及时送检。血清和 24 h 尿液样本稳定性：15～25℃可保存 4 h;2～8℃可保存 24 h;-20℃可保存 30 天,避免反复冻融。

3.4·标本采血量：静脉血 3 ml。2 500～3 000 r/min 离心 6～10 min,分离血清,待上机。

4. 试剂和仪器

4.1·试剂

4.1.1 来源：××试剂。规格：见试剂说明书。代号：见试剂说明书。

4.1.2 试剂盒组成

4.1.2.1 M(透明瓶盖)：链霉亲和素包被的磁珠微粒,1 瓶,6.5 ml。粒子浓度 0.72 mg/ml,含防腐剂。

4.1.2.2 R1(灰色瓶盖)：生物素化的抗 C 肽抗体,每瓶 9 ml。浓度 1 mg/L,磷酸盐缓冲液 50 mmol/L,pH 6.0,含防腐剂。

4.1.2.3 R2(黑色瓶盖)：钌复合物标记的抗 C 肽抗体,每瓶 9 ml,浓度 0.4 mg/L,磷酸盐缓冲液 50 mmol/L,pH 6.0,含防腐剂。

4.1.2.4 C 肽定标液(CalSet)和通用质控品 1 和 2,两水平。

4.1.3 储存和稳定性

4.1.3.1 存放于 2～8℃。请垂直摆放试剂盒,确保使用前自动混合过程中微粒完全有效。

4.1.3.2 稳定性：未开瓶试剂盒置 2～8℃,最长稳定至失效期。开封后,2～8℃ 12 周。

4.1.4 试剂的准备：试剂配套包装,打开包装后直接使用。试剂信息在装载时通过芯片自动读取。试剂应避免形成气泡。

4.2·校准品：每批试剂有一条形码标签,含有该批试剂定标所需的特殊信息。

4.3·质控品：具体见《××全自动电化学发光免疫分析质控程序》。

4.4·仪器：××全自动电化学发光免疫分析仪。

5. 操作步骤

5.1·仪器操作参阅《××全自动电化学发光免疫分析仪标准操作规程》。

5.2·分析参数：详见相关用户指南和仪器说明书。

6. 校准

6.1·校准品计量学溯源：溯源至×× 参考物质。

6.2·校准品准备与储存：每瓶校准品准确加 1.0 ml 蒸馏水复溶,垂直加盖室温静置 15 min,小心混匀并避免产生气泡,待充分溶解后分装,－20℃冷冻可保存 3 个月(分装的标准品只允许冻融一次)。

6.3·校准条件：在室内质控失控、试剂批号更换后、影响检测的维修或者更换主要部件后。批校准稳定 28 天,盒校准 7 天。

6.4·校准操作：参见仪器标准操作规程。

7. 质控

具体见《××全自动电化学发光免疫分析仪质控程序》。

8. 结果判断

分析仪自动计算每份标本的测定浓度,单位是 nmol/L、μg/L 或 pmol/L。

9. 生物参考区间

9.1·空腹时血清或血浆：1.1～4.4 μg/L(0.37～1.47 nmol/L)。

9.2·24 h 尿液：17.2～181 μg/24 h(5.74～60.3 nmol/24 h)。

10. 性能参数

10.1·精密度：测量重复性小于 1/4 允许总误差(TEa);测量中间精密度小于 1/3 TEa。正确度：室间质评合格。

10.2·测量区间：0.003～13.3 nmol/L 或 0.01～40 ng/ml。可报告区间：0.2～10 ng/ml,若超出测量区间,结果报告为大于可报告区间的上限。

10.3·干扰和交叉反应：检测结果不受黄疸(胆红素<855 μmol/L 或<50 mg/dl)、溶血(血

红蛋白<0.186 mmol/L 或<0.3 g/dl)、脂血(脂肪乳<2 000 mg/dl)和生物素<246 nmol/L 或 60 ng/ml的影响。对于接受高剂量生物素治疗的患者(>5 mg/d),必须在末次生物素治疗8 h 后采集样本。浓度达 1 200 U/ml 的类风湿因子对检测无影响。浓度高达 60 nmol/L (180 ng/ml)的 C 肽对检测不产生 HOOK 效应。体外分别对 17 种常用药物进行血清试验,未发现会影响检测结果;对 13 种常用药物进行尿液试验未发现会影响检测结果。由于检测试剂中含有单克隆鼠抗体,因此某些接受单克隆鼠抗体治疗或诊断的患者样本检测结果可能有误。少数病例中极高浓度的链霉亲和素抗体和钌会影响检测结果。

10.4·变异的潜在来源

10.4.1　接受过小鼠单抗治疗或体内诊断的患者会出现假阳性反应。

10.4.2　有极少数患者因含有高滴度的抗链霉亲和素抗体而产生假阳性。

11. 临床意义

11.1·评估空腹低血糖：用于鉴别诊断是胰岛素瘤的过度分泌导致的低血糖和患者注射使用胰岛素而导致的低血糖,以保证合理治疗患者。

11.2·评估胰岛素的分泌情况：通过空腹、刺激和抑制试验并定量检测 C 肽可用于评价患者的胰岛素分泌能力和分泌速度,并以此来鉴别糖尿病的类型。例如糖尿病患者在用胰高血糖素刺激后 C 肽>1.8 ng/ml,可能是 2 型糖尿病;若<0.5 ng/ml 则可能是 1 型糖尿病。但 C 肽测定对糖尿病患者的常规监测作用不大。

11.3·用于胰腺移植和胰腺切除术的疗效评估和监测。

11.4·胰腺细胞活性增高引起的高胰岛素血症、肾功能不全和肥胖均可导致 C 肽水平的升高。高 C 肽水平与高脂蛋白血症和高血压密切相关。C 肽水平降低见于饥饿、假性低血糖、胰岛素分泌不足、Addison 病和胰腺切除术后。

参考文献

［1］尚红,王毓三,申子瑜.全国临床检验操作规程[M].4 版.北京：人民卫生出版社,2015.

［2］万学红,卢雪峰.诊断学[M].8 版.北京：人民卫生出版社,2013.

［3］中国合格评定国家认可委员会.CNAS－CL02：医学实验室质量和能力认可准则(ISO15189：2012,IDT)[S].2015.

［4］中国合格评定国家认可委员会.CNAS－CL02－A003：医学实验室质量和能力认可准则在临床化学检验领域的应用说明[S].2018.

(王晓琴　张　宁)

糖化血红蛋白检测标准操作规程

××医院检验科临床化学组作业指导书	文件编号：××-JYK-HX-SOP-×××
版本：　　　　生效日期：	共　页　第　页

1. 目的

规范糖化血红蛋白(HbA1c)的检测实验,确保检测结果的准确性和重复性。

2. 方法和原理

2.1·方法：高效液相法。

2.2·原理：××糖化血红蛋白仪根据高效液相色谱法(HPLC)的原理,利用其电荷差异通过阳离子交换柱对血红蛋白类物质进行分离,对 HbA1c 等血红蛋白各成分,以一个样本 1.0 min 的高速,按共计 6 个组分进行分离测定。利用 3 种不同盐浓度的缓冲液进行梯度洗脱的方法从而达到分离的目的。

3. 标本要求与患者准备

3.1·类型：抗凝全血。

3.2·容器：真空采血管中的紫盖管。添加剂为抗凝剂。

3.3·保存和运送：室温保存,及时送检。全血在 15~25℃可稳定 24 h,在 4℃可保存 5 d。

3.4·标本采血量：静脉血 2 ml。采血后应尽快混匀标本并检测。

4. 试剂和仪器

4.1·试剂

4.1.1　来源：××试剂。规格：见试剂说明书。代号：见试剂说明书。

4.1.2　试剂盒组成：洗脱缓冲液为有机酸缓冲液,每种缓冲液均含 0.02％的叠氮钠作为防腐剂。① 洗脱缓冲液 A 液：pH 5~6。② 洗脱缓冲液 B 液：pH 5~6。③ 洗脱缓冲液 C 液：pH 6~7。

4.1.3　储存和稳定性：4~30℃保存 24 个月。开封后 4~30℃可稳定期 4 个月。

4.1.4　试剂的准备：试剂配套包装,打开包装后直接使用。试剂信息在装载时通过芯片自动读取。试剂应避免形成气泡。

4.2·校准品：配套校准品试剂(校准品水平 1 和校准品水平 2)。

4.3·质控品：具体见《××糖化血红蛋白测定仪质控程序》。

4.4·仪器：××糖化血红蛋白测定仪。

5. 操作步骤

5.1·仪器操作参阅《××全自动电化学发光免疫分析仪标准操作规程》。

5.2·分析参数：详见相关用户指南和仪器说明书。

6. 校准

6.1·校准品计量学溯源：溯源至××参考物质。

6.2·校准品准备与储存：未开封的产品要冷藏保存。要在标示的有效期之前使用。使用时，取出校准品放置到室温，在校准品水平 1 和水平 2 中各添加 5 ml 蒸馏水，充分溶解。将溶解后的校准品置入样品杯中。溶解后的校准品应于 2 h 内完成检测，对于使用剩余的校准品不保存，直接丢弃。

6.3·校准条件：在室内质控失控、分析柱更换后、影响检测的维修或者更换主要部件后。

6.4·校准操作：使用 2 点定标。具体请参阅《××糖化血红蛋白分析仪校准标准操作程序》。

7. 质控

具体见《××全自动电化学发光免疫分析仪质控程序》。

8. 结果判断

分析仪自动计算并传输至 LIS。

9. 生物参考区间

4.0%～6.0%。

10. 性能参数

10.1·精密度：测量重复性小于 1/4 允许总误差（TEa）；测量中间精密度小于 1/3 TEa。正确度：室间质评合格。测量区间：4%～17%。

10.2·干扰和交叉反应

10.2.1　在全血样本中，胆红素 F<0.18 g/L、胆红素 C<0.18 g/L、乳糜浓度<1 400 FTU、葡萄糖浓度<12 g/L、乙醛浓度<0.6 g/L、溶血（血红蛋白浓度<0.45 g/L）、抗坏血酸浓度<0.05 g/L 时对检测结果无影响。

10.2.2　溶血性贫血患者样本由于红细胞寿命缩短，可能表现为 HbA1c 的值降低；红细胞增多症或脾切除后患者的样本由于红细胞寿命相对延长，可能会表现为 HbA1c 的值增高。

11. 临床意义

HbA1c 的测定可反映测定前 2～3 个月的平均血糖水平，是理想的糖尿病筛查指标。在治疗监控和预后评估等方面是重要的检测指标外，HbA1c 将贯穿糖尿病诊疗始终，在糖尿病诊断筛查和治疗管理中起着不可或缺的作用。

参考文献

[1] 尚红,王毓三,申子瑜.全国临床检验操作规程[M].4 版.北京：人民卫生出版社,2015.
[2] 万学红,卢雪峰.诊断学[M].8 版.北京：人民卫生出版社,2013.
[3] 中国合格评定国家认可委员会.CNAS-CL02：医学实验室质量和能力认可准则(ISO15189；2012,IDT)[S].2015.
[4] 中国合格评定国家认可委员会.CNAS-CL02-A003：医学实验室质量和能力认可准则在临床化学检验领域的应用说明[S].2018.

（范列英　陆　柳）

第三篇

检验科信息系统质量管理

第十章
检验科信息系统管理程序

检验科信息系统质量管理程序

××医院检验科信息系统作业指导书	文件编号：××-JYK-PF-×××
版本： 生效日期：	共 页 第 页

1. 目的

规范 LIS 系统的引入与验收，定期组织和实施性能验证，有效配置 LIS 系统预警功能，强化报告管理和质量指标管理，使 LIS 系统的软件质量及检测过程的质量得以保障。

2. 适用范围

适用于医院信息管理部门和检验科所有授权使用人员。

3. 职责

3.1·医院信息管理部门和科主任负责 LIS 系统的引入与验收，加强 LIS 运行中的质量管理。

3.2·信息管理员负责信息系统基本参数的配置、预警触发规则的设置等。

3.3·专业组组长和信息管理员共同负责对 LIS 系统的定期或不定期的性能验证、制定自动选择和报告的标准，以及定期进行质量指标的统计。

4. 程序

4.1·LIS 系统的引入与验收

4.1.1　根据实验室的设备情况、数据处理要求及其他相关管理要求，对 LIS 系统开展全面的调研、确认与运行验证。拟引入的 LIS 系统与医院的网络信息平台应能兼容。

4.1.2　在引入前，供应商与医院信息管理部门、实验室共同就功能需求、合作协议等内容对 LIS 系统进行确认，并由医院信息管理部门进行验证，确保与医院其他相关的信息系统（如实验室设备、电子病历系统及其他合作单位）之间的接口正常运行。

4.1.3　在使用前，系统的任何变化均获得实验室的授权和合格验证；实验室应制定详细的操作规程并授权发布，用以指导员工的常规操作、故障修复、应急保障等。

4.1.4　对新引进的 LIS 系统在使用 6 个月后（或部分功能升级 3 个月后）进行全面验收，应至少满足以下合格标准。

4.1.4.1　新的或升级后的 LIS 系统具备实验室的所有功能需求（以合同为准）。

4.1.4.2　与医院其他相关信息系统间的接口正常运行，性能验证合格。

4.1.4.3　试运行期间无重大故障出现（以不影响报告的 TAT 或数据处理的准确性为准）。

4.2·LIS 系统的性能验证：为确保 LIS 系统正常运行，与其他信息系统间的接口运行正常，防止数据传输错误，在引入前、使用后验收、系统（包括与之相关的医院其他信息系统）升级后、故障（含设备的通信端口故障）修复后、新增设备后、备份后及定期（每季度）对 LIS 系统须进行性能验证，并保存记录。验证方法如下。

4.2.1　数据传输一致性验证

4.2.1.1　每季度对 LIS 系统中的最终检验报告结果与仪器原始数据及其他系统(如医护工作站、官网/微信/APP 报告查询系统、自助报告系统等)中的结果进行一致性验证,应覆盖每台设备的所有检测项目,每项目不少于 5 份数据。

4.2.1.2　在使用后验收、系统升级、故障修复、新增设备后等情况,应至少分 2～3 批进行传输验证,每批次传输 20～100 份标本数据,观察是否有漏传、数据错误、乱序等现象。

4.2.1.3　如设备通过双向通信检测标本,除验证原始数据一致性外,每季度还应验证检测设备读取条形码原始信息的准确性,观察是否有漏项、错项、多项等现象。

4.2.2　数据处理准确性验证:每季度对 LIS 系统数据处理的准确性进行验证,包括但不限于以下几种类型。

4.2.2.1　检测结果的转换,如将吸光度值转变为阴性或阳性结果。

4.2.2.2　检测结果的表达方式,如转换为科学计数法。

4.2.2.3　通过预设公式的计算,如球蛋白、间接胆红素、肾小球滤过率等。

4.2.2.4　自动化注释功能,如录入特定的检验结果能否启动自动化注释。

4.2.2.5　质控图的绘制,如是否能按设定的质控规则对失控做出实时判断。

4.2.2.6　图像结果的处理,如蛋白电泳、染色体、自身抗体、细胞形态学分析等图像的显示是否正确。

4.2.3　报告格式规范性验证:在数据传输一致性和数据处理准确性的基础上,至少每半年应对报告格式规范性进行验证,尤其在系统升级或项目变更后,最终报告(包括纸质版和电子版)应满足 CNAS-CL02:2012 条款 5.8.3 报告内容的要求。

4.2.4　副本内容一致性验证:实验室至少每半年对不同系统中维护内容的多个副本(如 LIS 系统和医护工作站中的生物参考区间表、样本采集注意事项等)进行核查,以确保在使用过程中所有副本的一致性。其他系统中的内容宜直接从 LIS 系统中读取,而非单独维护。

4.2.5　预警触发准确性验证:对急诊优先预警、危急值预警、特别异常结果预警、送检延时或检测超过预警等各类报警触发条件每半年进行验证,应覆盖所有预警规则并达到 90% 以上触发率。

4.3·预警触发管理

4.3.1　LIS 系统应能够及时识别急诊标本、危急值和特别异常结果、送检延时或检测超时的标本,并通过闪屏、锁屏或声音提示等方式发出预警。

4.3.2　应提供给临床医师开具急诊检验的清单和权限,在医护工作站和 LIS 系统能够清楚识别急诊标本,实验室应设定急诊标本的接收时限和检测时限,LIS 系统能根据该时限发出预警以便优先处理。

4.3.3　对检测时限要求严格的标本(如血气、血氨、凝血等),LIS 系统应提供预警功能并可根据项目设置不同的预警时间,以便进行优先处理或对送检延时标本进行拒收,避免超时送检造成检测结果的严重偏离,影响临床应用的可靠性。

4.3.4　实验室应与临床共同制定危急值报告制度,LIS 系统可根据不同科室、不同项目或不同病种对危急值进行个性化设置,一旦出现检验危急值,LIS 系统应能提供以下方式预警功能。

4.3.4.1　通信危急值预警：当仪器原始结果传入信息系统时（特别注意：仪器中必须设置为自动传输），即触发预警功能，便于操作人员在第一时间对危急值进行处理。

4.3.4.2　审核危急值预警：即报告审核时发出预警，信息系统应弹出处理窗口，用于填写复检结果、处理措施、与临床沟通情况等信息，并审核发送。

4.3.4.3　通知危急值预警：当危急值检验报告发送至医护工作站时，立即触发其系统预警功能，为防止医护人员不在工作站或门诊患者出现危急值时，实验室同时通过电话、短信或微信等方式通知相关责任人员。

4.3.5　当报告危急值时，信息系统应至少采集记录标本的送检或接收信息、患者相关信息、复检或复查记录、危急值的接收者、接收的日期和时间、临床沟通信息，以及实验室通知者、通知的日期和时间等。

4.3.6　在发出报告前 LIS 系统能发现不合理或不可能的结果（如比值倒置、负值结果、结果超出病理生理可允许范围等），并提示操作人员进行相应处理，当患者数据修改后，应能显示原始数据及修改信息。

4.4·结果的自动选择和报告管理

4.4.1　实验室应制定详细的、易于获取并可被员工理解的自动选择和报告标准，如与历史数据的变化比较、与其他关联数据的比较、不合理或不可能结果和危急值结果等。

4.4.2　在紧急情况下可快速暂停或关闭自动审核和报告系统，并有效识别和回收已经自动审核的报告。

4.4.3　LIS 系统主界面可显示从仪器导入的分析警示信息，并将其用于自动选择和报告的标准中进行综合分析。

4.4.4　自动选择和报告的标准中应包括可能改变检验结果的样品干扰（如溶血、黄疸、脂血等），并在最终报告中有备注说明。

4.4.5　LIS 系统应提供自动化注释功能，对于部分特定的检验结果，无论自动审核或人工复核，根据检验结果可自动匹配预设的注释。

4.4.6　LIS 系统应提供并完全可以复现检验结果必要的附加信息，包括不确定度、生物参考区间、检验结果所附的警示、脚注或备注，其中备注功能可分为两种。

4.4.6.1　第一种为解释性备注，使用客户可见，即备注内容呈现在最终报告单。

4.4.6.2　第二种为使用性备注，仅实验室授权人员可见，主要用于记录实验室操作人员在处理部分特殊标本时以备回溯的内容。

4.4.7　在主操作界面能直接显示至少近 5 次的患者历史数据，或通过按钮可回顾该患者在 LIS 系统中的所有结果，以备检验人员在报告审核时进行检测数据的历史比较。

4.4.8　为便于检验人员在报告审核时参考患者的病案资料，在 LIS 系统主界面应能直接显示患者的诊断信息，并通过一键式按钮链接至电子病历系统。

4.5·质量指标管理

4.5.1　LIS 系统应能提供临床实验室质量指标的统计功能，如不合格样本率、标本周转时间(包括检验前和检验中)、检验报告错误率、报告召回率、危急值通报率、室内质控失控率等。

4.5.2 实验室所有的检测标本应使用条形码,以便全程监控检验标本。通过 LIS 系统记录检验标本的每个节点(包括采集、送检、签收或拒收、检测、审核、报告打印等),记录时间应精确至秒,实现标本周转时间(turn around time,TAT)的监控。

4.5.3 LIS 系统应记录所有不合格标本的处理过程,通过横向监测各专业组的不合格标本率和纵向监控各病区的不合格标本率实现对标本的有效管理。

4.5.4 通过室内质量控制管理模块,采集各检测项目的质控信息,实现质控的失控率、检验项目总误差等关键质量指标的监测。

4.5.5 借助 LIS 系统预警功能机制,实现对危急值通报率、检验报告错误率等关键质量标本的监测。

5. 相关文件和记录

5.1·××-JYK-PF-××-TAB《实验室信息系统备份记录表》。

5.2·××-JYK-PF-××-TAB《LIS 系统性能验证记录表》。

参考文献

[1] 中国合格评定国家认可委员会.CNAS-CL02:医学实验室质量和能力认可准则(ISO15189:2012,IDT)[S].2015.
[2] 中国合格评定国家认可委员会.CNAS-CL02-A010:医学实验室质量和能力认可准则在实验室信息系统的应用说明[S].2018.
[3] 中华人民共和国卫生行业标准.WS/T 496-2017《临床实验室质量指标》.
[4] 郭野,陈倩,吴卫,等.实验室信息管理系统在检验质量关键指标管理中的应用[J].中华医学杂志,2015(012):898-902.
[5] 王炳龙,陈守涛,马跃飞,等.时间节点监控在检验标本流程管理中的应用[J].临床检验杂志,2014,32(4):302-305.

(顾万建)

检验科信息系统安全管理程序

××医院检验科信息系统作业指导书	文件编号：××-JYK-PF-×××
版本： 生效日期：	共 页 第 页

1. 目的

规范计算机软硬件和网络安全行为，合理引入电子签名认证服务，有效实施信息系统安全风险评估，约束操作人员的使用行为，保障 LIS 系统数据的安全。

2. 适用范围

适用于医院信息管理部门和检验科所有授权使用人员。

3. 职责

3.1 · 质量负责人负责信息系统质量管理内容的监管、巡查和审核等内容。

3.2 · 计算机信息管理员负责信息系统数据的定期备份、软硬件故障排除等。

3.3 · 文档管理员负责电子化文档的管理，根据体系要求定期实施文档修订和文件评审。

3.4 · 专业组组长为本专业组计算机信息系统的第一安全责任人，协助计算机信息管理员做好安全管理相关工作。

3.5 · 所有使用人员有责任发现和纠正存在的安全问题，并做好相应记录。

4. 程序

4.1 · 计算机硬件的安全管理

4.1.1 计算机及附加设备的放置地点应保持清洁，其环境应符合厂商的规定和消防要求，一般情况下，温度宜控制在 $10 \sim 35℃$，相对湿度在 $20\% \sim 80\%$，其他还应满足以下条件：① 避开发生火灾危险程度较高的区域。② 避开产生粉尘、油烟、有害气体源以及存放腐蚀、易燃、易爆物品的地方。③ 避开低洼、潮湿、落雷、重盐害区域和地震频繁的地方。④ 避开强振动源和强噪声源。⑤ 避开强电磁场的干扰。⑥ 避免设在建筑物的高层和地下室，以及用水设备的下层或隔壁。⑦ 远离核辐射源。⑧ 其他相关要求应满足 GB/T 9361-2011《计算机场地安全要求》。

4.1.2 通行区内的电线和计算机缆线须有线槽保护，确保不影响通行和线缆的安全；所有线缆应有序整理，便于计算机信息管理员进行故障排除。

4.1.3 LIS 系统的服务器和数据处理有关的计算机应配备不间断电源，以防止信息系统中数据的损坏和丢失。

4.1.4 实验室内所有安装 LIS 系统或与医院信息系统联网的计算机应通过有效手段禁用光盘驱动器和 USB 接口，如拆除硬件或由软件控制单向写入功能，以防病毒感染和扩散。

4.2 · 计算机软件系统的安全管理

4.2.1 LIS 系统的安装和运行应在符合供应商规定的环境下（如：NET 环境）操作。

4.2.2 安装 LIS 系统的计算机不得安装其他非授权软件，避免软件冲突造成信息系统故障。

4.2.3 每台计算机由医院信息管理部门统一安装授权的正版杀毒软件并定期更新,对系统漏洞进行扫描;发现感染计算机病毒的,应立即断网杀毒,以免病毒通过网络传播至整个局域网。

4.2.4 计算机系统硬盘宜分区,LIS 系统应安装在系统盘或专用分区,该分区应加密保护,防止非授权人员访问。

4.2.5 应为 LIS 系统的正常运行配备所必要的插件,如 Office、PDF、Flash 等插件。

4.3·计算机系统的网络安全管理

4.3.1 由医院信息管理部门为每台计算机终端统一配置固定 IP 地址,计算机使用人员不得擅自更改 IP 地址。

4.3.2 计算机系统应启用防火墙,对局域网用户只开启工作需要的网络服务,如 HTTP/POP3/SMTP 等,针对局域网内终端制定相应的防火墙策略和上网行为管理策略。

4.3.3 服务器超级管理员账号、数据库连接账号、办公自动化(Office Automation,OA)系统管理员账号由医院信息管理部门统一设置和监督管理,密码强度必须达到规定标准并定期更换密码。

4.3.4 如果其他计算机系统(如药房和电子病历系统)的信息可通过实验室的计算机系统获得,应设有适当的计算机安全措施防止非授权获得这些信息。

4.3.5 各联网计算机的信息系统软件安装盘及本地数据存储盘须设密码保护,由信息管理员或授权人员保管,防止通过其他计算机系统(如药房或电子病历系统)非授权获得或更改患者数据。

4.3.6 如患者检验结果可通过外部网络(如医院官网和手机 APP 等)查询,应在内外部网络间建立数据交换平台,以免非法入侵或病毒感染致信息系统瘫痪。

4.3.7 实验室与其他合作单位(如委托实验室和基层医疗单位)间应使用专用网络线路传输检验结果,以免被非法接收或拦截。

4.3.8 在实验室内部进行数据传输(如仪器设备与 LIS 系统间)避免采用无线网络,如必须采用时,应设密码保护以免被非法接收或拦截。

4.3.9 信息系统应实时识别和记录接触或修改过患者数据、控制文件或计算机程序的人员信息、时间信息等。

4.4·原始数据的安全管理

4.4.1 实验室至少每月一次对 LIS 系统进行双备份,保存于不同的存储媒体,其中一份数据在线保存于专用分区,并对分区加密保护,备份文件应有清晰的标识(如 LIS+日期+时间)以便运行服务器故障时得以及时恢复,另一份数据应离线保存,以防止硬件或软件故障导致患者数据丢失。每次备份后,由计算机信息管理员检查系统有无意外改变,并对数据进行验证以确保其有效性。

4.4.2 至少保证 5 年内的患者原始数据可在线检索,如信息系统变更且新系统无法兼容原数据、或超过 5 年的数据,应备份至其他存储器,确保实验室人员和临床医护人员可回溯性检索,检索方式需同临床医护人员协商后确定。

4.4.3　当系统参数和原始数据被编辑或删除时,LIS 系统应至少记录操作人员、日期和时间等信息,并在编辑或删除前做好备份工作。

4.4.4　如 LIS 系统因故障、更新等原因需关闭或重启所有或部分系统时,应暂时停止数据的传输或处理,待重启完成后再行传输或处理,以确保数据的完整性。根据预期的系统关闭时间启动相应的应急预案,尽量减少对临床提供服务的影响,并在重启后执行验证工作。

4.5·电子化文件的安全管理

4.5.1　实验室质量管理体系要求的文件宜采用电子化文件,所有原始文件保存在服务器,以"在线"方式阅读,方便授权的计算机用户在活动实施地点获得,非授权人员不可下载、删除或编辑;不得以独立文件(如 Word 或 PDF 文档)拷贝至各台电脑进行使用。

4.5.2　授权人员对电子化文件进行下载、删除或编辑时,信息系统保留其明显标识,至少包括操作人员姓名、操作时间、操作内容等信息,以确保电子化文件的有效性。当信息系统无法提供在线编辑功能时,应采用纸质版根据体系的文档管理要求做好相应记录。

4.5.3　当新版本体系文件发布时,应在批准生效日前一天更新信息系统中电子化文档,停用或删除旧版本电子化文档,以防误用。文档管理员至少每半年收集电子化文档的变更内容,并将其输入文件评审。

4.5.4　以电子化表格记录的内容(如员工的培训和考核记录、环境温湿度记录、设备的维护保养记录、考勤记录等),至少保证可在线检索 2 年内的记录,超过 2 年归档后仅授权人员可在线检索。

4.5.5　文档管理员和信息管理员每半年同步对电子化文件进行备份,保存于不同的储存器,应保留至少 2 年内的所有版本。当出现以下情况时,应保证所有发布形式与信息系统中的版本保持一致。

4.5.5.1　实验室电子化文件与纸质版文件同时使用时。

4.5.5.2　部分受控电子化文件(如样本采集手册、检验项目查询手册等)通过院外网络(如医院或科室官网、微信公众号、手机 APP 等)发布时。

4.6·电子签名认证

4.6.1　为保证检验报告电子签名的法律效力,保护医患双方的合法权益,LIS 系统宜通过引入合法的第三方安全认证系统,结合数字证书运行,以降低实验室运营风险,建立内部责任认定体系。

4.6.2　应选择合法的电子认证服务提供商,必须按照《卫生系统电子认证服务管理办法(试行)》(卫办发[2009]125 号)文件的要求,选择已接入国家卫生健康委电子认证服务机构提供服务。

4.6.3　第三方认证服务机构应提供身份认证、数字签名、数据加密、时间戳、电子签章服务,从可信身份、可信行为、可信数据和可信时间构建可信的医疗数据平台。

4.6.4　为 LIS 系统的每位授权用户颁发数字证书身份凭证,并使用数字证书登录 LIS 系统,通过电子签名客户端,实现强身份认证。

4.7 · 信息系统安全风险评估

4.7.1 作为风险管理的一部分,实验室每年应组织和实施信息系统安全风险评估,建立和执行信息安全风险评估的接收准则,确保重复性的信息安全风险评估可产生一致的、有效的和可比较的结果。

4.7.2 通过信息安全风险评估过程来识别信息丧失保密性、完整性和可用性的相关风险及风险责任人,评估风险可导致的潜在影响及发生可能性,从而确定风险级别。

4.7.3 将风险分析结果同已建立的风险准则进行比较,确定已分析风险的优先级,实验室应保留风险评估过程的文件记录。

4.7.4 根据风险等级,选择适当的信息安全风险处置选项和必需的控制措施,并获得风险责任人对处置计划以及接收信息安全残余风险的批准。

5. 相关文件和记录

5.1 · ××-JYK-PF-××-TAB《信息系统不安全事件记录表》。

5.2 · ××-JYK-PF-××-TAB《信息系统安全风险评估表》。

参考文献

[1] 中国合格评定国家认可委员会.CNAS-CL02:医学实验室质量和能力认可准则(ISO15189:2012,IDT)[S].2015.

[2] 中国合格评定国家认可委员会.CNAS-CL02-A010:医学实验室质量和能力认可准则在实验室信息系统的应用说明[S].2018.

(顾万建)

第十一章
检验科信息系统标准操作

检验科信息系统标准操作规程

××医院检验科信息系统作业指导书	文件编号：××-JYK-××-SOP-×××
版本：	生效日期：	共　页　第　页

1. 目的

制定 LIS 系统的标准化操作规程，指导实验室工作人员规范操作 LIS 系统，确保能及时准确地发布检验报告。

2. 适用范围

适用于临床化学专业组所有使用信息系统的授权人员。

3. 职责

3.1·计算机信息管理员负责 LIS 系统标准操作规程的编写。

3.2·技术负责人负责 LIS 系统标准操作规程的审核和发布。

4. 程序

4.1·系统安装和登录

4.1.1　由计算机信息管理员根据厂商说明书逐步安装 LIS 系统，并配置相应的系统参数。

4.1.2　系统登录：用鼠标双击桌面"LIS 系统"图标，显示系统登录界面，输入"用户名"和"用户密码"进入系统。如出现"数据库连接失败"，说明网络配置不正确。

4.1.3　系统退出：用鼠标点击 LIS 系统主界面菜单"退出系统"，弹出"确认退出系统"窗口，点击"确定"即可。

4.1.4　授权用户凭初始密码登录系统后，可进入"系统管理"菜单进行修改个人口令，以确保账户安全性。

4.1.5　登录系统后，如同一用户有不同科室的操作权限（如化学专业组和急诊专业组）时，可直接通过切换科室，选择相应的检验部门后，点击"确定"即可。

4.1.6　根据实验室报告审核要求，在操作人员登录后，可同时允许 1～2 名审核人员登录，除特殊情况外（如夜间值班期间），审核人中和操作人员不能为同一人。

4.2·检验医嘱申请

4.2.1　实验室应为临床医师维护可开展的检验项目清单、常用组合，并可根据科室设置偏好或临床医师喜好进行分类组合，或可根据项目拼音首字母或常用缩写进行模糊查询，以方便临床医师申请检验医嘱。

4.2.2　如 LIS 系统不包含医师工作站，则检验医嘱申请在电子病历系统中执行，通过 LIS 和电子病历系统建立无缝连接，直接读取电子病历中的检验申请单。

4.2.3　在 LIS 系统（或电子病历系统）应授权责任医师检验医嘱编辑、删除和增加等功能，以及追加申请、急诊申请、预申请等功能。

4.2.4 医嘱申请界面应提供检测项目的自动注释功能,即可查看各检验项目的价格、报告时限、临床意义等内容。

4.3·标本采集和条形码管理

4.3.1 住院护士登录系统后,进入护士工作站(或条形码管理模块),即可浏览已申请的检验医嘱,并以采集容器的颜色区别显示,以提醒护士选择正确的采集容器,点击"生成条形码",并打印条形码,粘贴于采集容器,即可执行标本采集。

4.3.2 门急诊患者凭就诊卡(或导诊单、或申请单)至标本采集处,护士在 LIS 系统中扫描录入就诊卡号,即可浏览患者交费情况、检验项目,点击"生成条形码",并打印条形码,粘贴于采集容器,即可执行标本采集。

4.3.3 条形码管理模块可根据患者的医嘱要求(如分批次采集、限定日期采集)进行选择性勾选生成条形码,或撤销已生成条形码。

4.3.4 门急诊标本采集时,针对不同的标本采集窗口(如血液采集、尿液采集等)可设置相应的标本类型,以便于一键生成所需的条形码。

4.3.5 为避免患者(尤其是血液系统疾病、肿瘤疾病等)在血液检验时抽血过多,条形码管理模块中应提供"并管"功能和设置,同一专业组检测的同类型项目在满足检测量的情况下尽可能减少抽血管数,如肝功能和肾功能两条医嘱可合并为一管。

4.3.6 条形码管理模块应提供样本采集手册或样本采集注意事项,根据检验项目的不同,自动提示采集注意事项。

4.3.7 如使用标本采集一体化系统时,LIS 系统应能根据急诊、检测时限限制等特殊条件,对该类患者优先采集。

4.4·标本送检与接收

4.4.1 送检打包:由标本运送人员将已采集好的标本扫描条形码录入系统,根据送检地点或检测单元的不同分包裹打包,每一包裹生成送检条形码。

4.4.2 标本接收:由标本前处理组或检测单元人员扫描包裹条形码批量接收或逐个标本扫描进行接收,针对住院患者标本在接收同时即完成费用的收取,标本接收窗口对急诊优先、送检超时应有预警功能,并由送检人员凭账号密码当场确认。

4.4.3 标本拒收:当发现不合格标本时,进入"标本拒收"界面,扫描录入标本信息,记录不合格原因,退回标本采集单位,并发出预警提醒采集人员及时处理。

4.4.4 取消接收:当不合格标本无法采集、患者拒绝检查等原因,某标本不再检查时,需进入"取消接收"界面,扫描录入标本信息,点击"取消接收",退回医嘱和相应费用。

4.4.5 外送登记:委托其他实验室的检测标本应在外送登记窗口逐一打码登记,并打包成包裹送检。

4.5·主业务操作模块

4.5.1 信息录入:在标本接收时选择相应的检测仪器和"自动分配样本号",即可录入标本信息;亦可在标本接收后由检测单元在主界面导入标本接收清单或逐个扫描录入标本信息。

4.5.2　结果录入：与仪器直接连接，或通过网络连接，自动接收仪器检测结果，避免手工录入数据；对于部分手工检测项目，LIS系统应提供批量录入功能。

4.5.3　结果浏览：应至少提供序号、代号、项目名称、检测结果、结果提示、修改记录、参考区间、近5次历史数据等信息；蛋白电泳、血细胞分析等项目应提供图形显示。

4.5.4　历史比较：在操作主界面应至少显示该患者近5次的同项目检测结果，并提供快捷按钮以追溯同台设备历次所有检测结果或其他设备的结果，以供工作人员结果审核时参考。

4.5.5　校验修正：该界面可提供对异常数据的批量修正，包括固定和比例修正两种方式，同时可统计设定范围内某项目的均值、标准差、最大值和最小值等。

4.5.6　结果审核：包括批量审核和单个标本审核；每个标本应可标注需复检、已复检、已审核、已打印等状态。

4.6·辅助业务操作模块

4.6.1　温湿度记录：可设置实验室各房间和冰箱温度、湿度记录，并可填写失控记录和纠正措施等，宜接入冷链系统采集相应数据。

4.6.2　仪器使用及维护保养记录：根据已维护的设备清单，为需要维护保养的设备建立记录清单，需遵循制造商建议，分别设置每日、每周、每月、每季度、每半年或每年保养计划。

4.6.3　标本存放记录：记录每个标本储存的包裹号以及冰箱编号和冰箱内位置，便于复检标本的查找或储存到期标本的有序丢弃。

4.6.4　考勤排班：可与刷卡系统、面部识别系统或指纹登记系统连接，记录每位工作人员的考勤；根据预设规则自动排班或手动排班。

4.7·统计查询模块

4.7.1　报告单查询：支持模糊查询，可按病案号、姓名、性别、年龄、科室、病区、床位、申请医师、标本类型、检验部门、检验仪器、临床诊断、检查目的、检验项目等单项条件或多项条件复合查询；可根据单项目或多项目预设值条件进行查询，如血糖＞11.1 mmol/L和胆固醇＞5.70 mmol/L。

4.7.2　数据修改查询：支持对设定时间内指定检验部门或检验仪器的患者信息、检测结果的修改查询，至少应提供修改前数据、修改后数据、修改人操作记录。

4.7.3　危急值查询与统计分析：可根据指定日期范围、标本来源、检验科室、危急值项目等条件查询危急值报表，并根据预设的TAT目标值判断危急值报告及时率等信息。

4.7.4　检验工作清单查询：为便于手工检测项目的信息核对，应提供根据日期范围、检验科室、检验仪器、样本号范围进行查询并生成工作清单，并可依据检验项目、检测结果、申请科室或检查目的等条件进行过滤。

4.7.5　标本监控和状态查询与统计分析：可根据预设的申请时间或接收时间、标本状态、标本来源等条件下的指定项目或组合进行全程监控和统计分析，并依据设定的TAT目标值做出判断，针对每个标本可详细显示其申请、采集、送检、接收、检测、审核、发布等节点的周转明细表。

4.7.6　标本合格率统计：可根据标本来源、日期范围、申请科室、检验科室等条件查询送检标本总数、不合格标本数、不合格原因等信息，并与设定的不合格样本率比较做出判断。

4.7.7　结果趋势分析：为方便观察同一患者多次检测结果的变化趋势，应可根据唯一识别号，如门诊号/住院号等查询指定日期范围内所有检验项目的结果趋势分析，并提供结果趋势分析图。

4.7.8　工作量统计分析：应至少支持依据检测日期、就诊类型、送检科室、检验部门、申请医师、检验医师、检验仪器、样本类型、检验项目、性别、组合项目等条件进行查询，查询结果包括检测总人次、总项次、单项和总额等信息。

4.7.9　工作进度统计分析：可通过设定日期范围和检验部门进行统计工作进度情况，以便科主任或专业组组长掌握工作进展情况，统计结果以统计图和统计表显示，至少包括已申请未接收标本、已接收标本中取消审核、无结果、已打印、已审核、有结果等状态下样本总数、所占比例及具体的样本号。

4.7.10　未按时接收或报告检验单查询：对未按时接收或报告标本，除了应提供预警功能外，还可根据指定日期、检验部门等查询清单，以便对不及时标本进行分析和原因输入。

4.7.11　复检记录查询：适用时，可提供对指定日期、检验科室、标本类型、检验仪器等条件下的复检记录查询，如血细胞形态学复检记录，至少包括标本基本信息、镜检条件、镜检结果、复检者等信息。

4.8·资料打印模块

4.8.1　报告单打印：根据条款 4.7.1 查询结果提供预览和打印功能，可实现单页或多页连续打印，以及不同打印载体的选择，如 PDF、16K 规格或 A5 规格纸张。

4.8.2　工作清单打印：根据条款 4.7.4 查询结果提供打印功能，可由操作人员筛选需打印的基本信息。

4.8.3　异常结果打印：应支持对日期范围、标本来源、申请科室、检验部门、检验仪器、检验项目等指定条件下的异常结果查询打印功能。

4.8.4　收费清单打印：为方便查询住院患者的收费记录，应提供住院患者已收费清单的打印功能。

4.8.5　标本条形码打印：门诊患者凭收费凭证可在 LIS 系统中生成相应的标本条形码；住院患者依据已提交医嘱生成相应的标本条形码；标本采集人员可根据当日检验要求选择相应的医嘱生成和打印条形码；对已生成或打印条形码可取消；条形码信息应包含患者基本信息、检验目的和采集信息。

4.8.6　报表设计：LIS 系统应有多种模板供选择，如支持不同格式的纸张、自动单双列模式、套打、彩打等，以方便打印不同报表时选择合适的模板。

4.9·质控管理模块

4.9.1　质控方案配置：可根据设备或手工项目配置质控方案，包括质控方案名称、选择报表类型、启用/结束日期、每日/每批必须完成时间和数据确认时间、当前使用的质控批号、质控标本号或通道号、失控判断规则等信息。

4.9.2　质控靶值设置：为当前使用的质控批号设定靶值和标准差，应提供固定靶值、浮动靶值两种设置方式。当质控靶值和标准差调整时，应自动判断原数据在控状态。

4.9.3　质控规则维护：可自由设定各项目的质控规则，如定量检测项目至少提供 1_{2S}、1_{3S}、2_{2S}、R_{4S}、4_{1S}、10_X 等规则，定性检测项目以偏差不超过 1 个等级为质控规则。

4.9.4　质控数据输入：为部分手工检测项目提供质控数据输入功能。特别注意：此界面应屏蔽所有仪器检测的传输入质控模块的结果，以防止数据被修改。

4.9.5　质控月报表：可按完整月或自由设定时间显示报表，至少提供 L-J 质控图和 Z 分数图报表；其他基本要素包括质控结果、质控物名称、浓度、批号和有效期、质控图的中心线和控制界线、分析仪器名称和唯一标识、方法学名称、检验项目名称、试剂和校准物批号、每个数据点的日期和时间、干预行为的记录、质控人员及审核人员的签字；Z 分数中不同水平的质控图应以不同颜色或形状加以区分。

4.9.6　质控日报表：直接浏览当日选定仪器的质控结果和质控状态，应提供操作人员的初级审核和专业组组长、质量负责人的主管审核功能，当有失控存在时无法审核通过。

4.9.7　质控年报表：指定仪器所有项目的室内质控年度统计汇总，包括每月失控次数、均值和标准差变化情况、评语等。

4.9.8　其他辅助功能：同一项目在不同仪器检测时，提供室内质控结果的比对情况；每月室内质控结果可导出，其格式宜满足临检中心的上报格式；失控后进行留样再测处理，应支持原始数据录入及结果判断功能；提供对失控结果处理的原始数据记录功能，如上传照片；宜提供西格玛（σ）性能验证图，以方便实验室选择合适的质控规则。

4.10 · 代码设置模块

4.10.1　检验项目设置

4.10.1.1　项目基本信息包括项目名称、英文名称和缩写、标本类型、单位、结果性质（定量或定性）、结果提示、周期类别、结果有效位数、价格、默认结果、分类项目、使用状态、是否为急诊项目、是否为危急值项目（需设置警告范围）、打印次序、参考区间、使用科室、检测设备等内容。

4.10.1.2　审核逻辑规则可依据历史数据判断、其他关联项目判断等规则用于检验结果的自动选择和报告，或危急值和特别异常结果的预警功能。

4.10.1.3　设置项目组合，宜将同类型的标本和在同一专业组检测的项目进行组合。

4.10.1.4　设置不同项目的取单时间和地点，并设定 TAT 目标值，以便于检测超时发出预警。其中取单时间包括固定描述类型、每日描述类型、每周描述类型、每月描述类型、特殊描述类型和相对时间类型等。

4.10.2　收费项目设置：为每一检测项目设置价格、计费单位、执行科室等信息，其代码应与医院收费系统保持一致。

4.10.3　样本类型设置：列举实验室可检测的所有标本类型，如血清、血液、动脉血、脐血、血浆、全血、尿液、中段尿、尿道分泌物、粪便、咽拭子、阴道分泌物等，每一种标本类型包括拼音码、五笔码、显示次序等信息。

4.10.4　诊断代码设置：LIS系统应直接从电子病历系统读取患者诊断信息，如无法读取时，应按《GB/T 14396-2016疾病分类与代码》维护相应的诊断代码。

4.10.5　科室代码设置：科室代码即科室的唯一标识，不可重复，包括所有临床科室，必要时可增加其他医技科室（如放射科、病理科、超声诊断科等）和行政科室。

4.10.6　设备种类和清单维护：实验室应维护相应的设备种类清单，如血细胞分析仪、凝血分析仪、生化分析仪等；为每台设备根据放置地点或设备种类赋予唯一性编号，在相应设备下包含其基本信息，如设备名称、类型、型号、生产厂商、序列号、购买日期、安装日期、使用部门等信息，并附有使用说明书、操作规程、维护保养规程、检定/校准规程等。

4.10.7　仪器通道设置：设置仪器的检验项目和样本类型通道与检验项目的一一对应关系，为仪器送回检验项目结果做准备。

4.10.8　通信参数设置：设置每台仪器传输协议的应用参数，包括通信口、波特率、奇偶校验、数据位、停止位、协议、双向通信模式等参数。

4.10.9　计算公式设置：为实验室常用计算项目，如球蛋白、间接胆红素、肾小球滤过率等项目设置计算公式，LIS系统应至少提供加、减、乘、除、对数、幂等计算功能。

4.10.10　本地参数设置：包括本地设备配置中选择需要通过通信系统传输的设置、系统默认的当前科室代码、主业务操作中增加患者样本时对应的默认值（如样本类型、默认输入码、默认样本号代码以及标本状态等）。

4.10.11　系统参数设置：包括报告单打印格式、门诊报告有效天数、与其他系统间的接口等，由LIS系统工程师预先根据实验室要求设置，一般情况下不作修改。

4.10.12　其他代码设置：为主业务系统操作维护必备的常用字典，如结果提示、危急值备注、血型、月经周期、培养结果、不合格标本类型及原因、失控原因、滴度、结果解释性注释等。

4.11·微生物管理模块：适用时，LIS系统应建立专家知识库系统，根据测定结果和对患者资料的综合分析处理，提出可能性较大的诊断意见，供临床医师参考。

5. 相关文件和记录

5.1·《实验室信息系统突发事件记录表》。

5.2·《实验室信息系统突发事件应急预案演练表》。

5.3·《实验室信息系统突发事件评审表》。

参考文献

[1] 中国合格评定国家认可委员会.CNAS-CL02：医学实验室质量和能力认可准则(ISO15189；2012，IDT)[S].2015.
[2] 中国合格评定国家认可委员会.CNAS-CL02-A010：医学实验室质量和能力认可准则在实验室信息系统的应用说明[S].2018.
[3] 姚力,冯娟,蒋昆.医院网络与信息系统突发事件应急预案[J].中国数字医学,2013(2)：58-61.

（顾万建）

检验科信息系统突发事件的应急处理方案

××医院检验科信息系统作业指导书	文件编号：××-JYK-××-×××
版本： 生效日期：	共 页 第 页

1. 目的

为有效防范检验科信息系统运行过程中产生的风险,预防和减少突发事件造成的危害和损失,建立和健全信息系统突发事件应急机制,提高应急处理和保障能力,确保患者在特殊情况下能够得到及时、有效地诊疗。

2. 适用范围

适用于医院应急保障部门和所有授权的信息系统使用人员。

3. 职责

3.1·应急工作小组负责应急演练的实施、人员的培训和突发事件的应急响应。

3.2·信息管理部门负责应急物质的保障、突发事件的紧急维修等工作。

3.3·技术负责人负责每年突发事件的评审,制定适宜的纠正措施和预防措施。

3.4·所有操作人员有责任确保数据的安全性和有效性,熟知故障和应急情况的处理。

4. 程序

4.1·定义和性质

4.1.1 信息系统突发事件是指突然发生的,信息系统无法提供正常服务功能,必须采取应急措施予以处置的事件。

4.1.2 可预知性信息系统突发事件通常指在事件发生前已知晓信息系统将无法正常运行,且发生和持续的时间均可知,实验室可提前做好应急准备,其影响程度相对较小。

4.1.3 未可预知性信息系统突发事件通常指无事先通知而发生的信息系统故障,实验室需在短时间内判断事件类型并采取应急措施,其影响程度相对较大,实验室应着重此类事件应急预案的培训与演练。

4.2·突发事件分类：根据信息系统突发事件的发生原因、性质和机制可分为 3 种类型。

4.2.1 攻击类事件：通过网络或其他技术手段,利用信息系统的配置、协议、程序缺陷或对信息系统实施暴力攻击,造成信息系统中的数据被篡改、假冒、泄漏等或对信息系统当前运行造成潜在危害的事件。

4.2.2 故障类事件：指信息系统因网络设备故障、服务器故障、计算机软硬件故障、电力供应中断、人为误操作等导致业务中断、系统宕机、信息系统瘫痪等情况。

4.2.3 灾害类事件：指因爆炸、火灾、雷击、地震、台风等外力因素导致信息系统损毁,造成业务中断、系统宕机、信息系统瘫痪等情况。

4.3·影响程度及响应级别：不同类型的信息系统突发事件对患者诊疗秩序造成的影响程度亦不同,根据影响程度启动相应级别的应急响应。

4.3.1　Ⅰ级响应：严重的信息系统损失，除 LIS 系统外通常累及整个医院信息系统。造成系统大面积瘫痪，使其丧失业务处理能力，或系统关键数据的保密性、完整性、可用性遭到严重破坏，恢复系统正常运行和消除安全事件负面影响所需付出的代价巨大。如长时间停电、计算机病毒感染、灾害类事件等，相关部门应在极短时间内启动应急预案。

4.3.2　Ⅱ级响应：较大的信息系统损失，除 LIS 系统外通常累及部分医院信息系统（如电子病历系统、排除取号、报告查询系统等）。造成系统长时间中断或局部瘫痪，使其业务处理能力受到极大影响，或系统关键数据的保密性、完整性、可用性遭到破坏，恢复系统正常运行和消除安全事件负面影响所需付出的代价较大。如电子病历系统瘫痪致医嘱无法生成或双向通信无法读取条形码信息，或检验科信息系统瘫痪导致无法接收数据、报告发布等功能，或取号系统、报告终端故障致患者大范围混乱、滞留等现象，相关部门应在短时间内启动应急预案。

4.3.3　Ⅲ级响应：较小的信息系统损失，通常故障仅局限在 LIS 系统。造成系统短暂中断，影响系统效率，使系统业务处理能力受到影响，或系统重要数据的保密性、完整性、可用性遭到影响，恢复系统正常运行和消除信息安全事件所需付出的代价较小。如部分数据文件丢失导致的软件故障、某终端计算硬件故障等，可在短时间内恢复并不影响患者的诊疗。

4.4·预防与预警机制

4.4.1　应急工作小组应针对各种可能发生的 LIS 系统突发事件，建立和完善预测预警机制。

4.4.2　预警信息包括信息系统外突发的可能需要通信保障、安全防范，或可能对信息系统产生重大影响的事件警报和信息系统内部网络的事故征兆或局部信息系统突发事故可能对其他或整个网络造成重大影响的事件警报。

4.4.3　医院信息管理部门负责对信息系统进行日常监测。监测的内容包括以下几点。

4.4.3.1　局域网通信性能与流量。

4.4.3.2　网络设备和安全设备的操作记录、网络访问记录。

4.4.3.3　服务器性能、数据库性能、应用系统性能等运行状态，以及备份存储系统状态等。

4.4.3.4　服务器操作系统、数据库安全审计记录、业务系统安全审计记录。

4.4.3.5　计算机漏洞公告、网络漏洞扫描报告。

4.4.3.6　病毒公告、防病毒系统报告。

4.4.3.7　其他可能影响信息系统的预警内容。

4.4.4　应急工作小组应及时对获得的预警信息加以分析，对可能演变为严重事件的情况，部署相应的应对措施，做好预防和保障应急工作的各项准备工作，并及时上报相关责任人。

4.5·应急响应流程：当信息系统突发事件发生时，根据以上不同的故障分类和响应程度，进入相应的应急启动流程。

4.5.1　应急工作小组在得知信息系统异常事件后，初步判断其响应程度，立即报告医院应急工作小组或相关责任人，及时按照有关操作规程进行故障处理。

4.5.2　应急工作小组根据故障类型及时与相关技术人员联系，如设备维修人员、软件维修人员、线路维修人员等。应急工作小组充分利用应急预案的资源配备，采取有力措施进行故障处理，及时恢复信息系统的正常工作状态。

4.5.3　应急工作小组在故障修复后及时通知业务处理部门，同时启动验证工作和记录事件过程。重大事件应形成书面报告向上级报告。

4.5.4　总结整个处理过程中出现的问题，并及时改进应急预案。

4.6·保障措施

4.6.1　应急演练：由应急工作小组策划制定应急演练计划，信息管理员会同信息管理部门人员实施应急演练，所有信息系统授权用户均需参加演练。每年度应至少包括4.8所列常见突发事件类型，必要时可请相关专家现场指导，如电力系统、信息系统工程师和网络专家等，避免演练造成的不可恢复性事件发生。

4.6.2　人员培训：实验室每年应至少举办1～2次有关应急预案的讲座，确保不同岗位的应急人员能全面熟悉并熟练掌握突发事件的应急处理知识和技能。

4.6.3　硬件资源保障：为了在信息系统发生故障时能够尽量降低业务系统的受影响程度，为相应的核心业务信息系统提供必要的备份设备与线缆等硬件资源，并且配备与现有设备兼容的设备，确保相似或兼容的设备可以在应急情况下调配使用。这些备份设备需预先采购并由信息管理部门保存。

4.6.4　详细的文档资料：应为应急人员或维修人员准备详细的文档资料，包括信息系统工程文档、维护手册、操作手册、设备配置参数、拓扑图以及IP地址规范及分布情况等。

4.6.5　技术支持保障：建立预警与应急处理的技术平台，进一步提高信息系统突发事件的发现和分析能力，从技术上逐步实现发现、预警、处理、通报等多个环节和不同的业务信息系统以及相关部门之间应急处理的联动机制。

4.6.6　信息交流平台：通过内网、微信等平台搭建公众信息交流平台，通过应急演练等各种活动宣传信息系统突发事件的应急处理规范及预防措施等常识。

4.7·突发事件的评审

4.7.1　由技术负责人召集实验室管理人员、信息系统管理部门、临床医护人员及其他相关职能部门等人员每年1次组织对信息系统突发事件进行评审。

4.7.2　实验室应至少从以下方面进行评审。

4.7.2.1　全年突发事件的发生次数和发生原因。

4.7.2.2　历次突发事件的影响程度。

4.7.2.3　应急预案的实施情况：如应急响应速度、报告发放的及时性和准确性以及信息系统的恢复情况等内容。

4.7.2.4　应急演练情况：包括演练人员的参与率、考核的合格率和演练内容的覆盖率等。

4.7.3　改进措施：针对发生频率高、影响程度重、响应速度慢、演练不合格等各方面存在较大安全隐患的事项制定纠正措施和预防措施，并跟踪验证其有效性。

4.7.4　由信息管理员整理形成完整的评审报告，由技术负责人签字审核，并发放到各专业组供学习。

4.8·应急预防措施：为指导工作人员在突发事件发生时有效启动应急响应，现针对常见的信息系统突发事件制定以下应急预防措施。

4.8.1 计算机病毒感染和非法入侵：属攻击类事件，数据的安全性和完整性受到严重威胁，启动Ⅰ级响应。

4.8.1.1 应急措施：首先应将被攻击的服务器等设备从信息系统中隔离出来，保护现场；报告主管领导和信息管理部门；更新杀毒软件并及时查杀，追查非法信息来源；恢复后验证。

4.8.1.2 预防措施：服务器和终端均安装最新版杀毒软件，定期查杀；开启防火墙；除授权人员外禁用光盘驱动器和 USB 端口，或禁用写入功能；设立内网和外网数据传输的交换平台；定期更换服务器密码等。

4.8.2 医院（或部分支线）范围电力供应中断：属故障类事件，设备和数据的安全性均受到严重威胁，启动Ⅰ级（或Ⅱ级）响应。

4.8.2.1 应急措施：报告主管领导和总务部门；如预计恢复时间超过 UPS 可供电时间，应立即做好备份数据、关闭服务器、核心信息系统设备等工作；切换医院双路电力供应，或启动自主发电系统，或从另一支路供电；恢复后验证。

4.8.2.2 预防措施：确保医院范围双回路供电系统；建立自主发电系统；关键设备，如服务器须配备 UPS。

4.8.3 服务器故障或数据库破坏：属故障类事件，数据的安全性和完整性均受到严重威胁，启动Ⅰ级（或Ⅱ级）响应。

4.8.3.1 应急措施：报告主管领导和医院信息管理部门；紧急切换至另一备份服务器；由维修人员实施故障排查和维修；恢复后验证。

4.8.3.2 预防措施：采用双核服务器、确保双机热备设置；数据库双重加密保护；服务器配备 UPS。

4.8.4 计算机软硬件故障：属故障类事件，数据的安全性和完整性均受到严重威胁，启动Ⅱ级（或Ⅲ级）响应。

4.8.4.1 应急措施：报告实验室主任和医院信息管理部门；立即置换备份计算机；通知 LIS 系统工程师进行软件故障排查；恢复后验证。

4.8.4.2 预防措施：备份多台已完全安装 LIS 系统的计算机；终端计算机内 LIS 程序盘加密保护。

4.8.5 广域网（或局域网）络中断：属故障类事件，数据的安全性和完整性均受到严重威胁，启动Ⅱ级（或Ⅲ级）响应。

4.8.5.1 应急措施：报告主管领导和维修部门；紧急启用备用线路；启动离线应急处理模块（客户端程序和通信程序）；维修人员对原工作线路进行故障排除和维修工作；恢复后验证。

4.8.5.2 预防措施：采用备份线路；LIS 系统安装离线应急处理模块；有效保护或隐藏网线，避免人为破坏。

4.8.6 灾害类故障：属灾害类事件，人员、设备和数据的安全性均受到严重威胁，启动Ⅰ

级响应。

4.8.6.1　应急措施：报告主管领导和应急抢救部门（如保卫、总务、信息管理部门）；按相应的逃生应急预案首先确保人员的安全；待灾害消除后由维修人员实施故障排查和维修；恢复后验证。

4.8.6.2　预防措施：消除雷电、火灾等安全隐患；机房设置、网络布线、电力供应均应满足消防要求；定期实施应急逃生演练。

4.8.7　无论何种类型突发事件，如果预计恢复时间超过 15 min 以上，则启用手工发送检验报告单，各专业组组长负责手工检验报告单数据的完整性和正确性，由审核人员手工签字后生效。在系统恢复正常后，补发正式的检验报告单。

4.8.8　信息系统发生故障时，请及时联系计算机信息管理员（姓名：×××；联系电话：××××）或医院信息管理部门相关人员（姓名：×××；联系电话：××××），应保证通信畅通。

5. 相关文件和记录

5.1·《实验室信息系统突发事件记录表》。

5.2·《实验室信息系统突发事件应急预案演练表》。

5.3·《实验室信息系统突发事件评审表》。

参考文献

[1] 中国合格评定国家认可委员会.CNAS－CL02：医学实验室质量和能力认可准则(ISO15189：2012,IDT)[S].2015.
[2] 中国合格评定国家认可委员会.CNAS－CL02－A010：医学实验室质量和能力认可准则在实验室信息系统的应用说明[S].2018.
[3] 姚力,冯娟,蒋昆.医院网络与信息系统突发事件应急预案[J].中国数字医学,2013(2)：58－61.
[4] 李小强,豆虎,蒙建军,等.实验室信息系统特色管理模块的开发与应用[J].临床检验杂志,2013,31(11)：812－813.

（顾万建）

附 录

一、临床化学组记录表

1. 临床化学组人员一览表

20 ____ 年 ____ 月

工号	姓名	职称	授 权 岗 位	入化学组日期	出化学组日期	备 注

2. 临床化学组岗位安排

20 ____ 年 ____ 月

日期	前处理	糖化、电泳	特定蛋白（血、尿）	生化仪	审核	机动	早班		

3. 临床化学组月度/季度核查表

20____年____月

序号	检 查 内 容	是否完成	备　注
1	室内质控月度审核和数据上报	是□　否□	
2	室内质控月度小结	是□　否□	
3	上月室内质控反馈结果打印分析	是□　否□	
4	室内质控和室间质评指标统计	是□　否□	
5	人员岗位安排和考勤	是□　否□	
6	检验前和实验室内周转时间中位数	是□　否□	
7	仪器数据传输核对检查表	是□　否□	
8	日常记录表完成情况	是□　否□	

第　季度

序号	检 查 内 容	是否完成	备　注
1	化学组人员培训	是□　否□	
2	供应商评价表	是□　否□	
3	检验周期自查表	是□　否□	

检查人_____ 日期_____

4. 临床化学组人员能力评估表(一)

工　号	姓　名	职　称	评估人	评估日期

评估对象类型：□ 实习生/进修生　　　　□ 新职工(□3 个月　□6 个月)
　　　　　　　□ 科内轮转　　　　　　□ 定期(年度)
评估类别：
1. 直接观察　　　　　　　　　　　　　　4. 直接观察对仪器维护/使用功能
2. 测试结果记录/报告监控　　　　　　　5. 盲点测试/能力评估试验(PT)
3. 在测试记录,工作列表,QC,PM 期间评论　6. 解决问题技能的评估

标本处理岗位□

部分	技能/任务/知识	如何评估(见上文)	不符合标准(需要后续)	符合标准	超出标准(可评估/教育)
公共部分管理	化学组管理程序文件	1			
	化学组岗位设置和工作流程	1			
	试剂入库、出库管理	3			
	试剂/耗材验收	1			
标本处理	患者标本接收、拒收流程和操作	1			
	标本的离心、编号、信息录入	1			
	检测完毕的标本信息核对和归档保存/记录	1.2			
	环境温湿度记录	2			
	实验室清洁、消毒记录	2			
	生物溢出处理	2.6			
	标本的检测前预处理	1.2			
	检测完毕的标本的归档保存	1			
	离心机的开启、操作和关机操作	1			
	离心机的定期维护和保养/故障排除	4			
前处理仪器	前处理仪器 P612 开启、操作和关机操作	1			
	前处理 IT3000 软件使用	1			
	前处理仪器 P612 定期维护保养/故障排除	4			

评估考核结论：
□ 合格　能够独立完成岗位工作。
□ 不合格　需要培训、重新评估。

5.临床化学组人员能力评估表(二)

工 号	姓 名	职 称	评估人	评估日期

评估对象类型:□ 实习生/进修生　　　　□ 新职工(□3 个月　□6 个月)
　　　　　　　□ 科内轮转　　　　　　□ 定期(年度)

评估类别:

1. 直接观察　　　　　　　　　　　　4. 直接观察对仪器维护/使用功能
2. 测试结果记录/报告监控　　　　　　5. 盲点测试/能力评估试验(PT)
3. 在测试记录,工作列表,QC,PM 期间评论　　6. 解决问题技能的评估

仪器岗位(一)□

部分	技能/任务/知识	如何评估(见上文)	不符合标准(需要后续)	符合标准	超出标准(可评估/教育)
公共部分管理	化学组管理程序文件	1			
	化学组岗位设置和工作流程	1			
	试剂入库、出库管理	3			
	试剂/耗材验收	1			
生化仪	生化仪 C702 的开启、操作和关机操作	1			
	生化仪定期维护和保养/故障排除	4			
	常规化学标本项目检测	2			
	生化仪试剂使用、加载和定标执行	2			
	化学项目质控程序执行/记录	2.6			
	标本结果的审核和复核程序执行/记录(主管适用)	2.3			
	化学项目危急值报告制度的执行/记录	2			
	罗氏 DM/IT3000 软件的使用	3			
	室间质评项目的测定/结果分析(主管适用)	5			

评估考核结论:

□ 合格　能够独立完成岗位工作。

□ 不合格　需要培训、重新评估。

6.临床化学组人员能力评估表(三)

工 号	姓 名	职 称	评估人	评估日期

评估对象类型: □ 实习生/进修生   □ 新职工(□3 个月　□6 个月)
　　　　　　　 □ 科内轮转   □ 定期(年度)

评估类别:
1. 直接观察   4. 直接观察对仪器维护/使用功能
2. 测试结果记录/报告监控   5. 盲点测试/能力评估试验(PT)
3. 在测试记录,工作列表,QC,PM 期间评论 6. 解决问题技能的评估

仪器岗位(二)□

部分	技能/任务/知识	如何评估 (见上文)	不符合标准 (需要后续)	符合 标准	超出标准 (可评估/教育)
公共 部分 管理	化学组管理程序文件	1			
	化学组岗位设置和工作流程	1			
	试剂入库、出库管理	3			
	试剂/耗材验收	1			
特定 蛋白 仪	BNⅡ仪器的开机、操作和关机执行	1			
	BNⅡ仪器定期维护和保养/故障排除	4			
	标本项目常规检测	2			
	仪器项目质控程序的执行/记录	2			
	标本结果的审核和复核程序的执行/ 记录	2.3			
	试剂使用、加载和定标执行	2			
	室间质评项目的测定/结果分析(主管 适用)	5			

评估考核结论:
□ 合格　能够独立完成岗位工作。
□ 不合格　需要培训、重新评估。

7. 临床化学组人员能力评估表(四)

工 号	姓 名	职 称	评估人	评估日期

评估对象类型：□ 实习生/进修生　　　　□ 新职工(□3 个月　□6 个月)
　　　　　　　□ 科内轮转　　　　　　　□ 定期(年度)

评估类别：
1. 直接观察
2. 测试结果记录/报告监控
3. 在测试记录，工作列表，QC，PM 期间评论
4. 直接观察对仪器维护/使用功能
5. 盲点测试/能力评估试验(PT)
6. 解决问题技能的评估

仪器岗位(三)□

部分	技能/任务/知识	如何评估 (见上文)	不符合标准 (需要后续)	符合 标准	超出标准 (可评估/教育)
公共部分管理	化学组管理程序文件	1			
	化学组岗位设置和工作流程	1			
	试剂入库、出库管理	3			
	试剂/耗材验收	1			
电泳仪	电泳仪的开机、操作和关机执行	1			
	电泳仪定期维护和保养/故障排除	2			
	标本项目常规检测	2			
	仪器项目质控程序的执行/记录	2.6			
	标本结果的审核和复核程序的执行/记录	2.3			
	电泳试剂使用、配制记录和执行	2			
糖化血红蛋白	G8 仪器的开机、操作和关机执行	1			
	G8 仪器定期维护和保养/故障排除	2			
	标本项目常规检测	2			
	仪器项目质控程序的执行/记录	2.3			
	标本结果的审核和复核程序的执行/记录	2.3			
	试剂、滤芯、分析柱的更换和定标执行/记录	4.6			
	室间质评项目的测定/结果分析(主管适用)	5			

评估考核结论：
□ 合格　能够独立完成岗位工作。
□ 不合格　需要培训、重新评估。

8.临床化学组(　　)年度培训计划表

序号	培训时间	培训内容	培训对象	培训老师	课时	实施情况
1						
2						
3						
4						

备注:
1. 各专业组将培训具体内容、培训人员在培训期限前提交给教学秘书,以便安排时间。
2. 实施情况由教学秘书根据具体情况填写。

9.临床化学组培训记录表

培训时间	年　　月　　日	培训老师	
培训地点		培训统筹	
培训主题			
培训方式	□讲课　　　□实践　　　□电脑　　□自学 □自我评估　□观察演示　□其他		
培训材料 （附资料）	□科室文件资料　□书面资料　　□操作规程　　□计算机程序资料 □讲课资料　　　□自学资料　　□电子视频　　□外来文件　□其他		
参加培训 人员签到	应到人数＿＿＿人,实到＿＿＿人,缺席＿＿＿人		
考核方式	□直接观察　　□书面测试　　□口头测试　　□个人小结　　□操作考核 □记录审查　　□其他		

考核结果 （可附资料）	工　号	姓　名	考核结果
			□合格　□不合格
			□合格　□不合格
			□合格　□不合格
			□合格　□不合格
			□合格　□不合格
			□合格　□不合格
			□合格　□不合格
			□合格　□不合格
	考核人：　　　　　　　　　　　日期：		

效果评估 方式	效果评价方式 □调查表　□直接观察　□直接交流　□其他
评估结果	培训方法、内容、考核结果：□认可;□不认可。 建议： 评估人：　　　　　　　日期：

10. 临床化学组试剂使用记录表

日 期	项 目	批 号	有效期	使用量(瓶)	签 名

11. 临床化学组质控品、校准品使用记录表

日 期	名 称	批 号	有效期	使用量(瓶)	开瓶有效期	签 名

12. 临床化学组标本复检记录

仪器：×××□　　×××□　　×××□　　其他□ _____

日期/ 标本号	杯架号/ 库位号	患者信息/ 条形码号	复检项目/原因	签 名

备注：请在当日复检标本结束处签名。

13. 临床化学组室内质控一览表

年度

名 称	来 源	水 平	批 号	有效期	保存、使用说明

14. 室内质控月度小结

组室：■ 化学组　　□ 免疫组　　□ 微生物组　　□ 临检组　　□ 分子诊断组

当月室内质控失控情况分析

当月室内质控数据汇总分析

室内质控反馈分析

室内质控项目变异系数不合格率＝（变异系数高于要求的检验项目数/对变异系数有要求的检验项目数）×100％	
专业组组长		日期	

15. 室内质控失控分析报告

组室：■ 化学组　　□ 免疫组　　□ 微生物组　　□ 临检组　　□ 分子诊断组

失控项目			日　期	
质控品名称		批号	有效期	
试剂品牌		批号	有效期	
仪器名称		型号	仪器编号	

失控现象描述：_____

_____

_____

违反规则：　随机或系统误差　　□ 1_{2s}　　□ 1_{3s}

系统误差　　　　　□ 2_{2s}　　□ 4_{1s}　　□ $10\ \bar{\chi}$

随机误差　　　　　□ R_{4s}

□ 其他_____

失控原因分析：

1. 可能的因素：　　□ 试剂　□ 质控品　□ 校准品　□ 仪器　□ 消耗品的运输

□ 其他_____

2. 患者结果可能的影响：□ 偏高　□ 偏低　□ 精密度差

具体分析：_____

_____

_____

纠正措施：

□ 重复测定质控品；□ 使用新的质控品；□ 使用新批号质控品；□ 用校准品校准；

□ 用新批号校准品校准；□ 更换同批号的新试剂；□ 更换新批号的试剂；

□ 清洁或维护仪器；□ 安排来自仪器厂家的服务；□ 向主管、组长或技术负责人咨询；

□ 临时中断报告患者结果；□ 将患者样本提交给其他实验室检测；□ 参照靶值和允许总误差（TEa）

评价当前的均值和标准差；□ 其他措施：_____

_____

_____

项目质控结果		
结果	□ 纠正	□ 在本次失控纠正后与前一次质控之间未进行临床样本的检测，无需验证；
		□ 有效性验证：进行不定期项目比对。
	□ 未纠正	措施：

| 操作者： | 日期： |
| 审核者： | 日期： |

16. 临床化学组室间质评一览表

年度

编　号	名　　称	组织单位	备　注

17. 室间质评小结

组室: ■ 化学组		□ 免疫组	□ 微生物组	□ 临检组	□ 分子诊断组

室间质评组织机构	□ ×××临床检验中心　■ 国家卫生健康委临床检验中心 □ 其他机构,_____
室间质评次别	

参加室间质评项目	上报日期	检测人员

室间质评回报结果	测定项目共____项,合格共____项,不合格共__/__项。 具体不合格项内容:

不合格项的原因分析
检测人员　　　　　　日期

趋势性分析
专业组组长　　　　　　日期

纠正措施
专业组组长　　　　　　日期

审核意见
质量负责人　　　　　　日期

18. 实验室比对结果记录及分析表

组室：■ 化学组　□ 免疫组　□ 微生物组　□ 临检组　□ 分子诊断组

日期	标本编号	比对项目	本室结果			测定人	比对实验室	比对结果			测定人	绝对偏差	相对偏差	允许误差	可接受性能
			第一次	第二次	均值			第一次	第二次	均值					

纠正措施（不可接受时）：

操作者：　　　　　　　日期：　　年　　月　　日

审核意见：

审核者：　　　　　　　日期：　　年　　月　　日

19. 不定期比对报告（定量）

组室：■化学组　　□免疫组　　□微生物组　　□临检组　　□分子诊断组

项目		仪器名称		仪器编号	
试剂品牌		批号		有效期	

比对原因	□ 试剂批号更换	新批号		有效期	
	□ 设备故障修复后				
	□ 室内质控失控项目纠正后，临床标本有效性验证				
	□ 其他原因：				

样本例数(n≥5)			测量浓度单位		
编　　号	1	2	3	4	5
改变前结果					
改变后结果					
偏差%					
允许总误差（TEa）			□ 1/2 TEa □ 1/3 TEa		

判断标准　□ 至少 4 份检测结果的偏差＜1/2 TEa　　　□ 至少 4 份检测结果的偏差＜1/3 TEa
□ 其他，

结论
□ 符合要求。
□ 不符合要求，采取纠正措施。

纠正措施

操作者	日期

备注：附原始检验结果。

20. 临床化学组无室间质评项目比对报告

项目名称：						
比对单位		实验单位		比对方法		
标本类型		仪器名称		仪器编号		
试剂品牌		批号		有效期		

样本例数（n≥5）			测量浓度单位			
编 号	1	2	3	4	5	
参考结果						
实验结果						
偏差%						
允许总误差（TEa）			□ 1/2 TEa			
判断标准	□ 至少4份检测结果的偏差＜1/2 TEa □ 其他，_____					

结论
□ 符合要求。
□ 不符合要求，采取纠正措施。

纠正措施

操作者		日期	
审核意见：			
审核者		日期	

备注：附原始检验结果。

二、典型不符合项案例分析与整改

（一）临床化学专业领域

1. 典型案例分析

【案例1】

　　事实陈述：实验室提供不出新员工××(2014年07月入职)在最初6个月内2次能力评估的记录。

　　依据文件/条款：CNAS-CL38：2012 5.1.6

　　认可准则/应用说明要求：应制定员工能力评估的内容、方法、频次和评估标准。评估间隔以不超过1年为宜；新进员工在最初6个月内应至少接受2次能力评估，并记录。

【案例2】

　　事实陈述：现场发现检验科用纯水机(型号×××,设备编号×××),未做定期微生物含量的监测。

　　依据文件/条款：CNAS-CL38：2012 5.2.6

　　认可准则/应用说明要求：应依据用途(如：试剂用水、生化仪用水),制定适宜的水质标准(如：电导率、微生物含量等),并定期检测。

【案例3】

　　事实陈述：罗氏P800(仪器编号×××)2016年07月05日搬迁,2016年07月13日完成校准。抽查07月06日常规化学检验报告单(条形码号W12027013×××～×××)显示仍出具报告。

　　依据文件/条款：CNAS-CL02：2012 5.3.1.2

　　认可准则/应用说明要求：实验室应在设备安装和使用前验证其能够达到必要的性能,并符合相关检验的要求。

【案例4】

　　事实陈述：实验室提供不出2014年度2台万洁纯水机(仪器编号为：×××和×××)电导率仪的校准报告。

　　依据文件/条款：CNAS-CL02：2012 5.3.1.4b)

　　认可准则/应用说明要求：记录校准标准的计量学溯源性和设备的可溯源性校准。

【案例 5】

　　事实陈述：程序文件没有规定校准后要记录校准因子，因而无法确保所有修正因子得到正确更新。

　　依据文件/条款：CNAS-CL02：2012 5.3.1.4e)

　　认可准则/应用说明要求：当校准给出一组修正因子时，应确保之前的校准因子得到正确更新。

【案例 6】

　　事实陈述：查阅 2017 年度罗氏 Cobas702 全自动生化分析仪（仪器序列号：×××）的校准报告，缺温控系统和加样系统的校准内容。

　　依据文件/条款：CNAS-CL38：2012 5.3.1.4

　　认可准则/应用说明要求：应按国家法规要求对强检设备进行检定。应进行外部校准的设备，如果符合检测目的和要求，可按制造商校准程序进行。应至少对分析设备的加样系统、检测系统和温控系统进行校准。

【案例 7】

　　事实陈述：临床化学实验室使用非配套分析系统检测 TC、TG，不能提供正确度确认报告。

　　依据文件/条款：CNAS-CL38：2012 5.3.1.4

　　认可准则/应用说明要求：使用配套分析系统时，可使用制造商的溯源性文件，并制定适宜的正确度验证计划；使用非配套分析系统时，实验室应采用有证参考物质、正确度控制品等进行正确度验证或与经确认的参考方法（参考实验室）进行结果比对以证明实验室检验结果的正确度。

【案例 8】

　　事实陈述：设备编号为 G×××的奥林巴斯 AU 2700 全自动生化分析仪，2015 年 03 月 04 日更换光源后，实验室不能提供分析性能验证记录。

　　依据文件/条款：CNAS-CL38：2012 5.3.1.5

　　认可准则/应用说明要求：设备故障修复后，应首先分析故障原因，如果设备故障影响了分析性能，应通过以下合适的方式进行相关的检测、验证：① 可校准的项目实施校准或校准验证；② 质控物检测结果在允许范围内；③ 与其他仪器的检测结果比较，偏差符合附录 A.3 的要求；④ 使用留样再测结果进行判断，偏差符合附录 A.5 的要求。

【案例 9】

　　事实陈述：将西门子 BNP 特定蛋白分析仪（仪器编号：×××）每三个月替换改为清洗去离子水过滤器、样本针过滤器，未遵循制造商的建议，对此偏离未进行评审，未文件化。

　　依据文件/条款：CNAS-CL02：2012 5.3.1.5

　　认可准则/应用说明要求：实验室应制定文件化的预防性维护程序，该程序至少应遵循制造商说明书的要求。

【案例 10】

  事实陈述：2018 年 07 月 06 日 AU5800（仪器编号：×××）更换光源灯，丙氨酸氨基转移酶、总蛋白使用留样再测进行结果判断，判断标准为"偏差＜1/2 TEa"。

  依据文件/条款：CNAS‐CL38：2012 5.3.1.5（d）

  认可准则/应用说明要求：使用留样再测结果进行判断，偏差符合附录 A.5 的要求。

【案例 11】

  事实陈述：总胆红素、直接胆红素试剂要求密闭避光保存，实际使用后将试剂置于透明冰箱中存放。

  依据文件/条款：CNAS‐CL02：2012 5.3.2.2

  认可准则/应用说明要求：实验室应按制造商的说明储存收到的试剂和耗材。

【案例 12】

  事实陈述：查《试剂批号更换及配件更换验证记录》（文件号：×××）发现：尿酸项目于 2018 年 03 月 01 日使用 170772 的新批号试剂，项目校准日期为 2018 年 03 月 12 日。

  依据文件/条款：CNAS‐CL02：2012 5.3.2.3

  认可准则/应用说明要求：每当试剂盒的试剂组分或实验过程改变，或使用新批号或新货运号的试剂盒之前，应进行性能验证。

【案例 13】

  事实陈述：现场发现，××常规化学室内质控品开瓶后 25 天仍在使用（××质控品说明书规定开瓶有效期为 20 天），生化专业组不能提供证实质控品可持续使用的性能评估记录。

  依据文件/条款：CNAS‐CL02：2012 5.3.2.7h）

  认可准则/应用说明要求：证实试剂或耗材持续可使用的性能记录。

【案例 14】

  事实陈述：雅培全自动生化分析仪 C16000（仪器编号：×××）血清葡萄糖的性能验证报告中未包括可报告范围。

  依据文件/条款：CNAS‐CL38：2012 5.5.1.2

  认可准则/应用说明要求：检验方法和程序的分析性能验证内容至少应包括正确度、精密度和可报告范围。

【案例 15】

  事实陈述：实验室不能提供 ALT、TP、ALP 等项目生物参考区间定期评审的记录。

依据文件/条款：CNAS - CL38：2012 5.5.2

认可准则/应用说明要求：生物参考区间评审内容应包括：参考区间来源、检测系统一致性、参考人群适用性等，评审应有临床医师参加。

【案例16】

事实陈述：实验室提供不出 ALP 生物参考区间来源及参考人群选择标准。

依据文件/条款：CNAS - CL38：2012 5.5.2

认可准则/应用说明要求：生物参考区间评审内容应包括：参考区间来源、检测系统一致性、参考人群适用性等。

【案例17】

事实陈述：2016 年 06 月 14 日某 1 岁患者（条形码号：×××）检验报告中血清钙的参考区间为 2.15～2.55 mmol/L，而《血清钙标准操作规程》（×××- SOP -××）规定使用试剂说明书给出的参考区间为 2.25～2.75 mmol/L。

依据文件/条款：CNAS - CL38：2012 5.5.2

认可准则/应用说明要求：生物参考区间评审内容应包括：参考区间来源、检测系统一致性、参考人群适用性等，评审应有临床医师参加。临床需要时，宜根据性别、年龄等划分参考区间。如果建立参考区间，样品数量应不少于 120 例，若分组，每组的样品数量应不少于 120 例。验证参考区间时，每组的样品数量应不少于 20 例。

【案例18】

事实陈述：临床化学检验组《室内质量控制规定》（×××- SOP - 24）中无相应的质控规则。

依据文件/条款：CNAS - CL38：2012 5.6.2.1

认可准则/应用说明要求：应制定室内质量控制程序，可参照 GB/T 20468 - 2006《临床实验室定量测定室内质量控制指南》，内容包括：① 使用恰当的质控规则，检查随机误差和系统误差。② 质控物的类型、浓度和检测频度。

【案例19】

事实陈述：西门子 BNⅡ全自动蛋白分析仪（序列号×××）的室内质控程序（×××- SOP - YQ - 007）中的质控失控规则只有 1_{3S}。

依据文件/条款：CNAS - CL38：2012 5.6.2.1（a）

认可准则/应用说明要求：使用恰当的质控规则，检查随机误差和系统误差。

【案例20】

事实陈述：2014 年 02 月 01 日更换 TSH 质控品批号，未将新旧批号质控品平行测定，以获得 20 个以上数据后,重新确定新批号质控品的均值。

依据文件/条款: CNAS‐CL38:2012 5.6.2.1(c)

认可准则/应用说明要求: 应通过实验室实际检测,确定精密度质控物的均值和标准差;更换质控物批号时,应新旧批号平行测定,获得 20 个以上数据后,重新确定新批号质控物的均值。

【案例 21】

事实陈述: 仪器编号为×××的 AU2700 生化分析仪,2015 年 03 月 18 日血清葡萄糖两个水平质控均超出−2s 范围,实验室提供不出失控分析报告,质控图上也不能显示失控数据和失控点。

依据文件/条款: CNAS‐CL38:2012 5.6.2.3

认可准则/应用说明要求: 绘制室内质控图,可使用 Levey‐Jennings 质控图和(或)Z 分数图。质控图应包括质控结果、质控物名称、浓度、批号和有效期、质控图的中心线和控制界线、分析仪器名称和唯一标识、方法学名称、检验项目名称、试剂和校准物批号、每个数据点的日期和时间、干预行为的记录、质控人员及审核人员的签字。

应制定程序对失控进行分析并采取相应的措施,应检查失控对之前患者样品检测结果的影响。

【案例 22】

事实陈述: 2016 年 05 月 12 日罗氏 Cobas c501 生化分析仪(仪器编号:×××)血清钠室内质控水平 2 失控(2_s),实验室提供不出对失控之前患者检测结果是否受影响的评估记录。

依据文件/条款: CNAS‐CL38:2012 5.6.2.3

认可准则/应用说明要求: 应制定程序对失控进行分析并采取相应的措施,应检查失控对之前患者样品检测结果的影响。

【案例 23】

事实陈述: 实验室不能提供 2017 年 03 月 18 日钾、钠参加国家卫生健康委临检中心能力验证结果不符合(样本号 201711‐13)的纠正措施的有效性监控。

依据文件/条款: CNAS‐CL02:2012 5.6.3.4

认可准则/应用说明要求: 当实验室表现未达到预定标准(即存在不符合)时,员工应参与实施并记录纠正措施。应监控纠正措施的有效性。应评价参加实验室间比对的结果,如显示出存在潜在不符合的趋势,应采取预防措施。

【案例 24】

事实陈述: AFP 在两套罗氏 Cobas8000 系统及贝克曼 DXI800 上进行检测,查见 2015 年 04 月 22 日进行的罗氏两套检测系统间及罗氏与贝克曼之间的比对记录,均只采用 10 个样本进行比对检测并且无医学决定水平附近浓度的样本。

依据文件/条款： CNAS‐CL38：2012 5.6.4

认可准则/应用说明要求： 实验室用两套及以上检测系统检测同一项目时，应有比对数据表明其检测结果的一致性，实验方案可参考 WS/T 407‐2012《医疗机构内定量检验结果的可比性验证指南》，或比对频次每年至少1次，样本数量不少于20，浓度水平应覆盖测量范围；比对结果的偏倚应符合附录 A.1 或 A.4 的要求。

【案例 25】

事实陈述： 实验室使用常规化学和干化学同时测定 GLU、Cr、BUN 等项目并使用了不同的参考区间，但未将方法间的偏移告知使用者，也不能提供对临床活动影响的评估记录。

依据文件/条款： CNAS‐CL02：2012 5.6.4

认可准则/应用说明要求： 当不同测量系统对同一被测量（如葡萄糖）给出不同测量区间以及变更检验方法时，实验室应告知结果使用者在结果可比性方面的任何变化并讨论其对临床活动的影响。

【案例 26】

事实陈述： 现场发现，2018 年 05 月 18 日 04：53：20 患者李××（条形码号：×××）血清钾 8.95 mmol/L，至 18 时，实验室仍不能提供通知医师（或其他授权医务人员）的记录。

依据文件/条款： CNAS‐CL02：2012 5.9.1b)

认可准则/应用说明要求： 当检验结果处于规定的"警示"或"危急"区间内时，应立即通知医师（或其他授权医务人员），包括送至受委托实验室检验的样品的结果。

2. 整改措施举例

不符合描述： 罗氏 P800（仪器编号×××）2016 年 07 月 05 日搬迁，2016 年 07 月 13 日完成校准。抽查 07 月 06 日常规化学检验报告单（条形码号 W12027013×××～×××）显示仍出具报告。不符合 CNAS‐CL02：2012 5.3.1.2。

原因分析：《设备校准和计量学溯源标准操作规程》（SOP‐B.LA005‐×××）对仪器搬迁后在未检定/校准合格情况下使用的相关流程未做规定。

应急/纠正措施包括以下内容。

● 修订《设备校准和计量学溯源标准操作规程》（SOP‐B.LA005‐×××），增加仪器搬迁后在检定/校准未完成情况下样品检测的流程规定。

● 组织相关人员学习 CNAS‐CL02：2012《医学实验室质量和能力认可准则》。

● 培训《设备校准和计量学溯源标准操作规程》修订内容并考核。

● 对条形码号为 W12027013×××～×××检验结果进行回访。

跟踪验证： 实验室所有仪器均按照新规定完成检定/校准后方可进行样品检测。

（二）信息系统

1. 典型案例分析

【案例1】

　　事实陈述：查《计算机及LIS系统维护升级更换记录》（文件编号：×××）发现：2017年07月14日完成LIS系统更新升级，实验室不能提供对员工的培训记录。

　　依据文件/条款：CNAS-CL35：2012 5.1.5

　　认可准则/应用说明要求：应对信息系统使用人员进行培训，使其掌握如何使用新系统及修改过的旧系统。

【案例2】

　　事实陈述：实验室提供不出2017年度员工对信息系统新增功能及执行信息系统应急预案能力的评估内容。

　　依据文件/条款：CNAS-CL35：2012 5.1.6

　　认可准则/应用说明要求：应对员工的操作能力，至少对信息系统新增功能、信息安全防护和执行信息系统应急预案的能力进行每年1次的评估。

【案例3】

　　事实陈述：实验室不能提供医师工作站打印报告、病历汇总报告、门诊自助打印报告和实验室LIS系统打印报告的内容一致性验证的记录。

　　依据文件/条款：CNAS-CL35：2012 5.8.1

　　认可准则/应用说明要求：应定期核查LIS内的最终检验报告结果与原始输入数据是否一致，应有防止数据传输错误的程序文件和记录。

【案例4】

　　事实陈述：实验室不能提供新使用设备雅培i4000和Sysmex XN-1000接入LIS时仪器与LIS的比对数据。

　　依据文件/条款：CNAS-CL35：2012 5.8.1.2

　　认可准则/应用说明要求：新仪器接入LIS时要进行一定数量的仪器与LIS数据的比对。

【案例5】

　　事实陈述：实验室未对LIS中实验室报告的内容和格式进行审核，且不能提供征求医务人员的意见的记录。

　　依据文件/条款：CNAS-CL35：2012 5.8.3k)

　　认可准则/应用说明要求：实验室负责人应对LIS中实验室报告的内容和格式进行审核、批准，并征求临床医护人员的意见。

【案例 6】

事实陈述：《信息系统管理程序》(×××-CX-46-2016)中未对手工方法输入数据的正确性核查做出规定。

依据文件/条款：CNAS-CL35：2012 5.10.3e)

认可准则/应用说明要求：手工或自动方法将数据输入计算机或其他信息系统时，在计算机最终验收及报告前，应检查核对输入数据的正确性。

【案例 7】

事实陈述：实验室不能提供 LIS 与终端客户信息系统生物参考区间一致性验证的记录。

依据文件/条款：CNAS-CL35：2012 5.10.3f)(a)

认可准则/应用说明要求：应定期核查在不同系统中维护的表格的多个副本(例如实验室信息系统和医院信息系统中的生物参考区间表)，以确保在使用过程中所有副本的一致性。

【案例 8】

事实陈述：实验室不能提供 2017 年 01 月至 2018 年 6 月对信息系统维护的相关记录。

依据文件/条款：CNAS-CL35：2012 5.10.3f)(h)

认可准则/应用说明要求：应对定期维护、服务和维修的记录文档进行保护，以便操作人员追踪到任何计算机所做过的工作。

2. 整改措施举例

不符合描述：实验室提供不出 2015 年下半年核查手工方法输入 LIS 的数据与原始结果一致性的验证记录。不符合 CNAS-CL35：2012 5.10.3e)。

原因分析：《实验室 LIS 数据传输维护作业指导书》(×××-SOP-01-021)中没有对手工输入结果与原始结果一致性进行定期核查的规定。

应急/纠正措施包括以下内容。

● 修改《实验室 LIS 数据传输维护作业指导书》(×××-SOP-01-021)，增加对手工输入结果进行定期核查的具体规定。

● 增加《手工方法输入 LIS 数据验证记录表》(×××-×××)。

● 组织相关人员学习 CNAS-CL35：2012《医学实验室质量和能力认可准则在实验室信息系统的应用说明》。

● 对修订后的《实验室 LIS 数据传输维护作业指导书》和《手工方法输入 LIS 数据验证记录表》进行培训并考核。

跟踪验证：核查近 6 个月的手工项目输入 LIS 的结果一致性。

(王伟灵)